# 정신건강 이야기

성숙한 마음,
성숙한 사회를 위한 의학심리

# 정신건강 이야기

개정증보판

이부영 지음

집문당

지은이 **이부영**

서울대 의대와 동 대학원 졸업, 의학박사, 신경정신과 전문의
스위스 취리히 체. 게. 융(C.G. Jung)연구소 수료(Jung학파 분석가)
현재 서울대학교 의과대학 명예교수, 한국융연구원장 및 이사장

성숙한 마음,
성숙한 사회를 위한 의학심리

# 정신건강 이야기(개정증보판)

1판 1쇄 2014년 11월 20일
1판 4쇄 2021년 6월 1일

지은이 | 이부영
발행인 | 임동규
발행처 | **(주)집문당**
등 록 | 1971. 3. 23. 제2012-000069호
주 소 | 03134 서울시 종로구 돈화문로 82, 5층
전 화 | +82-1811-7567
이메일 | sale@jipmoon.com
홈페이지 | www.jipmoon.com

편집 | 유주이
디자인 | 임용우

ISBN 978-89-303-1648-4

**가격 16,000원**

이 도서의 국립중앙도서관 출판예정도서목록(CIP)은 서지정보유통지원시스템 홈페이지(http://seoji.nl.go.kr)와 국가자료공동목록시스템(http://www.nl.go.kr/kolisnet)에서 이용하실 수 있습니다.(CIP제어번호: CIP2014030797)

# 개정증보판을 발간하며

『정신건강 이야기』는 1998년 초판 당시 3부로 되어 있었다. 1부는 분석심리학적 입장에서 본 마음, 2부는 정신건강 관련 에세이와 정신질환, 3부는 사회병리와 그 치유책을 포함하였었는데 그동안 한국융연구원 회보 「길」에 연재해 온 '분석심리학 이야기'와 '분석심리학 용어해설' 등을 제1부와 합쳐 『정신건강 이야기』와는 별도로 『분석심리학 이야기』라는 제목의 책을 내기로 했다. 그래서 전체적으로 두 책의 수정, 보완을 포함한 새로운 편집이 필요해졌다. 그 이유는 분석심리학을 알고 싶어 하는 입문자들에게 알기 쉬운 분석심리학 길잡이를 제공하는 데 있어 『정신건강 이야기』 제1부는 너무 내용이 적어서 보충이 필요했기 때문이다. '정신건강'은 '성숙한 마음'과 결코 떨어질 수 없는 개념이지만 다른 한편 정신질환과도 뗄 수 없는 분야이니만큼 이 기회에 분석심리학과 따로 떼어 재편집하기로 했다. 전체 구성에서 크게 바뀐 것은 없으나 제1부는 '건강한 마음을 위하여'라는 제목 아래 정신건강의 개념, 정신건강에 미치는 종교와 문화와 교육의 영향, 사랑의 문제, 정신건강과 인격성숙의 관계, 정신건강의학의 과제 등에 관한 글을 모았다. 전체적으로 그동안 달라진 현실과 변경된 용어 및 새로운 진단 분류와 치료법을 반영했고 또한 몇 가지 새로운 에세이를 추가하였다. 사회병리의 문제를 다룬 제3부의 내용은 현재의 관점에서 다소 수정, 보완하였고 새로운 견해를 따로 장을 마련하여 추가했다. 즉, 한국인의 잘난 점을 더 많이 제시하여 못난 점과 잘난 점 사이의 관계를 해명하고자 했다. 그런데 올해 4월 16일 발생한 세월호 침몰과 참사라는 엄청난 사건에 임하여 우리는 우리 자신의 못나고 어두운 측면을 목격하지 않을 수 없게 되었다. 그래서 이에 대한 나의 의견을 후미에 추가하였다.

이 책은 학술서적이라기보다 에세이풍의 계몽서이다. 정신질환의 원인적 요인, 정신병리와 그 예방, 치료 및 재활에 관한 가장 기본적인 지식을 임상경험 사례와 함께 전할 뿐 아니라 무엇보다도 정신질환과 정신질환자를 대하는 우리 마음의 자세와 사회의 정신건강과 정신적 성숙의 문제를 진지하게 생각하도록 안내하는 데 목적을 두고 쓴 글들이다. 또한 독자는 이 책의 전편에서 분석심리학적 관점이 크게 반영되어 있음을 발견할 것이다. 분석심리학에 대한 궁금증은 나의 『분석심리학 이야기』로 다소나마 채워지지 않을까 생각된다. 만약 정신건강의학에 대해 더 깊이 알기를 원한다면 그 방면의 전문 서적을 읽어보길 바란다.

교정된 원고를 일일이 컴퓨터로 옮기는 작업에 헌신적인 노력을 하신 한국융연구원의 전영희 비서, 원고를 읽고 조언해 준 신용욱 교수의 노고에 깊은 감사를 드리며, 초판을 냈던 출판사가 문을 닫는 바람에 미아가 된 이 책을 받아서 되살려 내고 개정증보판까지 내어준 집문당 임동규 사장 및 편집진에게 충심으로 감사드린다. 그리고 그동안 꺼지지 않는 불처럼 이 책을 찾아 준 많은 독자들에게 진심으로 감사드린다.

2014년 6월

성북동 한국융연구원에서

李符永

# 초판 머리말

오래전부터 정신건강에 관한 길잡이가 될 만한 계몽서를 써야겠다는 생각을 해왔다. 신경증(노이로제)이나 스트레스에 관련된 정신건강 문제라든가 우울증이나 정신분열증 등 특정질환에 관한 책은 더러 나와 있고, 전문적인 정신의학교과서도 많이 있지만 정신질환을 전부 포함하고 있으면서 쉽고 간단하게 설명한 안내서가 필요하다고 생각한 때문이다.

마침 정우사의 요청도 있고 해서 이전에 정우사에서 낸 『잃어버린 그림자』 속의 의학에세이의 상당 부분을 따로 뽑아 현대 정신의학 수준에 맞게 수정 보완하고 여기에 들어 있지 않은 질환과 장애를 추가하는 작업을 시작했다.

그러나 일을 진행하다 보니 정신질환의 조기 발견과 치료라는 관점에서 정신건강 문제를 다루는 것이 너무 좁다고 느끼게 되었다. 그리하여 정신건강의 뿌리를 이루는 인간의 마음, 특히 무의식의 현상과 성숙한 마음에 이르는 길이 어디에 있는지 설명한 글을 따로 묶었다.

또한 국가 경제위난에 직면해서 한국사회에 만연하는 사회병리적 현상을 분석하고 문제점에 대한 통찰에 도움이 될 만한 것을 마지막 장으로 엮었다. 그러다 보니 마음의 비밀과 성숙을 1부로, 정신장애의 조기 발견과 치료 및 재활과 예방을 2부로 하고, 마지막에서 사회병리의 문제점과 대책 등을 다뤄 대략 3부로 구성된 완전히 새로운 책이 되었다.

정신장애 분야에서 정신분열증을 특별히 따로 구별하여 자세히 쓴 것은 이 병이 현재 우리나라 정신보건의 주된 관심사일 뿐 아니라 이 병으로 신음하는 많은 환자와 환자가족을 생각했기 때문이다. 이것은 저자가 그 창립 초기에 참여한 한국정신사회재활협회와 한국정신보건가족협회가 실시한 정신분열증 가족교육의 경험을 살려 저자의 관점에서 정리 종합한 것이다.

'아는 것이 탈이다'라는 말이 있다. 알면 알수록 궁금증이 늘고 부질없는 불안이 생긴다. 건강상식이란 이로운 면도 있으나 그런 의미에서 부작용도 있다. 그러나 현대정보화 사회에서는 어차피 사람들은 정보의 홍수 속에 있고 믿을 만한 정보의 제공은 오히려 정보공해를 정화하는 역할을 할 수 있을 것이다. 더구나 우리나라에서 정신건강 분야는 너무나 잘 알려져 있지 않을 뿐 아니라 편견이 많아서 이 방면에서 올바른 지식의 전달은 많을수록 좋을 것이라 생각된다.

이 책은 대부분의 정신질환을 포함하고 있는 것은 사실이지만 정신의학 백과사전이나 단순한 지식의 전달을 목적으로 한 교과서와 같은 것은 아니다. 나는 이 책을 가능한 한 독자가 자신의 마음을 살펴보고 무엇인가를 깨우치기를 기대하며 썼다. 불의의 병고에 처한 환자나 가족의 마음가짐, 치료과정에서 유의할 점, 성숙해지기 위해 겪어야 하는 고통의 의미를 전달하고자 했다.

이 책은 일차적으로 환자와 환자의 가족을 위해 썼다. 그러나 일반사람 누구나 읽어도 좋은 내용을 만들고자 노력했다. 의학도나 일반의사나 전문의조차도 지극히 상식적이면서 몰랐던 사실을 아는 데 도움이 될 것이다. 이른바 사회의 지도층, 국민의 정신교육을 담당하는 사람들, 위로는 대통령으로부터 사회 각계의 전문인들, 정치인들, 선생님들과 법조인과 종교인, 특히 대중홍보의 중책을 맡고 있는 방송인, 신문인들에게 참고가 되기를 기대하고 있다.

일반사람을 위한 정신건강서로서 될 수 있는 대로 쉽게 쓰고자 했으나 전문지식을 전달할 때는 그럴 수 없는 경우도 있었다. 정신질환의 명칭은 세계보건기구의 국제질병분류를 따르고자 했으나 의사소통을 위해서 일반적으로 통용되는 것을 자주 사용하였다. 정신질환은 소아청소년질환을 제외하면 대부분 조금씩 소개했지만 전문지식은 전문서적을 참고해야 할 것이다. '마음'에 관한 분석심리학설도 실생활에 응용될 만한 것에 국한하였으므로 이것으로 마음의 비밀과 정신장애의 전모가 상세히 밝혀진 것은 아니다.

정신질환의 모든 부분에서 최신지식과 최신가설을 토대로 함과 동시에 정신과 의사로서 38년, 분석의로서는 32년간의 필자의 경험에서 우러나온 말을 썼다.

이것으로 필자는 정신과 의사로서 배우고 가르친 것을 사회에 알리는 자그마한 선물— 일찍이 그것을 사회적 책무로 알고 미루어 온 일종의 의무를 정년퇴임 1년 뒤에 갚는 셈이다.

원고 편집과 정리에 애써 준 연구원의 공석원 연구원과 옮겨 쓰고 교정을 하느라 애써 준 김남연 비서에게 감사하며 정우사의 젊은 편집자들의 활기찬 협력에 감사드린다.

1998년 8월

성북동 연구원에서

이 부 영

# 차 례

개정증보판을 발간하며 · 3

초판 머리말 · 7

## 제1부 / 건강한 마음을 위하여

**'정신건강'이란 무엇인가?** · 19

'정신건강'이라는 말 · 19

이 세상에 환자란 없다 · 22

모든 병은 '마음'에서 온다 · 25

인간의 성장과 정신건강 · 29

종교와 정신건강 · 31

문화와 정신건강 · 34

치유의 힘은 자기 안에 있다 · 36

정신건강과 교육의 힘 · 39

정신건강의학의 과제 · 42

**사랑의 현상과 병리** · 45

사랑의 왜곡 – 질투심에 대하여 · 45

사랑 비슷하지만 사랑이 아닌 것 – 그것이 질투심이다 · 45

사랑의 여러 가지 측면 · 53

'사랑'의 교육 · 63

## 제2부 / 정신질환이란 무엇이고 어떻게 대처할까


▩ **마음의 진찰** · 73

정상인이란 완전무결한 사람이 아니다 · 73

무엇이 정신질환인가 · 75

'정신과'에서 '정신건강의학과'로 · 80

정신건강의학과와 신경과 · 83

정신건강의학의 특성과 치료진 · 85

마음의 진찰 · 87

환자의 치료와 가족의 관심 · 90

▩ **노이로제의 고통과 의미** · 93

노이로제(신경증) · 93

고통의 의미와 노이로제 · 96

시험과 노이로제 · 98

노이로제와 교육 · 101

해리성(전환) 장애 · 103

고지식한 남편과 '히스테리증' 환자 · 105

불안과 불안장애 · 108

불안과 공황은 피하지 말고 마주한다 · 112

급성 스트레스 반응과 외상 후성 스트레스 장애 · 114

공포증 · 118

강박장애 · 122

노이로제(신경증)의 치료 · 124

노이로제와 약 · 126

▩ **마음에서 오는 몸의 병** · 129

정신생리성 장애 · 129

심인성 두통 · 131

육체는 마음보다 정직하다 – 심인성 성기능 장애 · 136

여성의 생리와 심리 · 138

'신경성 식욕부진증' – 섭식장애 · 140

마음에서 오는 몸의 병과 그 치료 · 143

불면증의 원인과 치료 · 145

▩ **마음의 병은 마음으로 고친다** · 149

정신요법은 언제부터 있었나 · 149

정신요법은 자신의 문제점을 깨닫는 과정이다 · 151

정신요법의 수련은 왜 필요한가 · 153

치료자는 항상 자신을 들여다보아야 한다 – 교육분석과 정신요법 · 155

▩ **'정신병'의 특성과 몇 가지 문제** · 158

환각幻覺 · 158

망상妄想 · 160

망상장애의 여러 형태 – 의처증, 의부증 포함 · 163

병식病識 – 자기의 병을 깨닫는 것 · 167

정신병의 치료 – 사회의 편견과 싸울 용기를 가져라 · 171

정신병적 장애와 민간요법 · 174

정신병과 결혼 · 176

▩ **치매, 중독, 병적 도박과 성격장애** · 179

'노망'老妄 · 179

치매 · 181

알코올중독 · 188
약물남용과 의존 1 · 191
약물남용과 의존 2 · 192
병적 도박과 사회병리 · 195
성격장애 · 198

▨ **기분의 병** · 201
기분장애의 여러 가지 · 201
우울증은 인생에 대한 자세를 고치는 기회이다 · 209
갱년기의 우울 · 211
자살을 예방하려면 · 219

▨ **조현병調絃病(정신분열병)을 알고 이기는 법** · 226
조현병調絃病이란 무엇인가? · 226
조현병은 어떻게 시작되며 어떻게 나타나는가 · 228
조현병에는 어떤 것이 있나 · 232
조현병은 잘 낫지만 재발이 잘 된다 · 234
조현병은 왜 생기는가 · 236
조현병을 어떻게 치료할 것인가 · 247
조현병의 약물치료 · 248
조현병의 심리적 치료와 사회적 재활 · 257
환경요법 1 · 263
환경요법 2 · 266
환자 가족의 심리와 마음가짐 · 268
정신건강의학과 입원에 대하여 · 274

▩ **정신건강의 미래** · 280

정신질환은 예방할 수 있는가 · 280

정신건강과 대중매체의 역할 · 289

21세기의 정신건강 · 293

## 제3부 / 우리 시대의 사회병리와 고쳐야 할 점

▩ **우리 시대에 우리가 고쳐야 할 병들** · 301

## 제4부 / 내일을 위하여

▩ **한국은 선진국이다** · 341

▩ **한국인의 잘난 점** · 346

▩ **세월호의 비극과 교훈** · 356

▩ **내일을 위하여** · 364

색 인 · 369

# 제1부

## 건강한 마음을 위하여_

# '정신건강'이란 무엇인가?

## '정신건강'이라는 말

나는 '정신건강'이라는 말을 별로 즐겨 쓰지 않는 편이다. 건강이면 하나의 건강을 말하는 것이지 정신이니 신체니 구분할 필요가 없다는 생각에서이다. 모든 건강의 핵심은 사람의 '마음'에 있는데 굳이 신체건강에 대해서 정신을 내세울 필요가 없는 것이다. 그러나 꼭 그 때문만은 아니다. '정신건강'이라는 말이 매우 막연한 말이기 때문이다.

멘탈 헬스Mental Health라는 말은 '정신건강'이라고 번역하기도 하고 '정신보건'이라고 번역하기도 한다. 정신보건이라는 말은 법률이나 행정 또는 정책을 말할 때 쓰는 경우가 많고, 보통 '건강하게 살자'고 할 때는 '정신건강'이라는 말을 쓴다. 신체건강에 대한 정신건강을 말하고 있는 셈이다.

본래 '건강'Health이란 말은 '불건강'을 전제로 쓰는 말이다. 그리고 이 말은 의학에서 신체를 두고 써 왔다. 병원마다 건강증진센터라는 간판이 붙은 곳이 있는데 그곳에 가면 간이라든가 콩팥이나 폐 등 신체 장기의 이상이 있나 없나만을 검사하고 있다. 종합진찰이라는 것을 하는 경우도 신체는 속속들이 들추어내지만 정작 그 신체의 주인인 그 사람의 정신에 대해서는 별 말이 없다. 병원의 의사가 정신건강을 소홀히 한 때문만은 아닐 것이다. 정신건강은 간이나 콩팥처럼 검사할 수가 없고 판단하는 기준이 확실하지 않기 때문이다. 물론 필요하면 각종 뇌검사도 해볼 수 있다. 그러나 정신의 건강은 뇌의 건강과 꼭 일치하는 것이 아니기 때문에 뇌가 건강해도 정신이 불건강한 경우가 많으니 더욱 문제가 있다. 또한 심리검사 결과 평균에서 벗어난 결과가 나왔다고 해서 그것만으로 어떤 사람이 정신적으로 건강한지 그렇지 않은지가 구별되는 것도 아니다.

정신건강 또는 정신적으로 건강하다느니 못하다느니 하는 말은 자칫 어떤 사람의 삶의 도덕적 가치판단이 되기 쉽다. 어떤 사람이 끔찍한 범죄를 저질렀다. "미치지 않고서야 어떻게 그런 짓을 하겠어"라고 탄식할 때, 우리는 그 사람의 도덕적 황폐를 지탄하고 있는 것이다.

'건강'이라는 개념은 본래 가치판단이 아니다. 객관적이고 자연과학적인 기준에 따른 의학적 판단이다. 그러나 정신건강이라 하면 여기에 가치규범이라는 기준이 개입해 들어온다. 정신에 있어 순수한 객관적 판단이 어렵기 때문이다.

정신精神, Psyche, Spirit, Geist이라는 말 자체가 그런 '가치'를 건드리는 말이다. 세계의 저명한 정신의학자들이 모여서 '정신건강'의 정의를 만들다가 '정신'이라는 말 대신에 '정서적 건강'Emotional Health이라고 부르면 어떻겠느냐는 의견을 내놓은 까닭도 여기에 있다. 그래도 '정서건강'이라는 말보다 여전히 '정신건강'이라는 말이 많이 쓰이고 있다.

우리는 사람의 정신건강을 평균치를 가지고 판단하거나 다수를 표준으로 삼든가 사회적응능력을 가지고 판단할 수 없다. 평범하지 않은 것을 우리는 '비범非凡하다', '비상非常한 사람' 등으로 말한다. 이 사람들은 결코 정신적으로 불건강한 사람이 아니다. 한 사회 전체가 신경증적인 정신상태에 있을 때, 그런 사회에 적응하지 못하는 사람은 오히려 가장 건강한 사람일지 모른다.

나는 직업상 지금까지 정신적으로 '건강한' 사람과 소위 '불건강한' 사람을 수없이 많이 대해 왔고 상당수 사람의 무의식을 관찰해 왔다. 꿈에 나타나는 양상, 꿈꾼 사람의 꿈에서 하는 행동으로 미루어 볼 때 과연 이 세상의 누가 정신적으로 건강하다고 자신 있게 말할 사람이 있겠는가 의심된다. 정신과 환자가 꿈속에서 건강한 행동을 하듯 소위 건강인은 꿈속에서 오히려 환자가 되는 경우가 있다. 눈에 보이는 것, 의식하고 있는 것만을 기준으로 정신건강을 논한다는 것이 얼마나 단순한 일인가를 통감할 때가 있다. 정신과 의사나 심리요법사들이 경험을 통해 익히 알고 있는 사실이 있다. 그것은 진찰실에 들어온 환자, 입원한 환자보다 그 환자 주위의 가족이나 사회에 더 문제가 많은 경우가 있다는 사실이다.

이렇게 정신건강이라는 말이 막연하고도 피상적인 언어이기는 하지만, 그래도 사람들이 신체건강만을 주로 생각하는 시대에서 아직은 이 말을 쓸 필요가 있다. 그러자면 잠정적으로 이 말의 뜻을 정해 놓을 필요가 있다.

여기서 나는 정신건강을 '원활한 정신활동'과 '성숙한 인격'이라는 두 가지 의미로 사용하겠다. 정신의학에서 사용하는 정신장애Mental Disorder는 바로 정신활동이 여러 정도로 저해된 상태이므로 충분하지는 않으나 정신건강의 한 가지 기준이 될 수는 있다. 그러나 성숙한 인격은 임상적인 정신건강 개념을 뛰어넘는, 상당히 주관적인 개념이거나 임상적인 건강 개념과는 대립되기까지 하는 가치 개념이다. '건강을 해친다'는 말은 아픈 상태 또는 아픈 상태에 이르는 과정이지만 성숙한 인격은 오히려 그 고통을 통하여 이루어질 수 있는 것이다. 때문에 성숙한 인격의 환자가 있는 반면 정신장애에 걸리지는 않았으나 미성숙한 인격의 소유자가 있다.

정신건강이라는 말이 안고 있는 이러한 여러 복합적인 문제들을 생각하며, 또한 '인격성숙'이나 '성숙한 감정'이라는 또 하나의 이와 겹치는 중요한 매력적인 관념을 수용하면서 성숙한 마음, 건강한 마음으로서의 진정한 정신건강을 위해 우리가 무엇을 생각하고 무엇을 할 수 있는지 생각해 보기로 하자.

## 이 세상에 환자란 없다

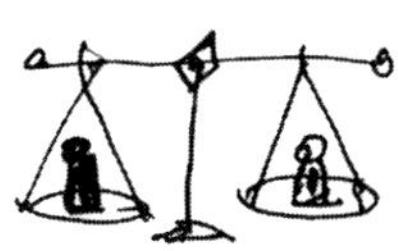

"인간은 모두 병자이다." 라즈니쉬가 한 말이다.

그럴듯한 말이다. 이 세상에 병자 아닌 사람이 있을까. 진실보다 허상虛像을 쫓고 가상假相에 매달려 있으니 삶 그 자체가 병이고 고통일 수밖에 없다. 종교적인 입장에서 보면 오직 깨달은 자만이 건강한 사람이다. 이 경우 병이나 병고는 깨달음을 촉진하는 시련이 될 수 있다. 고전적인

의학에서는 병은 비정상이며 '나쁜 것'이다. 따라서 없애야 할 것들이다. 그러나 종교적 · 철학적 관점에서는 그것은 보다 높은 정신적 경지에 이르는 발판이며 '기회'가 될 수 있다. 정신장애라고 해서 예외가 아니다.

순수한 자연과학적 의학의 입장에서 생각해 보더라도 라즈니쉬의 말은 과장이 아니다.

모든 인간이 일생에 한두 번 노이로제 증세로 고통받은 일이 있다는 것을 상상해 보라. 잠을 못 이루고 쓸데없는 생각에 집착하고, 우울해서 아무것도 하기 싫어지고, 소화가 안 되고, 두통이나 변비에 시달리고, 암에 걸리지 않았을까 필요 이상으로 걱정하고……. 이 중의 한두 가지 고통에 시달림을 하루나 이틀 또는 1주일, 2주일 혹은 그 이상 겪지 않은 사람은 없을 것이다.

몸의 건강도 마찬가지이다. 살아오면서 감기 한 번 걸리지 않았다고 장담하는 사람이 몇 명이나 되는가? 그러니 현재 자기가 건강하다고 뽐낼 것도 없고 아프다고 비관할 것도 없다. 건강과 병은 삶의 과정 안에 함께 있는 것이지 그중의 하나만 있어야 하는 것도 아니다. 건강과 병의 상태는 고정된 어떤 특수한 상태일 뿐 아니라 상대적이며 변할 수 있는 역동적인 과정이다.

모든 생명체는 살기를 원한다. 건강을 무엇이라 정의하든 하고 싶은 일을 자유롭게 하면서 살고 싶어한다. 그러한 자유와 희망에 그림자를 드리우는 것이 '병'이라고 하는 정신과 신체의 이상상태이다. 그러므로 사람들이 병들면 불안하고 우울하고 어떻게든 병을 이기고 '건강'하려고 노력하는 것은 당연한 일이다.

그러나 때로는 우리가 우리의 의지와 욕구를 몸을 위해서 양보해야 하는 때가 있다. 마음을 위해서도 내가 원하지 않는 생각과 행동을 억지로 의지로써 막기보다는 그것을 받아들일 필요가 있다. 병을 이기기 위해서 병과 싸워야 하지만 오히려 병을 받아들여야 할 때가 있다. 상당 부분의 노이로제(심인성 장애)에서는 후자가 더 효과적이다.

그러나 환자들은 이런 말을 탐탁하지 않게 여긴다.

"선생님은 겪어 보지 않아서 모르세요. 제가 얼마나 힘든지 아십니까?"

느닷없이 엄습하는 죽을 것 같은 공포감, 이유 없는 불안, 쓸데없다고 생각해도 밀려드는 이상한 생각, 또는 손을 씻고 싶지 않아도 씻지 않고는 못 배기는 강박행동—그런 것이 아무런 의미가 없다고 생각하기에 환자는 더욱 괴롭다. 그 고통을 치료자가 아무리 비슷한 체험을 해보았기로서니 어떻게 환자만큼 체감할 수 있겠는가.

그러나 그렇게 말하는 환자가 모르고 있는 것이 있다. 치료자는 바로 그런 고통의 와중에서 비껴 서 있기 때문에 환자를 도울 수 있다는 사실이다.

노이로제 환자는 병 증세의 포로가 되고 있다. 증세가 주는 고통에 둘러싸여 다른 어떤 것도 볼 수 없다. 오직 당장 이 고통만 없으면 좋겠다고 생각한다. 그는 미래를 볼 수 없다. 그러나 치료자는 그 고통이 환자가 상상하는 것처럼 죽음에 이르는 고통이 아님을 알고 있다. 그리고 그것을 받아들일 수 있고 그 의미를 살필 줄 아는 건강한 지혜가 환자의 마음에 존재함을 알고 있다. 치료자는 그 고통이 무의미한 고통이 아니라 의미 있는 고통이 될 수 있음을, 그 사람이 병 증세에서 해방될 뿐 아니라 그 시련을 통해 더욱 성숙한 인격으로 바뀔 수 있음을 알고 있다. 환자가 빠져 버린 함정은 증세가 주는 고통뿐 아니라 '환자 의식'이라는 어두운 생각이다. '나는 정신과 환자에 불과하다'는 의식, 그 의식 때문에 생기는 패배감과 열등감은 환자를 어린애처럼 무력하게 만들고 치료자에게 의지하거나 항불안제라는 약물에 의존하게 만든다.

증세를 떨쳐 버리려면 '증세'와 '환자 의식'에 큰 가치를 부여하지 않아야 한다. 그것은 모두 '본질적인 삶'이 아니기 때문이다. 그 허깨비 같은 그림자에 가려 있는 자신의 참모습, 건강한 마음을 치료자와 함께 찾아가야 한다.

"인간은 모두 병자이다"라고 말한 라즈니쉬에게 나는 이렇게 말하리라.

"이 세상에 '환자'란 없다"고—.

## 모든 병은 '마음'에서 온다

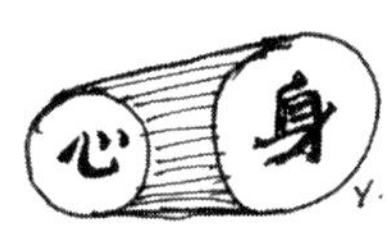


"모든 병은 '마음'에서 오는 것, 먼저 '마음'을 다스려라. '마음'을 볼 줄 아는 의사가 가장 좋은 의사이다."

약 천 년 전, 옛사람이 이렇게 말했다. 그런데 이 말은 천 년이 지난 오늘에도, 그리고 아마도 앞으로 천 년이 더 지나도 변함없는 진리로 남아 있고 또한 남게 될 것이다.

병원균의 감염, 골절, 외상과 같은 경우가 아닌 몸의 병치고 마음과 관계없는 병은 없다. 사람이 먹고 마시고 자고 일하고 즐기고 놀고 공부하고 고민하는 삶이 어떻게 마음과 관계없다 할 수 있을까. 무엇을 먹고 무엇을 안 먹고, 무엇을 싫어하고 무엇을 좋아하고, 어디서 과도한 욕심을 부리고 어디서 지나치게 참고, 어디에 많은 기대를 걸고 그만큼 많이 실망하고 누구를 미워하고……. 인간이 하는 모든 행위 하나하나에 마음이 따라가고 마음이 또한 그 행위를 낳는다. 그 행위 하나하나가 몸과 직간접적으로 관계있을 것인데 어떻게 몸의 건강이 마음과 관계없다 하겠는가.

우리는 지금 우리의 감정과 사고, 지각 활동의 변동이 뇌의 어느 부위에서 어떻게 진행되고 있는지를 직접 관찰할 수 있는 시대에 접어들었다. 자기공명단층촬영(MRI)이나 양자방출단층촬영(PET) 등 각종 뇌 영상촬영법이 그것이다. 뇌와 연결되어 몸 안의 온갖 장기에 거미줄처럼 퍼져 나간 자율신경을 통하여 우리 마음의 불안, 슬픔, 공포, 기쁨이 미세한 화학물질의 매개를 거쳐 그대로 신체 여러 장기로 그 영향을 끊임없이 전달하고 있다는 사실을 의학자들이 알게 된 지는 벌써 100여 년이나 되었고, 속속 새로운 사실이 발견되고 있다.

'정신신체적'psychosomatic이라는 용어는 마음의 부담(스트레스), 갈등이 신체의 생리적 · 구조적 장해를 일으킬 수 있다는 사실을 두고 독일의 하인로트Heinroth라는 의사가 처음 만든 말이다. 그것도 이제는 너무나 당연해서 구식 용어가 되고 말았다.

알고 보면 사실 모든 병이 정신-신체적, 신체-정신적 장애이다. 심지어 병원균의 감염도 그것이 신체의 저항력 저하와 밀접한 관계를 가진 이상 그 저항력 감소에는 우울한 마음, 좌절감이 한몫을 한다는 점에서 마음과 관계가 있다. 골절이나 외상도 자세히 보면 마음의 상태와 관계가 있다. 사람들은 우연이라고 하지만 한눈을 팔다가, 정신없이 계단을 뛰어 내려가다가, 급히 서두르다가, 또는 실의에 빠져 있다가 봉변을 당하거나 사고를 낸다. '사고성향'이라 부르는 무의식적 상태가 그것이다. 건강문제에서 '마음'은 이렇게 중요하다.

그런데 문제는 마음이 이토록 중요한데도 아무도 마음의 중요성을 실감하지 못할 뿐 아니라 마음을 돌보지 않고 있는 현실에 있다. '마음'을 가장 소홀히 다루는 곳이 아마 우리나라 현대식 병원이 아닌가 생각된다. 의사가 환자의 불안, 궁금증, 공포스러운 마음을 조금이라도 풀어주어야겠다고 생각한다면 종합병원에서 의사 한 사람이 하루에 200명 이상의 외래환자를 진료하는 일은 없을 것이다. '마음'은 정신건강의학과에서만 다루는 것이라고들 생각하고 있다. 건강증진센터라는 곳에서는 신체 내장 기관만을 속속들이 검사하고는 이상 유무를 판단한다. 그러니 검사에는 이상이 없는데도 몸이 여기저기 아픈, 마음에서 온 몸의 병(심인성 신체질환)을 앓는 사람들은 갈 곳이 없어 방황할 수밖에 없다. 그나마 마음을 다루는 의학인 정신건강의학과는 오늘날 우리나라 종합병원에서 돈 못 버는 진료과라고 푸대접받기 일쑤이다.

물론 이런 모든 일이 병원경영자의 탓만은 아니다. 의료수가 면에서도 '마음'은 엄청나게 경시되고 있다. 진찰하면서 의사가 묻고 듣고 관찰하며 검사해서 종합적으로 판단하는 의사의 마음 씀씀이, 정신적 노력의 값은 엄청나게 낮고 기계값, 주사값, 약값, 방값만 높은 것이 우리의 실정이다. 자본주의를 도입한 지 반세기가 넘었건만 우리 문화는 '마음'에 대하여 적절한 값을 매기는 일에 매우 인색하다. 마음은 고귀하고 돈은 더럽다는 관념이 아직 남아 있고 고귀한 마음은 돈으로 환산할 수 없다는 생각도 그런 의료 행태에 기여하고 있다. 게다가 마음의 상태를 객관적으로 측정해서 건강한가 아니한가를 명쾌하게 판정하는 것이 어렵기 때문에 마음이 의학의 건강 영역에서 밀려나는 계기가 되기도 했다. 마음은 마음으로 보아야 하는데, 다시 말해서 주관적으로 파악해야 할 부분이 있는데 객관적으로, 기계적으로만 보려고 하는 데서 이런 잘못이 생긴다.

마음을 경시하는 점에서는 우리나라 환자들도 결코 뒤지지 않는다. 3분 진료라도 좋으니 용한 의사의 진료를 받겠다고 몰려드니 종합병원에 환자가 많을 수밖에 없다. 이들은 의사를 기적을 행하는 안수기도사로 믿고 있다. 아니면 병원에 새로 들여 놓은 첨단기계로 사진을 찍어 보겠다고 온다. 정신건강의학과가 있고 정신요법을 한다고 하고 스트레스 클리닉이다 뭐다 진료창구를 개설해도 정신건강의학과에 가보라고 하면 내가 왜 미쳤느냐고 펄쩍 뛴다. 병원에서 '마음'을 기대하는 환자는 없다. 병원은 검사하고 수술하고 약을 주는 곳이다. 그런데도 병원 환자에게 설문조사를 해보면 아직도 많은 환자가 환자의 '마음'을 보살펴 주기를 요구하고 있다.

마음—. "한국인에게 '마음'은 공기와 같다." 나는 예전에 이런 말을 한 적이 있다. 절대로 없어서는 안 되는 것인데 어디에나 있어 누구나 무상으로 나누어 가질 수 있는 것, 오직 그것이 결핍할 때라야 그 존재의 귀함을 깨닫게 되는 것이다. 우리의 과제는 그 엄청난 크기의 '마음'을 건강문제에 어떻게 효과적으로 접합하여 마음이 몸과 더불어 서로 친할 수 있도록 하느냐 하는 데 있다.

## 인간의 성장과 정신건강

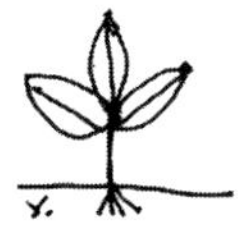

사람은 태어날 때부터 개성을 가지고 이 세상에 나온다. 그러나 개성은 처음에는 미지의 휘장 속에 가려 잘 보이지 않는다. 갓난아기가 차차 눈을 떠서 주위의 사물을 분별할 수 있게 되는 것처럼, 개성도 아기가 자라면서 여러 가지를 경험해 가는 가운데 점점 뚜렷해지고 풍부해지고 분화된다.

환경이란 때로는 하나의 위대한 조각가. 인간의 성격을 그 개성에 맞추어 훌륭하게 다듬어 준다. 교육이란 그런 의미에서 하나의 예술이다. 그러나 서투른 조각가는 창조를 하기보다 파괴를 하고 사람의 성격을 오히려 비뚤어지게 만들 것이다. 사람이 태어날 때 가지고 나온 천성을 무시하고 자신의 욕망대로 한 인간을 만들어 가려고 하기 때문이다. 돌을 쪼며 나무를 깎아도 돌의 질과 나무의 결을 무시해서는 좋은 작품이 되지 않는다. 하물며 인간에 있어서랴.

환경은 오직 개인의 타고난 본성을 손상시키지 않는다는 원칙을 지킴으로써 개인의 성장에 유익한 것이다. 아기를 기르는 부모의 역할이 또한 그러하다. 그러나 아이가 가지고 있는 능력이 어떤 것인지를 잘 모르기 때문에 아이의 성장과정에는 많은 시행착오와 우여곡절이 생기게 마련이다.

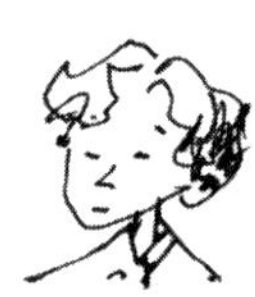

"세 살 때 버릇이 여든까지 간다"는 속담을 우리는 알고 있다. 서양의 정신의학자도 어릴 때의 모자관계를 무척 중요시하고 있다. 정신분석의 제창자인 프로이트도 아기 때 입은 정신적인 상

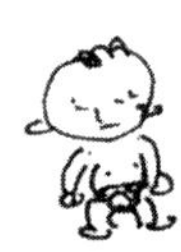

처가 크면 그것이 뒤에 각종 정신질환을 일으키는 불씨가 된다고 경고한다. 이런 학설을 너무 절대시할 필요는 없지만 어쨌든 많은 정신의학자들의 조사 결과를 보아도 정신질환의 요인 가운데서 환자가 어릴 때 겪은 좋지 않은 가족관계가 무척 중요한 위치를 차지한다는 것은 틀림없는 일이다.

어릴 때 부모를 잃고 냉대 속에 자란 사람, 부모의 끊임없는 불화를 겪고 자란 사람, 지나치게 어머니가 보호하여 기른 사람, 부모와의 이별 · 사별 등 부모 자신의 문제 때문에 아이가 버림받은 채 따뜻한 사랑을 못 받고 자라난 사람들 가운데 많은 사람들이 뒤에 성격장애와 각종 노이로제, 심지어는 정신병이 유발될 수 있다. 물론 의학통계에는 나타나지 않는 예외, 즉 불우한 가정환경과 불행한 어린 시절에도 불구하고 훌륭한 일을 해낸 사림들도 적지 않다는 것을 알아야 한다.

그러나 병이 생기기 전에 미리 병을 막는 방법이 있다면 무엇보다도 그것은 부모가 건강한 감정을 가지고 아기 때부터 제대로 양육하는 것이다. 아이를 부모의 소유물처럼 생각하거나 부모의 권력욕이나 명예욕을 채우는 수단으로 이용하지 말고 아이의 세계를 존중하여 사랑으로 보살펴 주어야 한다. 시어머니에게 구박받는 어떤 며느리가 홧김에 아들이나 한 열 명쯤 낳아서 시집식구 보란 듯이 거느리고 다니고 싶다고 했다. 이와 비슷한 동기에서 아이를 가지는 어머니가 아직도 있다. 노이로제 환자를 준비하고 있는 거나 다름이 없다.

부모의 자녀교육은 부모의 가치관이나 그 사회의 가치관에 따라 모두 다르다. 그러나 동서고금의 어느 나라, 어느 문화에서도 "아이는 사랑을 듬뿍 받아야 하는 동시에 어른으로 성장해야 한다"는 데 이의를 제기하는 곳은 없다. '어른'이란 한마디로 독립된 인간이다. 그것은 또한 부모에 대한 의존심을 극복하고 자기의 길을 향하여 떠나감을 말한다. 인간 속에는 태어날 때부터 이 자율성과 독립에의 의지가 꿈틀거리고 있다. 정신건강을 해치는 경우가 바로 이런 의지가 억압되거나 제대로 발휘되지 못할 때라는 것은 흥미로운 일이다.

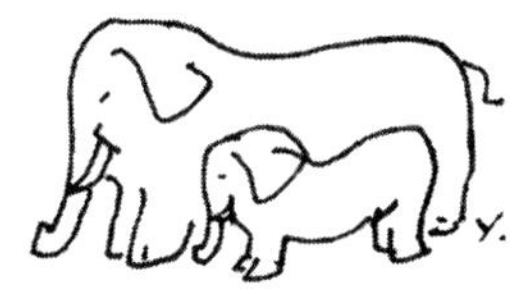

그러나 덧붙여 말해 둘 것은 지나치게 아이에게 상처를 주지 않으려 조심하고 아이의 자율성을 존중하는 모범적인 부모상에 억지로 맞추는 나머지 자신의 자연스러운 감정조차 억압하는 어리석음은 피하는 것이 좋다는 사실이다. 높은 교양을 지닌 이성적인 어머니들에서 볼 수 있는 경향이다. 언제나 '자연스러움', '자신의 마음과 일치된 솔직함'이 규격화된 모범생 태도를 맹종하는 것보다 훨씬 건강하다. 아이에 대한 양육 태도에서 '좋은 계모'가 '친어머니'와 어떻게 다른지 생각해 볼 필요가 있다. '좋은' 계모는 항상 조심하는 나머지 야단을 치는 법이 없지만 친어머니는 감정을 있는 그대로 표현할 수 있다. 물론 예외는 언제나 있다.

## 종교와 정신건강

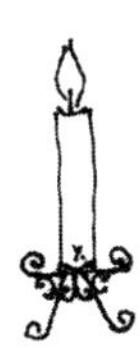

교회와 성당과 절은 정신병 환자와 인연이 깊다. 과거에는 아예 기도원이나 수양원이라는 이름으로 정신병 환자를 수용하고 제 나름대로 '치료'(?)하는 곳도 있었다. 한때 마귀에 들렸다고 안수기도를 받아 온몸에 멍이 들어 입원하는 환자가 간혹 있었고 부처님에게 하루 수백 번 절을 하다가 들어온 정신병 환자도 있었다. 물에 빠진 사람이 지푸라기라도 잡고 싶은 심정을 환자의 가족들이 갖게 되는 것은 이해할 수 있는 일이다. 그러나 아직 물에 빠지지도 않았는데 큰일났다고 자포자기하여 제대로 치료를 안 받는 것은 딱한 일이다. 더욱 딱한 것은 병의 원인을 마귀라 생각하고 축귀술逐鬼術로 고칠 수 있다고 믿는 사람이 우리나라에는 아직 제법 있다는 사실이다.

교회나 절에 환자가 모이는 데는 몇 가지 이유가 있다. 첫째는 정신병 환자는 환청이나 환각을 듣고 곧잘 초자연적인 존재를 생각하고 싶어 하므로 신이나 신령神靈에 관하여 이야기하는 곳에 친화성親和性을 갖는다. 환자는 자기가 병에 걸려 있음을 깨닫지 못하므로 차라리 마귀의 소행이라든지 천사의 목소리요, 하느님의 계시라고 말해 주는 사람을 구한다.

둘째로 망상병 환자에게는 때때로 비슷한 망상을 가진 사람끼리 모인 곳에서는 비교적 탈 없이 지낼 수 있다. 왜냐하면 서로 비슷한 망상을 가졌으므로 모가 나지 않고 나쁜 것은 다 교단教團 밖에 있는 것이라 생각하면 마음도 편해지기 때문이다. 그래서 어떤 괴상한 신흥종교집단 같은 모임은 환자의 병이 악화되는 것을 막고 보호하는 역할을 하기까지 한다. 그러나 그런 집단은 집단 자체가 병들었으므로 사회적으로나 그 개인에게도 많은 해악을 끼칠 수 있다.

셋째는 교직자나 성직자들 가운데에는, 물론 예외도 많지만, 정신 위생이나 정신질환에 대하여 무지한 사람들이 많아 환자의 초자연적인 체험에 거꾸로 매혹되거나 흥미를 느끼고, 신앙의 힘으로 '마귀를 물리치려'는 영웅주의적 의욕에 사로잡혀 그런 환자가 모이도록 자극을 주는 경우가 없지 않다.

넷째는 현대의학이 너무나 정신의 깊이와 존엄성과 비합리성을 무시하고 지나치게 실험실 의학의 입장에서 기계와 물질과 합리적 분석에 의존하여, 앓는 사람의 인간적인 고통을 이해하지 못하는 점을 들 수 있다. 이럴 때 사람들은 쉽게 병원을 떠나 그래도 인정이 있어 보이는 종교집단으로 피난하게 된다.

어떤 종교계는 성직자가 심리학 공부를 하거나 더구나 정신분석을 받으면 마치 종교적 신앙에 금이 가기나 하는 것처럼 이를 위험시한다. 또한 정신의학자들은 종교란 정신의 건강을 해칠 수 있는 요소를 지니고 있다고 의심한다. 그러나 두 사람이 모두 사물의 한 면만 보고 종교나 정신의학의 참다운 본질을 못 보고 있다. 훌륭한 성직자이면서 훌륭한 정신분석학자가 있고, 훌륭한 심리학자이면서 참으로 종교적인 사람들도 많다.

부흥회나 안수기도 같은 '신앙치료'는 잠재성 정신병을 활성화 시켜 증세를 표면에 드러나게 하거나 기존의 정신장애를 악화시킬 수 있으나 정신건강에 도움이 되는 좋은 기능도 가지고 있다. 심지어 환각 증세를 상당 기간 없앨 수 있다는 사실을 저자 등의 사례연구에서 확인한 일도 있다.

C. G. 융은 개신교도보다 고해성사를 가지고 있는 가톨릭교의 신자에서 신경증 환자가 현저히 적었다고 보고한 일이 있다. '어떤 신성한 힘(누미노제Numinose)을 지닌 대상을 주의 깊고 성실하게 보살피고자 하는

마음'을 융은 종교Religion의 본질이라고 보았고 인간은 누구나 원초적으로 그러한 종교심성을 갖고 있는 존재, 즉 '종교적 인간'homo religiosus 이라 하였다. 기독교니, 가톨릭이니, 불교니 하는 것은 근원적 종교적 체험에서 우러나와 교리와 제의祭儀 등으로 제도화된 것이다. 사람들은 이런 종파를 통해서도 인간 본성의 영적 체험을 할 수 있고 그런 점에서 인간에게 불가결한 영적 안녕spiritual wellbeing에 다다를 수 있다.

종교인과 정신의학자는 결코 적이나 경쟁자가 될 수 없다. 진정한 신앙, 진정한 종교적 태도는 정신건강을 위해 매우 중요하다. 건전한 종교적 태도는 말로만 "주여, 주여" 하는 태도가 아니며 덮어 놓고 절만 수백 번 하는 데 있는 것이 아님은 물론이다.

마음의 고뇌를 도와주는 뜻에서 종교인과 정신건강의학과 의사는 비슷한 역할을 한다. 다만 노이로제나 성격장애, 정신병 등 정신질환을 앓는 환자를 도우려면 현대의학의 성과인 임상정신의학의 진단과 치료법 등에 대한 충분한 지식을 갖추는 것이 바람직하다. 신학교육이나 수행자의 교육에서 정신건강의학 교육과 심층심리학에 관한 교육을 더욱 철저하게 실시해야 할 이유가 여기에 있다. 정신과 의사의 교육에서도 각 종파의 건전한 종교적 기능에 대한 이해를 높일 필요가 있다.

## 문화와 정신건강

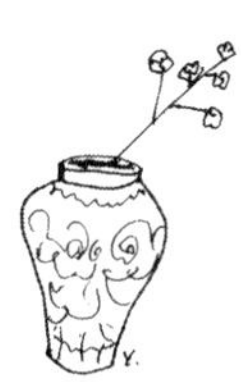

1960~70년대만 해도 해외유학 중에 정신병이 발병하여 귀국해서

병원에 입원하는 사례가 제법 있었다. 그 당시 내가 스위스에서 공부할 때 그곳에서 아랍 학생과 인도 학생을 분석한 일이 있는데 모두 심한 향수鄕愁병을 앓고 있었다. 자기를 키워준 고향의 문화에서 갑자기 단절되어 전혀 다른 가치관과 풍습 속으로 옮겨져 거기에 적응하기란 식물을 이식하는 것보다 더 힘든 과정이다. 게다가 언어소통이 부족하다 보니 그 상황은 글자 그대로 정신적 '뿌리 뽑힘'의 상태였다. 일체의 의사소통이 단절된 정신분열증(조현병) 환자의 절망감에 비길 정도이다.

요즘은 세계 도처에 한국인이 있고 가족, 친척이 있는 데다 방학 때 집에 왔다 갈 수 있기 때문에 문화변동으로 인한 스트레스는 많이 줄었을 것이다. 그러나 우리나라도 이제는 다문화가정의 정신건강 문제에 보다 적극적으로 관심을 기울여야 할 때가 왔다. 해외에서 한국으로 이주하여 결혼해서 사는 가족의 문제는 이에 비길 바가 못된다. 무엇보다도 가장 시급한 것은 언어소통이다. 이들에 대한 문화적응 및 교육프로그램이 다각도로 운용되어야 할 것이다. 방치해 두면 유럽 선진국에서처럼 적응하지 못하고 길거리를 방황하는 이들 다문화가정의 제2세 청소년을 양산하여 새로운 사회문제가 될 것이다.

급격한 문화변동Culture change은 이민이나 이주, 유학뿐 아니라 사회적 가치관의 급격한 변화에 노출되는 여러 상황에서 일어날 수 있다. 예를 들면 탈북민의 경우처럼 사회주의 통제사회에서 자본주의 사회로의 이행에서 오는 적응 부전을 들 수 있다. 급격한 공업화가 정신질환을 증가시킨 사례는 아프리카에서 증명된 바 있다. 문화변동과 문화충격, 그리고 문화적응과정acculturation process은 고통스러운 과정이고 정신건강을 해칠 수 있지만 그것은 문명발달의 불가피한 조건이기도 하다.

융에게 동양사상의 정수를 보여주었고 학문적 도반道伴으로 깊은 우정을 나눈 중국학자 리하르트 빌헬름Richard Wilhelm의 추도식에서 융은 빌헬름이 얼마나 깊이 중국사상에 동화되었었는지, 그러나 유럽에 돌아온 뒤로는 다시 기독교인 유럽인으로 돌아와 얼마나 중국사상을 멀리했는지, 그러는 가운데 병이 들었고 다시는 처음의 생기를 되찾을 수 없게 되었다고 하면서 문화의 뿌리를 잃는 것이 얼마나 위험한지를 지적하였다. 동시에 그가 그렇게 자기의 목숨을 걸 정도로 동양정신에 몰두하지 않았다면 어떻게 그가 서양과 동양 사이에 다리를 놓을 수 있었겠는가 반문하고 있다. 이처럼 문화 속에서 많은 창조적 발견을 했고 새로운 문화를 건설한 개척자적인 사상가, 예술가들은 정신건강이 손상되는 것을 무릅쓰고, 또는 이에 개의치 않고 창조적 충동에 자신을 맡겨 삶을 불태워 후세의 사람들에게 빛이 되었다.

## 치유의 힘은 자기 안에 있다

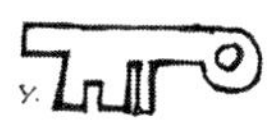

아무리 애를 써도 낫지 않아 거의 포기했던 환자를 그래도 끝까지 치료해 보자고 끌고 갔을 때, 드디어 흐린 하늘의 한 줄기 햇빛처럼 치유의 서광이 나타나고 환자가 이성을 되찾아 정신건강을 회복했을 때 우리는 우리의 능력을 자랑하기보다 환자의 정신 속에서 그의 흩어진 정신을 수렴해주는 어떤 보이지 않는 위대한 힘에 감사한다.

신경증적 장애(노이로제)를 앓는 환자가 온갖 병적인 갈등, 의심, 불안,

우울의 고통을 헤치고 나와서 인생과 자기 자신에 대하여 지혜로운 통찰을 처음으로 시작했을 때 우리는 치료자로서 더없는 보람을 느낀다. 환자는 선생님에게 감사하고 치료자도 열심히 도와준 것이 사실이지만 치료자가 한 일은 환자의 무의식을 함께 보아 나가고 거기에 나타난 메시지를 이해하는 길잡이 역할을 했을 뿐 치유의 힘, 통찰의 힘은 환자의 무의식 속에 있다. 문제를 해결하는 열쇠는 환자가 가지고 있다. 다만 그것이 무의식에 있어서 찾아보지 않고는 알 수가 없을 뿐이다.

우리의 무의식 속에 의식의 해리를 극복하고 정신을 통일시키는 잠재력이 존재한다는 사실은 융의 분석심리학에서 가장 중요한 발견의 하나이다. 분석심리학에서는 그 정신적 통일의 능력을 가진 원초적 조건을 '자기 원형'이라고 부르고 의식과 무의식이 하나로 통일된 전체정신을 자기Selbst라 부른다. 갓 태어난 아기는 태초의 바다와 같다. 무의식 상태에 있다. 생명이 바다에서 나오듯 무의식에서 자아가 싹트고 사람은 '나'라는 자아의식을 만들어 가면서 성장한다.

무의식에 있는 그의 개성 중 많은 것이 '자아'를 통해서 실현되지만 무의식은 자아에 비해 무한히 크고 깊으며 섬을 둘러싼 바다에 비유될 만하다. 자아의식의 강화는 때로 무의식과의 긴장과 갈등, 심지어는 관계 단절의 위기를 맞게 한다. 무의식은 항상 의식의 일방성을 보상하면서 전체정신을 실현하도록 의식에 작용한다. 때로 이 작용이 지나쳐 의식의 혼란이 나타나는 수가 있다. 그러나 그 위기는 자아의식이 무의식의 의미를 깨닫도록 하고 전체정신이 되도록 촉구하는 요청이며 기회이다.

인격의 성숙이란 의식의 중심에 있는 자아Ego가 전체정신 또는 전체

정신의 중심인 자기Self가 되는 것이다. 한마디로 그 사람 자신의 전체가 되는 것이다. 그러므로 우리는 그것을 '자아 실현'이라 하지 않고 '자기 실현'이라 하는 것이다. 자기Self라는 말을 쓰는 심리학파가 많이 있지만 그것은 대개 의식된 자기 자신을 두고 말하는 경우가 많다. 그러나 융의 분석심리학에서는 우리가 가지고 태어나는 모든 것을 말하며 그 가운데서도 태어난 뒤에 형성된 것뿐 아니라 태어날 때 이미 가지고 나온 엄청난 크기의, 인류 태초로부터의 정신적 유산을 포괄한 전체정신을 두고 말하는 것이다.

자기 실현을 다른 말로 개성화Individuation라고 한다. 이것은 개성Individuality을 발휘하는 것이다. 이 경우에 '개성'이란 그 사람 자신의 의식과 무의식의 전체를 말한다. 남과 다른 독특한 성격이라는 뜻이라기보다 남과 다른 것도 있고 같은 것도 있는 존재로서의 개성이다. 그런 뜻에서 '개성'이나 '자기'나 같은 말이다.

자기 실현 또는 개성화는 어떻게 이루어지는가. 오직 개개인의 자기 인식을 통해서만 이루어진다. 자기 인식이란 다른 말로 자기가 모르는 자기의 내면을 깨달아 나가는 무의식의 의식화 작업이다.

이 작업은 분석가와의 분석 작업을 통해서 할 수 있지만 공자님 말씀대로 함께 길을 가는 모든 사람이 자기 인식에 도움을 주는 스승이 될 수 있다. 달콤한 말보다는 뼈 아픈 말을, 때로는 비난과 비판, 심지어 헐뜯는 소리를 통하여 우리는 우리 자신을 비추어 볼 수 있다. 즐거운 때보다는 고통과 갈등과 절망 속에서, '자아'가 위기에 처해 있을 때 우리는 더 '자기'에 가까이 있다.

의사에게는 환자가, 심리상담가에게는 내담자가 좋은 스승이 될 수 있다. 그들이 말로 하지 않아도 몸으로, 고통스러운 정신 증상으로 치료자가 무엇을 못 보고 있는지를 지적해 줄 수 있다. 아니 인생 전체가 우리의 자기 인식을 돕는 스승이다. 왜냐하면 모든 인간의 마음속에 자기 인식을 통한 자기 실현의 씨앗이 있고 삶이란 결국 무의식의 자기Self의 전개과정이기 때문이다.

작은 씨앗이 땅에 떨어져 싹이 트고 나무가 되어 자라며 하늘로 가지를 펼치고 잎사귀가 돋고 꽃을 피우며 열매를 맺듯 인간의 정신도 그렇게 숨은 가능성을 하나씩 실현하며 전체를 완성한다. 오다가다 때아닌 눈보라와 폭풍, 꽃샘추위가 있다. 그렇게 인간의 삶에도 어려운 때가 있는 법이다. 그러나 우리의 마음속에 그러한 위기를 견디고 이겨내는 힘이 누구에게나 존재하고 그것이 무의식에 살아 있다는 확신을 가질 때 우리는 그것을 이겨 낼 수 있다.

## 정신건강과 교육의 힘

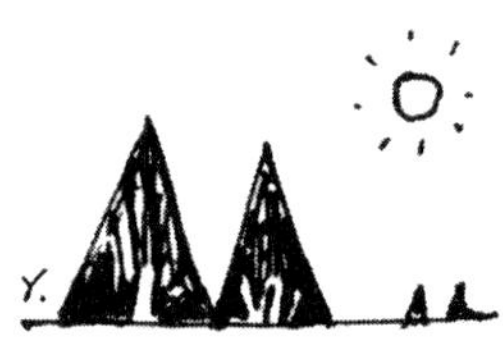

스위스의 취리히 시는 스위스에서 제일 큰 도시이다. 독일어권에 속하고 국제금융도시이자 음악, 연극, 미술 등 문화 활동이 활발한 도시이며 유서 깊은 중세유럽의 유적과 아름다운 호수와 숲을 자랑한다. 나로서는 제2의 고향이나 다름없다.

1970년대, 80년대에 걸쳐 이곳에 약물을 밀매매하는 청년들이 전 세계에서 모이기 시작하여 큰 사회문제를 일으키게 되었다. 취리히 역 뒤편 아름답던 공원은 아예 마약중독자들의 소굴이 되었고 구석구석에 이들이 쓰고 버린 주사바늘이 흩어져 있는 것을 볼 수 있었으며 대낮에 도 약에 취해서 소리소리 지르며 길거리를 횡행하는 청년을 볼 수 있었다. 마약 밀매 조직을 그린 〈프렌치 커넥션〉이라는 영화가 있었는데 취리히는 '취리히 커넥션'이라 부를 만큼 유명한 마약거래처의 하나가 되었다. 단속을 아무리 해도 소용이 없고 시에서는 하는 수 없이 아예 중독자가 자유롭게 들러서 치료받을 수 있는 건물을 역 뒤편에 마련해주었다. 그러나 그것도 얼마 되지 않아 환각을 일으킨 청년이 불을 질러서 태워 버렸고 여론도 나빠져서 폐쇄하고 말았다. 취리히 주의 정신건강을 책임지고 있던 취리히대학 정신과병원 사회정신 의료부는 그런 환자들의 치료, 재활, 예방을 위해 가능한 모든 노력을 기울였다.

그런 상황을 목격한 지 여러 해 뒤에 연수차 다시 취리히에 들렀는데 중독자들이 거의 눈에 띄지 않았다. 취리히는 다시 건강한 옛 모습을 되찾고 있었다. 그동안 나와 교분이 있던 취리히대학 정신병원 사회정신 의료부 주임교수 우흐텐 하겐에게 어떻게 된 일이냐고 물었다. 그가 말했다. 초등학교부터 약물중독에 관한 교육을 꾸준히 한 덕분이라고—. 다른 어떤 방법보다도 효과적인 것은 교육이었다고 했다.

"아는 것이 탈이다"라는 말이 있지만 "아는 것이 힘이다"라는 말도 있다. 건강지식은 건강을 지키는 데 도움이 된다. 정신건강에 대한 무지는 결국 국민의 정신적 능률과 활력을 약화시킨다. 알아서 탈이 될 수 없다. 정신건강교육은 각급 학교의 건강교육에 반드시 포함되어야 한다. 뿐만 아니라 법, 행정, 교육, 목회, 대중매체 종사자들의 교육에서는 반드시 정신건강교육이 포함될 필요가 있다.

그런데 교육이란 무엇인가. 가정교육, 학교교육, 사회교육, 심지어 태교에 이르기까지 교육이 아닌 것이 없다. 국가가 공정하고 정의로운 정책을 꾸준히 펴 나가는 것, 교육제도와 교육내용을 어떻게 설계하는가 하는 문제 또한 정신건강을 좌우하는 매우 중요한 요건이 된다.

정신건강을 위해서 어떤 교육이 필요한가. 정신장애에 걸리지 않는 시민을 만드는 데 목표를 둘 것인가. 더 나아가 인격의 성숙, 즉 개성화를 돕는 방향의 교육조건을 만들어 주어야 할 것인가. 나는 후자에 목표를 두어야 앞의 것도 충족된다고 본다. 그것은 한마디로 개성교육이다. 개인의 타고난 재능과 소질을 마음껏 발휘할 수 있는 교육조건을 마련해주는 것이다.

인간의 성장에는 단계가 있다. 간단히 말하면 어릴 때는 사랑을, 청소년기에는 공동체와 더불어 사는 시민으로서의 책임과 규율과 협동, 그리고 미지의 세계에 도전하는 용기를, 성인기에는 외적 세계와 내면세계 사이의 균형을, 노년기에는 지혜로운 내적 성찰을 과제로 한다. 그러나 전체정신의 실현, 전인교육이라는 큰 목표에 이바지하는 것은 무엇이든 동원할 필요가 있다. 전체란 무엇인가. 마음과 몸, 정신과 신체, 합리와 비합리, 의식과 무의식, 영성과 충동, 이성과 감성 혹은 야성, 외향과 내향, 남성성과 여성성, 개인과 집단— 이 모든 대극의 융합이다.

청소년에게 운동장을 개방하라. 잔디구장을 만들어주라. 취주악단을 부활시켜라. 연극, 합창단, 오케스트라, 악기, 글짓기 그중 하나를 제대로 하고 체육 하나를 제대로 하게 하라. 현장 답사를 통하여 역사와 전통문화를 배우고 사회공동체의 현실을 알게 하라. 철학과 인문학을 가르쳐라. 인생과 현실에 대한 성찰과 발표와 토론을 통해서 생각하는 힘을 길러줘라—. 그러면 학교폭력도 청소년 자살도 줄어들 것이다.

우리나라에선 교육의 이념과 철학이 빈곤한 마당에 방법만 무성한 것 같다. 누구를 위한 무엇을 위한 교육인가? 진지한 성찰이 요구된다.

## 정신건강의학의 과제

'정신과' 또는 '신경정신과'라는 간판이 병원에서 사라지고 '정신건강의학과'로 바뀐 지도 제법 오래되었다. 사람들이 '정신과'라 하면 '정신병과'를 연상하여 싫어하기 때문에 정신과에 대한 편견을 없애기 위해서 정신과 의사들이 중지를 모아서 '정신건강의학과'라고 고쳤는데 해놓고 보니 정신과와 정신과 의사에 대한 선입견을 없애는 데는 다소 도움이 되지 않았나 생각된다. 정신과 전문의에서 정신건강의학 전문의로 이름이 바뀌었고 정신과가 정신건강의학과Dept. of Mental Health Science로 바뀌었으니 환자나 가족, 일반 대중의 편견을 해소하기 위해 바뀐 이름에 걸맞게 이제는 과거의 '정신의학'Psychiatry의 영역을 크게 확대할 수밖에 없는 상황에 이르렀다.

의학을 건강과학Health Science이라고 부르기도 하는 것처럼 이제 정신건강의학과는 전통적인 정신의학의 다양한 분야를 포함하면서도 예방을 강조하고 건강한 마음을 더욱 깊이 탐구하고 질병의 박멸뿐 아니라 정신건강을 증진시키는 일에 헌신하는 학문 및 임상 분야가 될 수밖에 없고 또한 그래야만 한다. '병'을 대상으로 삼는 학문의 자세와 '사람'의 건강을 증진시키기 위한 목적을 지닌 학문의 자세는 같은 것이 아니다.

고전적인 정신의학이 정신건강의학이 되기 위해서는 먼저 패러다임의 변화가 필요하다. 그 경우 앞의 것을 버리고 뒤의 것을 취하는 것이 아니라 앞의 것을 포함한 채 새로운 시야를 열어야 한다. 그것은 '병자'만 볼 것이 아니라 '병자'patient 뒤에 숨어서 지금까지 보이지 않았던 '사람'person을 보는 법을 배워야 하는 것이다. 병에도 불구하고, 혹은 병이기에 더욱 절실히 요구되는 인간의 건강한 면역력, 창조적 의욕을 치유와 건강 증진에 활용할 수 있도록 하는 것이 정신건강의학의 과제이다. 그러자면 정신건강의학과 전문의는 인간정신의 창조성에 깊은 신뢰를 갖고 있는 인간주의 심리학과 분석심리학의 건강한 인격이론을 보다 많이, 보다 깊게 배우고 스스로 자기성찰의 경험을 쌓아야 한다. 또한 창조성을 파괴하려 드는 인간정신 내면의 무의식적 충동과 정신건강을 해치는 사회적, 문화적, 종교적 요인, 정치 · 경제, 정책요인을 개선하기 위해서 많은 사회 구성원에게 도움을 주고 도움을 받을 줄 알아야 한다. 진료실을 찾아오는 환자에게 10여 분의 대화와 약 처방만으로 할 일을 다했다고 볼 수 없는 것이다.

앞에서 생각해 본 대로 '정신건강'Mental Health이란 매우 다양한 분야에서 복합적인 의미를 내포하고 있는 개념이다. 정신건강 문제는 모든 국민이 함께 머리를 맞대고 풀어야 할 과제이다. 정신보건 정책, 청소년 교육정책, 교육개발들은 물론 사회학, 인류학, 철학, 심리학, 문학예술인, 법조인, 경찰, 학교 교사, 언론인, 환자 가족, 국회의원, NGO(비정부 시민단체), 임상의 다른 과 의사들, 일반 시민의 협조를 받을 수 있는 전문지식과 능력을 갖추고 있어야 한다. 정신건강의학과 의사와 그의 조력자들의 내적 성찰, 자기인식, 자기개혁의 노력이 선행되지 않으면 안 된다.

다시 강조하거니와 정신건강의학에는 그 이름에 걸맞게 병적인 현상뿐 아니라 건강한 사람의 인격론에 관한 다양한 접근이 교육과 실제 임상에서 시도되어야 할 것이다.

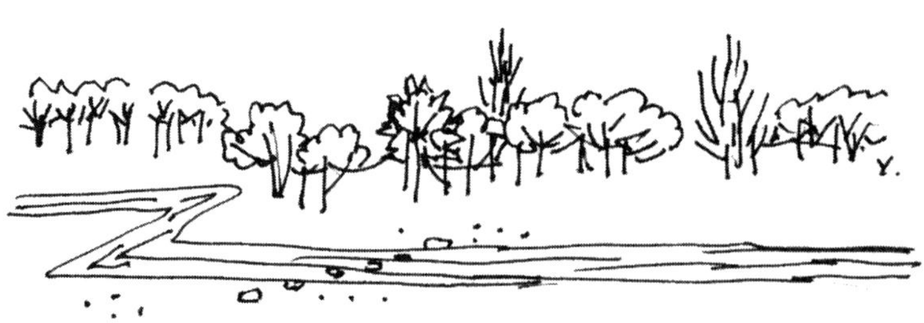

# 사랑의 현상과 병리

## 사랑의 왜곡 – 질투심에 대하여

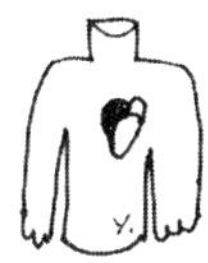

왜 이 자리에 질투심인가? 공격심, 증오감, 수치심, 혹은 그리움도 있는데. 이렇게 물으면 특별히 할 말이 없다. 언젠가 여성잡지의 기자가 질투심에 관해서 써 달라 해서 써 주었는데 그것이 정신건강이야기 초판에 포함되었고 지금 읽어보니 그런대로 실릴 만하다고 보아 몇 군데 수정, 보완하여 싣게 된 것 뿐이다. 위에 열거한 다른 여러 감정들도 매우 중요한 인간의 원초적 감정이며 그 하나하나를 섭렵하자면 여러 권의 책이 될 터이다. 벌써 질투심 하나를 이렇게 길게 늘어놓는 것부터가 간단한 이야기를 모아 책을 꾸미고자 한 나의 편집 원칙을 벗어난 처사이다. 감정에 대하여, 예를 들어 질투심의 경우 이렇게 볼 수 있다는 시도 정도로 이해해주면 좋겠다.(저자 주)

### 사랑 비슷하지만 사랑이 아닌 것 – 그것이 질투심이다

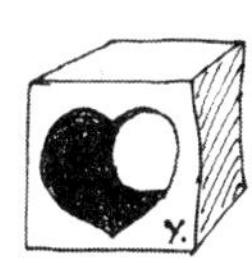

사랑이 하나가 되고자 하는 욕구라면 '나'의 욕심만 채우려 들어서는

소기의 목적을 성취할 수 없다. 상대방의 마음을 배려하기 위해 아욕我慾을 버릴 줄 알아야 한다. 사랑은 소유하는 것이 아니고 주는 것이라는 말을 하는 이유가 여기에 있다. 그런데 이성 간의 사랑에서는 그것이 쉽지 않다.

### ① 질투의 현상학

이성 간의 사랑은 일종의 유일절대唯一絶對주의를 지향하는 경향이 있다. 그는 나의 것인데 남에게 빼앗긴다고 생각될 때, 즉 나의 소유권이 위협을 당할 때 일어나는 감정 반응이 질투심이다. 질투심은 대개 위태로워진 인간 사이의 애착관계를 발견할 때 이를 다시 회복하려는 조바심이기도 하다. 그러나 그것이 잘 되지 않는 데서 오는 불편한 마음이다. 반드시 남녀 간의 이성관계에서만 일어나는 것은 아니다. 사랑이란 무척 넓은 공간을 지닌 현상인 것이다.

시어머니의 며느리에 대한 질투, 거꾸로 며느리의 시어머니에 대한 질투—. 아들을 끼고 도는 어머니는 아들이 좋아하는 여자가 생기면 왜 그런지 마음이 허전하고 불안해진다. 낯선 다른 젊은 여자에게 지금껏 의지해 오던 아들을 빼앗긴다고 느낀다. 옛날에는 아들이 장가가는 날 시어머니가 아들 방에 와서 자는 경우도 있었다.

특히 어머니의 아들에 대한 맹목적인 사랑이 절대적인 소유권을 주장하고 나설 때 새로 들어온 며느리는 이 소유권을 위협하는 방해자처럼 여겨진다. 그런 어머니는 "너 때문에 우리 아들을 망쳤다"고 며느리를 원망한다. 물론 반대로 자기보다 어머니를 더 공경하는 남편에 대하여 며느리는 은연중에 질투를 느낀다. 그래서 어머니를 위한 남편의 여러 가지 제의提議가 때때로 그 며느리에 의하여 묵살되거나 그럴 때마다 며느리는 음으로 양으로 사보타주(태업怠業)를 한다.

예쁘고 젊고 아직 여러 사람들로부터 총애를 받을 수 있다고 생각하고 있는 부인은 딸이 성숙하여 그럴싸한 남자와 만나 데이트라도 하면 질투심에서 온갖 수단을 동원하여 그 사이를 떼어 놓으려고 한다. 물론 '너를 위해서' 충고한다고 한다. 딸이 불행해지면 안쓰러워하면서 같이 눈물을 흘리지만 속으로는 차라리 안심한다. 질투심이 얼마나 해로운 것인가. 그러나 이런 예가 항상 있는 것은 아니다.

어머니와 딸의 관계뿐 아니라 언니와 동생 사이의 질투심의 교차도 어지간히 치열한 법이다. 대개는 모두 사소한 것에서 시작된다. 그러나 자세히 보면 여기에도 '누가 더 많이 가졌는가' 하는 문제가 중심이 되는 것 같다. 누가 더 예뻐서 남에게 '인기'가 있는가, 누가 더 잘사나, 누가 더 머리가 좋아서 선생님의 칭찬을 받는가, 누가 더 부모의 사랑을 받고 있는가, 누가 더 선생님의 총애를 받고 있는가, 심지어는 누가 더 좋은 옷을 입었는가 등등—.

질투는 여성의 특성처럼 여겨지는 경향이 있지만 그렇지 않다. 남자의 질투도 이에 못지않게 격렬하다.

한 여자를 좋아하는 두 남자 사이— 물론 '내가 양보하겠다'는 의리의 사나이다운 결단으로 질투심을 용감하게 이겨내는 경우도 있으나 많은 여자를 건드리고 방탕했던 돈 후안형의 '남자다운 남자'도 부인의 정조에 대하여 거의 병적인 의심을 하게 되는 경우가 있음을 알아야 한다. 그것은 자기 자신의 부정한 생각을 죄 없는 여자에게 투사하기 때문에 자기가 '더러운 것'을 모르고 남더러 '더럽다'고 생각하는 것이다.

아들에 대한 아버지의 질투도 드물게 보이는 현상은 아니다. 형과 동생 사이에도 늘 질투심을 일으킬 만한 소지가 있다. 형제뿐이랴 친구와 동료 간, 소위 성공한 사람과 실패한 사람 사이, '못사는 사람'과 '잘사는 사람' 사이, 모두 질투와 선망의 감정을 일으킬 수 있다. 권력자의 사랑을 누가 더 많이 받는가 시샘하는 나머지 동료와 피비린내 나는 싸움을 거듭해 온 사실은 동서고금의 역사가 증명한다.

질투심은 누구나 다소는 느끼는 감정이므로 꼭 나쁜 것이라고 할 수도 없고 비정상적인 심리라 할 수도 없다. 그러나 유달리 질투심이 많고 욕심이 많은 사람도 있다. '질투'가 '망상'이 된 정신병이 있다. 속칭 '의처증', '의부증'이라고 하는 것이다. 이것은 망상정신병의 범주에 들어간다. 이 경우 환자는 '부정不貞망상', '질투망상'에 사로잡힌다. 이 병은 설득으로 고쳐지지 않고 전혀 근거 없는 질투를 하며 배우자의 정조와 신뢰를 의심할 뿐 아니라 '이미 정조는 깨졌고 오직 솔직한 고백만 듣고 싶다'고 할 만큼 자기의 질투 환상을 틀림없는 것으로 믿고 있다. 이런 경우 '고백'하면 의심이 없어질 줄 알고 없는 일을 있다고 말하는 것은 아무 소용이 없을 뿐 아니라 오히려 일을 복잡하게 만든다. '망상'은 설명으로 없어지지 않고 정신건강의학과의 전문치료를 받아야 한다.

### ② 질투의 신화적 뿌리

질투의 역사는 무척 오래된 것 같다. 엄마와 아빠에게 잘 보이려 하고 특히 부모가 사랑해 주는 형제에게 질투를 느끼는 경향은 아이 때부터 나타난다. 누가 가르쳐 주는 것도 아니니 이런 경향은 태어날 때부터 지니고 나오는 인간의 성격 속성의 하나라고까지 말할 수 있다. 동물들, 집에서 기르는 강아지조차 주인의 사랑을 독차지하려고 다른 동료에게 무섭게 샘을 낸다.

정신분석학자 지그문트 프로이트는 이런 형제 자매간의 경쟁과 이성의 부모를 독점하고자 하는 욕망을 지적했고, 앞의 것을 '형제간의 맞겨룸'sibling rivalry이라 했고 뒤의 것을 그리스의 오이디푸스신화를 빌려 설명하고 있다. 이것은 아들이 어머니를 독점하고 아버지를 미워하는 경향이다. 딸과 아버지와의 사랑의 유대와 그 경쟁자인 어머니를 미워하는 경향은 같은 그리스신화에 나오는 엘렉트라와 어머니와의 관계에서 나타나고 있다. 이러한 경쟁을 질투의 표현이라 해도 무방할 것 같고 그런 질투가 신화의 시대부터 이미 있어 온 것이 아닌가 생각되는 것이다.

그리스의 신들은 세속적인 사람들과 비슷해서 주신主神인 제우스는 여러 여신을 아내로 취했고 그의 본부인 헤라는 그때마다 질투의 화신化身이 되어 그 여자들에게 무서운 복수를 행하였다.

구약성서의 아담과 이브의 낙원으로부터의 추방을 지혜의 과실을 따먹은 인간들에 대한 하느님의 질투의 결과라고 하면 지나친 해석일까. 악한 카인이 선한 아벨을 죽이게 된 것은 또 질투와 무관한 것인가. 이렇게 생각하기 시작하면 한이 없다.

서양의 신뿐 아니라 동양의 귀신들도 질투가 많다. 특히 결혼 못 하고 죽은 원혼怨魂, 객사한 귀신, 앓다 죽은 귀신, 어려서 죽은 귀신, 전쟁터에서 죽은 귀신, 처형당한 귀신들은 모두 살아 있는 사람에 대하여 질투를 느낀다. 삶과 행복 자체에 대한 질투라 할 만하다.

그들은 늘 음산하고 추운 곳에서 쓸쓸히 살기 때문에 가끔 이 세상에 나타나서 살아 있는 사람의 넋을 빼앗아 간다는 이야기가 중앙아시아의 유목민족 사이에 퍼져 있는데 우리나라에도 지하세계의 도둑 귀신이 지상地上의 예쁜 여자를 빼앗아 간다는 이야기가 있다. 죽음은 삶을 질투한다 할 것이다.

### ③ 질투심의 결말

마치 초봄 호수 위에 부는 쌀쌀한 바람이 가볍게 물결을 일으키고 지나가듯, 여자의 질투는 얼굴을 붉힌다든가 숨이 가빠진다든가 약간 눈을 흘기는 것으로 지나가는 것이 보통이다. 그러나 질투가 하나의 집념으로 끈질기게 지속될 때 그 결과는 자기 자신에 대해서나 상대방에 대하여 극히 파괴적인 작용을 하게 된다. 그러한 질투는 남을 죽일 수도 자기를 죽일 수도 있다. 남이 잘되는 것을 눈뜨고 볼 수 없어 온갖 수단을 동원하여 상대방의 발전을 방해하여 '못하게' 막는다. 그 극단은 '너 죽고 나죽자'는 절망적 행태이다. 질투심 아래에서는 남이 잘되는 것을 축하하고 지원하는 넓은 아량이 제약된다.

그러나 질투심의 긍정적인 효과도 있다. 경쟁하여 남의 수준을 따라잡거나 그 이상의 발전을 이룩하고자 하는 동기가 되는 것이다. 그러나 질투심을 가지고 있는 이상 그 경쟁에는 불필요한 무리가 따른다.

질투심을 가지고 있지만 전혀 그것을 의식하지 못하고 있는 경우도 많다. 우리나라 속담에 '사촌이 땅을 사면 배가 아프다'라는 것이 있다. 가까운 인척이 잘되면 배가 아프다는 뜻이다. 이것은 비유에 그치는 것이 아니라 실제 체험에서 나온 말이라 할 수 있다. 질투가 질투로 느껴지기 전에 먼저 복통으로 나타난 사례다.

실제로 오늘날의 정신의학은 화나는 감정이나 질투심이 무의식에 억제되어 있을 때 곧잘 복통이나 설사, 두통, 소화장애, 관절통이 생긴다는 사실을 증명하고 있고 이런 병을 정신신체장애라 부르고 있다. 이 사람들은 질투심을 감정으로 느끼기보다 몸으로 느끼고 있는 것이다. 그러므로 이런 병은 무의식에 숨어 있는 질투심을 인식하고 표현하는 '의식화'로써 치료된다.

**④ 우리는 질투를 어떻게 할 것인가?**

**우리는 왜 남을 질투하는가?**

첫째는 앞에서 지적했듯이 소유욕, 독점욕이 많기 때문이다. 둘째는 열등의식이 자극받기 때문이다. 내가 부족한 것을, 부족하기 때문에 가지고 싶어하는 것을 바로 어떤 다른 사람이 가지고 있다는 사실이 그 사람으로 하여금 질투심을 일으키게 한다. 셋째, 자기의 삶에 대한 자기 나름의 확고한 신념과 가치관이 아직 없기 때문이다. 가치의 기준이 밖에 있기 때문에 밖에 있는 '평가자'의 눈치를 보게 되고 그의 손길에 민감하게 반응하게 된다. "가난한 자는 복이 있나니 천국이 저희 것이오"라는 복음을 자신의 신념으로 삼고 살아가는 사람들은 돈이 많은 사람을 시기하고 질투하지 않는다. 앞의 두 가지 이유의 근본은 모두 이 세 번째 이유, 삶의 철학적 빈곤에서 온다. 확고한 인생관을 지니고 있다면 세속적 영화에 눈이 멀어 끊임없이 욕심을 부려서 결국 파국을 자초하는 일은 만들지 않을 것이며 부질없이 열등의식에 사로잡히지도 않을 것이다. 그러나 그러한 인생관은 하루아침에 생기는 것이 아니라 실수를 거듭하며, 우여곡절을 겪으며 형성되므로 우리는 우선 질투를 긍정적인 경쟁심리로 이행하도록 하는 노력을 선택해야 한다.

그 노력의 첫째는 나만의 욕심을 줄이는 것이며, 둘째는 자기가 모자란 것을 시인하고 이를 보충해서 꾸준히 자기 성숙을 위해서 노력하는 것이다. 남이 내가 가지고 있지 않는 것을 가졌다고 해서 남의 것까지 빼앗고 없애 버리려는 유치하고 미숙한 행동에 사용할 시간과 에너지를 자기개발을 위해 사용하라는 것이다. 남을 못살게 군다고 속이 시원해질 것도 아니고 전체적인 사회문화의 발전을 더디게 만들 뿐이다.

남녀 간의 사랑에는 늘 이기적인 요소가 있다. '너는 내 것', '나는 네 것', 즉 소유하고 소유당하고자 하는 욕구가 있다. 무관심한 듯한 남자가 질투하는 것을 알아차리고 여자는 속으로 안심한다. 그가 자신에게 관심을 가지고 있음을 알게 되었기 때문이다. 그러나 진정한 사랑은 앞에서도 말했듯이 언제나 '나'의 희생, 바꾸어 말해서 아욕我慾의 극복으로써만 가능하다. 상대방의 있는 그대로를 사랑하는 것이지 내가 요구하는 대로 되라고 강요하는 데 있지 않다.

그러나 우리는 그런 높은 경지의 사랑을 터득하기에는 아직 너무나도 미숙하므로 때때로 아리랑과 대중가요 노랫가락에 곧잘 읊어지는 질투와 선망과 저주 속에 잃어버린 것에 대한 아쉬움에 몸부림치며 푸념하는 것이다.

또한 개인은 개인마다 잘난 점과 함께 못난 점을 동시에 가지고 있다. 개인은 각자 자기 고유의 삶을 불태우고 자기 자신의 잠재력을 발휘해야 할 과제를 가지고 있다. 자신의 삶을 최대한 불태울 때 사회가 만들어준 가치 기준만 바라보며 원망하고 시기하고 실망하는 어리석은 질투에서 벗어날 수 있다.

## 사랑의 여러 가지 측면

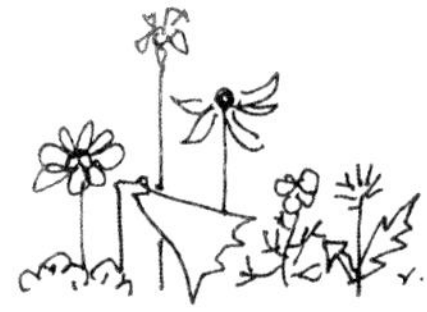

스웨덴 영화감독 잉그마르 베르히만의 작품 중에 〈거울 속에서처럼〉 Wie in einem Spiegel이라는 것이 있다. 의역해서 '거울을 들여다보듯이'라 해도 좋을 듯하다. 북해의 어느 외딴 섬에 사는 남매를 둔 아버지와 사위를 중심으로 전개되는 이야기인데 서로의 대화와 자기성찰을 담담하게 그려 나간 작품이다. 작품에서 딸은 정신분열증(조현병)을 앓고 있었는데 때론 아주 심한 환청에 시달렸고 정신적 혼란 상태에서 사춘기에 접어든 남동생을 성적으로 아슬아슬하게 유혹하다가 결국은 관계를 갖게 만든다. 근친상간을 저지르게 된 데 크게 놀란 아들은 공포에 질려 숨어버리고 낌새를 알아차린 아버지는 계속 아들을 찾는다. 결국 아버지는 아들을 찾아냈고 야단치는 대신 이렇게 말한다. "사랑엔 여러 가지가 있단다." 그리고는 많은 사랑의 형태를 제시하면서 이 모든 것이 다 사랑이라고 말해준다. 아버지로부터 크게 혼날 줄 알고 공포에 숨죽이던 아들은 밝은 표정으로 혼자 중얼거린다. "아, 아버지가 나와 대화를 했어."

그렇다. 사랑에는 여러 가지가 있다. 이른바 '낮은 것'에서부터 '높은 것'에 이르기까지 그 모두가 사랑이라면 '사랑에 빠진다' 함은 인간의 피할 수 없는 숙명일지 모른다. 그것이 인간의 숙명이라면 아무도 그것을 비웃거나 심판할 수 없을 것이다. 왜냐하면 '숙명'은 인간의 한계를 넘어선 '신'의 영역에서 일어나는 일이기 때문이다. 분석심리학적으로 표현하자면 집단적 무의식의 원형原型, Archetype들의 배열과 활성화로 일어나는 현상이다. 그 배경에는 대극합일과 융합의 원초적 욕구가 있다. 프로이드가 성욕설에 그토록 강한 집착을 가졌던 것도 그가 사랑에의 갈구에서—그것이 어떤 형태이든—인간생활의 핵심을 이루는 어떤 누미노제(신성한 힘)를 보았기 때문이다.

그러나 나는 여기서 임상사례를 중심으로 정신건강과 관련된 측면만을 주로 다루고자 한다.

### 이야기 1 – 노년기의 한 부인

대학교육까지 받고 지금은 노년기에 들어선 한 부인이 골치가 아프고 가슴이 두근거리며 죽을 것 같은 불안 공포로 진찰실을 찾아온 적이 있다. 신체적인 이상이 없는 것을 확인하고 자세한 이야기를 들어보니 이 부인은 자기 소생이 없어서 스스로 남편을 설득하여 오래전부터 둘째 부인을 맞아들이게 했고, 그 사이에서 난 아들 하나를 둘째 부인과 협의하여 자기가 기르기로 하여 자기 자식처럼 정성껏 길렀다. 그런데 최근에 그 둘째 부인이 자기 아들을 내놓으라고 한다고 했고 부인의 병 증세는 바로 이것을 계기로 발생했다.

고등교육을 받은 사람답지 않게 부인은 아이가 없다는 것 하나 때문에 남편을 위한 무조건의 희생을 자청해서 실천했다. 자기 말대로 부인은 오로지 남편을 위해서 살았고 남편도 부인을 끔찍이도 사랑하여 둘째 부인한테 갔다 온 다음에는 늘 부인에게 미안해했다. 부인과 둘째 부인과의 관계도 썩 좋아서 아무런 문제도 없었으며 둘째 부인을 들인 것이 병의 원인이 될 이유가 없다고 했다. 21세기에 있을 법한 일이 아니다.

---

『구운몽』九雲夢에 나오는 여자들처럼 정식 부인과 둘째, 셋째 부인들 사이가 언니 동생 사이처럼 다정하다면 얼마나 아름답겠느냐고 남성들

은 이를 부러워할 것이다. 그러나 『구운몽』에 나오는 여자들은 사람이 아니라 환상 속의 선녀仙女였고 필자의 환자도 결국 아들을 못 낳았다는 열등의식에 남몰래 고민하는 한 여자였다.

그녀는 자기가 받은 교육에서 얻은 의지력과 희생정신을 온통 '아들을 가진 가정'이라는, 인습적인 관점에서 허물 잡히지 않을 만한 체면을 위해서 바쳤다. 신화 같은 허구의 가족관계의 평화는 둘째 부인이 자기 아들을 내놓으라고 하는 순간 산산조각이 나고 말았다.

이 환자는 오래도록 체면, 분석심리학에서 말하는 '페르조나'(사회적 역할) 때문에 자기 마음속에 억눌려 있던 개인적인 감정을 인정하려 하지 않고 약으로 신체의 고통을 없애는 데에만 신경을 썼다. 성性은 이 경우 순전히 아들을 낳기 위한 도구로서 이용되었으며 개인의 감정과는 아무런 관계가 없는 것처럼 다루어졌는데 바로 이것이 문제였다. 무시된 감정은 그런 의식적인 위선을 용서하지 않은 것이다.

과거 우리나라의 유교적 전통은 개인보다 집단의 규범을 더 중요시했고 감정표현의 절제를 미덕으로 삼았다. 특히 어른 앞에서 담배를 피워서는 안 되는 것은 물론 부부간에 또는 부모 · 자식 간에 사랑의 감정을 표시한다는 것은 매우 불경스러운 것으로 백안시되었다. 공교롭게도 이와 같은 터부禁忌를 누구보다도 앞장서서 내세움으로써 사람의 자연스러운 감정표현을 막아 온 것은 다름 아닌 여성 그 자신이었다.

정신건강의학과를 찾아오는 노년기의 부인들은 대개 무서운 시어머니와 지독한 시집살이의 경험을 가지고 있다. 결혼 첫날에도 남편은 어머니와 자고 자기는 다른 방에서 혼자 잤다든가, 시어머니가 남편과의 동석을 엄격하게 막아서 오랫동안 밥상을 같이 할 수도 없었다는 경우가 제법 많다. 또한 새로운 '성 개방' 시대에 이와 같은 과거의 엄격한 성 모럴을 어떻게 바꾸어 가야 할지 몰라서 고민하는 경우가 많다.

더욱 문제가 되는 것은 그러한 부인이 자기가 겪은 설움을 자식들을 통하여 복수함으로써 자녀들에게 상상 이상으로 큰 정신적 부담을 안겨 준다는 점이다. 오늘날의 젊은이들을 치료하다가 보면 조상들이 넘겨준 미해결의 문제가 그들의 마음속에 남아서 얼마나 그들을 괴롭히는가를 보게 된다. 그 경우에 특히 부모들의 남성과 여성 사이의 성차별과 관련된 성 콤플렉스가 중요한 자리를 차지하고 있다.

### 이야기 2 - 독실한 기독교인

독실한 기독교인이 '여자를 보고 음탕한 생각만 해도 죄악'이라고 하는 십계명을 지키려고 애를 쓰다가, 마침내 모든 것을 버리고 성직자가 되기로 결심하고 수도원에 갔으나 거기서 그만 정신장애를 일으키고 나와 버린 경우가 가끔 있다.

태어날 때부터 인간에게 갖추어진 본능적 충동인 성충동은 수도자에게는 하나의 '애물단지'로 괴로운 유혹이며 또한 시련의 고통일 수 있다. 물론 수도자들의 정신장애가 성적인 갈등만이라고 할 수도 없고 십계명 때문이라고 하는 것은 더욱 아니다. 그러나 사람에게 주어진 자연스런 본능을 너무 지나치게 누르고 영적인 기능만을 위해서 희생하다 보면 사람에 따라서는 정신의 해리현상이 일어나는 경우가 있다.

기독교를 도입한 나라에서 제일 먼저 실시되는 것이 '이방신'異邦神들의 추방과 동시에 일부일처제一夫一妻制의 확립을 통한 성 본능의 규제이다. 여자를 많이 거느리고 있는 아프리카의 추장酋長이 기독교 신자가 되자 자기가 거느리던 여자를 버려야 했고, 그 뒤에 심각한 정신장애를 일으켜 하는 수 없이 선교 당국에서 추장의 생활관습을 옛날로 환원하도록 허락했다는 이야기가 있다. 우리나라의 기독교 신자 가운데에도 병을 치료하다 보면 한번씩은 이와 같은 성적인 갈등을 문제 삼지 않으면 안 되는 때가 많다.

그러나 성적인 충동 그 자체가 정신장애의 원인이라기보다는 성충동에 관련된 갈등과 다른 여러 가지 정신적인 태도가 병을 일으키는 요인이 된다고 해야 할 것이다. 또한 성에 관련된 정신적 갈등이 모두 나쁜 것이고 병적인 것이라기보다는 사람에 따라서는 오히려 그 사람을 높은 정신적 경지로 성숙하게 하는 좋은 기회를 주는 것이다.

우리나라 기독교 신자의 성적인 갈등은 갈등조차 느끼지 못하는 다른 사람들에 비하면 훨씬 치료하기 수월하다. 그것은 이 사람들이 자연 그대로의 본능에 바로 잠들어 버려서 나무나 소나 강아지처럼 자연대로 피동적으로 생존하지 않고 적어도 사람으로서의 개성과 정신적인 자각을 성취하고자 노력하기 때문이다.

기독교는 인간을 동물적인 본능의 세계에서 인간답게 만들어 주고 정신적인 세계에 대한 자각을 일깨워 준 면에서 인류 역사에 큰 공헌을 했다. 그러나 선과 악의 철저한 분리, 영적인 것의 지나친 강조로 인해 사람의 마음속에 마땅히 속해 있는 정신의 여러 어두운 면, 본능적인 기능의 존재를 적대시하기에 이르렀다. 기독교는 이제 어떻게 지금껏 내버려두었던 마음의 심층에 숨은 인간 본능의 여러 요소와 다시금 평화로운 관계를 만들 수 있겠는가 하는 어렵고도 보람 있는 과제를 안고 있다.

### 이야기 3 – 어느 농부의 경우

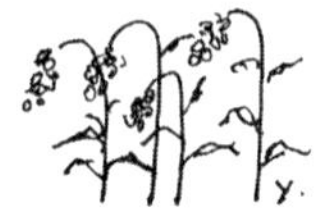

중년에 들어선 한 농부가 있었다. 공연히 머리가 아프고 몸도 고달프고 해서 가까운 읍내 병원을 찾아갔더니 그곳 의원이 링거액을 놓아주면서 심각한 표정으로 큰 병원에 가보라고 했다. 환자는 겁이 덜컥 나서 부랴부랴 도립병원에 가서 진찰을 받고, 하라는 검사를 다 했는데 모두 정상이었고 의사는 병이 없으니 괜찮다고 했다.

병이 없다니, 환자는 즐겁기는커녕 부쩍 의심이 났다. 양의洋醫도 별수 없다고 한약, 침, 뜸을 편력遍歷하다가 낫지 않자 원이나 풀어본다고 마지막으로 서울의 대학병원에 올라와 입원했다. 그러나 결과는 역시 정상, 병이 없다고 했다. 그러나 대학병원인지라 내과 의사는 이 환자를 정신건강의학과로 보내 진찰을 의뢰했다. 심인성心因性 신체장애이거나 노이로제가 아닌가 생각한 것이다.

---

나는 이 환자의 이야기를 자세히 들으면서 이 사람이 무엇보다도 질병공포증에 걸려 있음을 발견했다. 몸이 아픈데 병이 없다니 틀림없이 의사가 오진誤診한 것이 아닌가, 의사가 자기 병을 너무 심한 것으로 보고 병명을 숨기는 것이 아닌가, 그렇다면……. 의혹은 꼬리를 물고 증세는 더욱 심해졌던 것이다.

이 소박한 환자에게는 병이 없는 것이 아니라 검사에는 안 나타나고 몸에 이상이 없어도 아픈 병이 있다는 것을 가르쳐 주고, 당신이 앓고 있는 것은 바로 이런 병이라고 설명해 주는 일이 무엇보다도 효과적인 치료였다.

면담 중에 또 한 가지 발견한 점은 환자가 오랫동안 성행위를 삼가해 왔다는 사실이었다. 양기陽氣가 빠져서 더욱 피곤해진다고 생각했기 때문이다. 그래서 그는 밤에 몽정夢精이라도 하게 되면 질겁을 해서 깼고 정액이 나오지 않도록 막느라고 쩔쩔맸다. 그 때문에 잠을 설치는 때가 많았다.

이것은 순전히 잘못된 생리관生理觀 때문에 공연히 몸을 학대하는 것이나 다름없는 일이다. 동양의학에서는 곧잘 정액과 정력을 동일시하여 성관계의 횟수를 건강에 결부시키는 경향이 있다. 이 환자는 아마 그런 한방의 말을 잘못 듣고 필요 이상의 걱정을 한 듯하다. 나는 그에게 몽정이 결코 몸에 해로운 것이 아니며 성행위란 마음 내킬 때 언제나 해도 좋다고 말하면서 그의 잘못된 건강관을 고쳐 주었다.

이 농부는 꼭 두 번 면담했는데 그 뒤부터는 눈에 띄게 잠도 잘 자고 몸도 개운해지고 훨씬 나아져서 무척이나 고마워하면서 시골집으로 돌아갔다.

건강에 대한 잘못된 인식, 병에 대한 편견, 무지 때문에 대수롭지 않은 심신의 장애를 오히려 악화시키는 경우가 있다. 이런 경우에는 구태여 그 환자의 성격상의 문제로 깊이 파고들지 않아도 '잘못된 생각'에 대한 계몽과 교육만으로도 증상이 많이 없어지는 법이다.

특히 사람들은 성에 관해서는 갖가지 공상을 하는 나머지 일종의 사이비 과학적인 신화神話를 만들어 내어 거기에 맞추어 사느라고 고생을 사서 한다. 성관계를 중단하면 노이로제가 된다고 한 것은 유명한 프로이트 박사였다. 그의 성욕론性慾論은 프로이트가 살던 시대의 사람들에게는 다소 일리가 있었다.

그러나 성욕을 억압하는 것이 건강에 해로우냐, 성욕을 충족하는 것이 덮어놓고 좋으냐 하는 문제는 이렇게 간단한 것이 아니다. 수없이 많은 여자와 관계를 맺은 돈 후안은 항상 공허감과 불안에 쫓기는 병자였고, 그런가 하면 금욕생활을 해도 결코 병들지 않는 성자聖者가 있었다. 성욕이나 성관계가 문제가 아니라 마음이 문제이다. 마음속으로부터 우러나오는 사랑이 있다면 성 문제는 저절로 원만히 풀려나갈 것이다.

### '욕구충족'에서 '의미충족'으로

프로이트가 성욕설性慾說을 내놓았던 시대의 유럽은 그것이 '히스테리'(해리성 장애)를 일으킨다고 믿었을 만큼 성적인 억압이 지나치게 심했던 시대였다. 오늘날 성이 개방되었다고 하는 서양에서 '히스테리' 환자를 보기란 그리 쉽지 않다. 그러나 그렇다고 해서 다른 정신장애가 그때보다 줄었다는 증거는 없고, 이제는 성적 방종이 환각제 사용과 병행해서 사회정신의학적인 문제를 던져주고 있으며 각종 성도착증이 창궐하고 있다. 실존분석학자 프랑클V. E. Frankl의 말처럼 현대인은 성의 자유, 성적 욕구의 일방적 충족을 누리는 대신에 실존적 공허에 시달리고 있기 때문에 현대인에게 절실히 필요한 것은 삶의 의미를 충족시키는 것이다. 성이란 억압만 해도 안 되고 그렇다고 덮어놓고 개방만 한다고 모두 해결되는 것도 아니다.

## 이야기 4 – 성욕주의자

어떤 독실한 천주교 신자인 중년 부인이 진찰실을 찾아와 자기의 막연한 불안과 공포감을 호소하면서, 묻지도 않았는데 이것은 남편이 외국에 가 있으므로 '성적 욕구불만'이라고 진단하고 어떻게 하면 좋겠느냐고 하였다. 천주교 신앙에 전심을 다하려고도 했고 교회의 사회 활동에도 참가해 보았는데 성적인 허전함은 어쩔 수 없다고 했다.

---

보통 한국 사람들은 정신적인 면에서 무슨 문제가 일어나면 곧잘 성 때문이라고 생각한다. 프로이트는 유대계 오스트리아 사람이었지만 그의 이론은 이미 오래전에 한국 땅에 와 있었다. 겉으로 성을 위험하다고 생각하고 그 표현을 극도로 삼가는 사회집단일수록 성에 대해 신비할 만큼의 관심을 보이고 그것을 과대평가하는데 여기에는 동서의 차이가 없다고 생각된다.

젊은 사람이 정신병에 걸리게 되면 가족들은 결혼을 시키면 낫는다고 생각하여 그것은 '시집 못 가서' 또는 '장가 못 가서 생긴 병'이라고 한다. 물론 결혼이 그 사람의 본능적인 갈등을 해소하고 긴장을 덜어주는 것은 사실이지만 정신장애가 생겼을 경우에는 반드시 성적 충동에 국한되는 일이 아니므로 성적 욕구만 충족시킨다고 건강을 회복하는 것은 아니다. 그런 목적만으로 결혼시킨다면 그것은 오히려 그 사람의 문제를 그릇되게 이끌어 더욱 수습할 수 없는 혼란에 빠지게 할 우려가 있다.

그러므로 자기의 문제를 처음부터 '성적 욕구불만'이라고 생각하고 그 충족만이 자기를 병에서 구출하는 유일한 길이라고 생각하는 환자는 먼저 그 생각을 고쳐먹어야 한다. 그런 자가류自家流의 생각을 실천에 옮기다 보면 오히려 '욕구충족'이 되지 않아 점점 더 불안해지게 마련이다. 그것은 성욕이 생리학적인 작용에만 국한되는 것이 아니라 정신적 · 감정적인 요소와 결부되어 있기 때문이다. 그러므로 성을 정복의 수단으로만 쓸 때는 오히려 불감증이 생겨 정신적인 공허감에 사로잡히게 된다. 여러 여자를 '정복'한 돈 후안의 심리와 말로가 바로 그 한 예이다.

정신적인 창조적 활동이 막히고 위기에 처해 있을 때 성은 별안간 잠에서 깬다. 사회적으로 불안하면 '성적인 문란'이 생긴다. 위기의식은 사람을 불안하게 하며 사람들은 그 불안에서 벗어나기 위하여 진통제를 먹듯이 성적인 쾌락으로 도피한다. 또한 성관계의 노출을 무제한으로 허용하여 성 개방을 하면 성충동이 강하고 호기심 많은 청소년의 성관계가 '문란'해질 가능성이 있다. 그렇다고 눈 가리고 귀 가리고 성 문제를 황무지처럼 건드리지 않거나 덮어놓고 죄악시하여 막는다고 해서 해결되는 것도 아니다.

본능이란 나쁘거나 좋거나 한 것이 아니다. 그것이 좋다 나쁘다 왈가왈부하는 것은 인간이다. 심리학적으로 그것은 하나의 중립적인 세력의 원천이다. 인간의 태도 여하에 따라서 정신건강을 해치는 수도 있고 창조적인 방향으로 작용해서 도움이 되는 수도 있다. 마치 원자력을 좋게도 나쁘게도 사용하는 것이 원자력 그 자체와는 관계없이 인간의 마음에 달린 것과 같다. 다만 성性도 핵 에너지처럼 강력한 정감을 내포하고 있는 본능이기 때문에 그것을 다루는 데 신중해야 한다.

## '사랑'의 교육

오랫동안 남편을 하느님처럼 믿고 살다가 별안간 남편이 젊은 여자와 놀아난 사실을 알고는 히스테리 발작에 빠진 환자가 있었다.

그 여자는 한국 사람이 아니고 서양 사람이었는데 동서의 문화적 특성이 무색할 만큼 우리나라 여성의 경우와 꼭 같은 고민을 하고 있었다. 그 여자가 나에게 말했다. "나는 지금까지 성이 무엇인지 몰랐고 그런 책도 읽지 못했다. 이제부터는 남편을 유혹한 그 여자 못지않게 성에 관한 지식과 기술을 배우겠노라"고.

좋은 생각이다. 그러나 그녀의 때늦은 '성기술 학습교육'은 아마 남편으로 하여금 더욱더 큰 혐증嫌症을 불러일으킬 것이다. 그녀는 성적 매력은 오로지 '성기술 교육'으로 되는 것이라고 믿었고 성적 매력이 없는 것만이 자기의 결점이라고 생각한 것이다.

성교육은 우리나라 청소년에게 얼마나 많이, 그리고 얼마나 바르게 보급되고 있을까? 생물학 시간에 임신과 출산의 생리를 교육하는 것은 자연스럽고 당연한 일이다. 성 생리는 성에 대한 신비스러운 환상을 없애는 데 도움을 준다. 그러나 성교육이 성 생리교육, 성기술과 피임교육에 그친다면 그 지식은 오직 성기의 사랑, 성적 쾌락을 추구하는 도구로 악용될 가능성이 있다. 성교육 시 그러한 이론과 지식의 전달에만 국한하고 거기에 임하는 사람의 정신적 자세를 생각하게 하지 않으면 오히려 해로울 수도 있다.

성은 개방하는 것이 좋으냐 억압하는 것이 좋으냐, 성교육은 하는 것이 좋으냐 안 하는 것이 좋으냐 하는 질문은 별로 의미가 없다. 왜냐하면 두 가지 중의 하나를 선택하는 것이 중요한 게 아니라 그것들을 어떻게 하느냐가 더 중요하기 때문이다. 성은 너무 개방해도 정신건강에 해롭고 너무 억압해도 좋지 않다. 그만큼 성 문제는 어려운 문제 중의 하나이다.

정신건강을 해치는 사람들의 자세 가운데 가장 큰 요인은 어려운 것을 쉽게 해결하려는 데서 생긴다. 어렵고 복잡한 것은 그만큼 신중하게 생각하고 신중하게 다루어야 한다. 오랜 옛날부터 인류는 성 문제를 안고 있다. 아직 인류는 이 문제를 속 시원히 해결하지 못하고 있다. 그것은 성이 그만큼 인간의 신비로운 체험과 일치해서 좀처럼 합리적으로 해결이 안 됨을 말해 준다. 모든 사람이 이런 어려움을 깨닫고 성실하게 생각해 갈 때 진정한 성교육이 시작되는 것이다.

"너희들 중에 죄 없는 자만이 이 여인을 쳐라!" 간음한 여자를 돌로 쳐 죽이려던 사람들에게 예수님이 말씀하셨다. 사람들이 하나둘 물러갔다. 나중에는 예수님과 여인만이 남게 되었다. 남의 성적인 스캔들을 고소해하고, 떠들고 홍보는 사람들, 임신한 여중 · 고생을 병균 보듯이 지탄하고 서슬 퍼런 제재와 징벌로 일관하는 교사는 성경의 예수님 말씀처럼 남을 지탄하기 전에 자기의 깊은 속마음을 들여다볼 필요가 있다.

청소년의 성 문제는 곧 어른의 문제와 직결되고 여성의 성 문제는 곧 남성들의 성 문제와 직결된다. 체면에 매달리지 말고 인간으로서 성의 희생자를 감싸 안는 사랑이 필요하다. 서로가 서로에게 책임이 있기 때문이다. 성 문제를 성교와 성애, 성 생리에 국한하여 보면 인간이 가진 많은 창조적 가능성을 보지 못하게 된다. 성 문제는 곧 사랑의 문제이다. 성기적性器的인 쾌락은 남녀 간의 인격적인 상호존중과 사랑으로써 높은 수준의 정서로 고양되어야 한다.

그러므로 성교육 이전에, 또는 성교육과 함께 '사랑의 교육'을 할 필요가 있다. 그것은 비단 남녀 간의 사랑에 국한되는 것이 아니다. 인간 사이의 사랑이 지닌 책임과 희생과 보람을 가르쳐 줄 일이다. 왜냐하면 정신장애란 한 사람의 문제에 국한되지 않고 환자 가족의 문제, 나아가서는 사회집단에 그 발병, 또는 악화의 책임이 있기 때문이다.

우리는 세계의 문화조류의 한가운데서 영향을 주고 또한 받고 있다. 변화가 너무 빨라서 전통적 미덕을 상실할 우려마저 있다. 그러나 남자와 여자가 사이좋게 팔짱을 끼거나 가볍게 껴안고 대낮의 거리를 거리낌 없이 걸어가는 것을 본다. 예전에는 남녀가 악수를 해도 어색하다고들 했는데 이제는 많이 달라졌다는 것을 통감한다. 여자도 자신의 성적 매력을 발휘하는 데 떳떳하며, 남자에게 눌려 사는 것이 아니라 오히려 남자를 이끌어 가려고 한다. 수 세기에 걸친 한국 여성의 억압된 생활을 생각할 때 참으로 다행한 일이다. 다만 그것이 겉멋에 지나지 않기를 바랄 뿐이다.

무엇이든 억압이 심하면 반대로 개방도 지나칠 수가 있다. 그러니 억압과 개방은 따로 떨어진 현상이 아니고 서로 밀접한 관계를 맺고 있다. 맹목적인 억압은 필연적으로 맹목적인 개방을 일으킨다. 그러나 어떤 변화가 맹목적으로 일어날 때는 반복은 있어도 발전은 없다. 나는 우리나라의 청춘 남녀가 세계의 새로운 조류에 합류하여 감각적 매력에 열중하면서도 고통을 인내하는 의지, 성찰하고 사색하는 힘, 희생과 봉사의 정신을 함께 키워나갔으면 한다.

## 사랑은 창조행위이다

사랑은 자연의 충동이다. 하나가 되고자 하는 자연 조건이다. 인간뿐 아니라 모든 생물이 하나가 되는 작업을 되풀이해 왔다. 사랑은 가장 아름다운 것이다. 그것은 결실을 맺는다. 하나의 창조행위이다. 새로운 생명이 사랑을 통하며 잉태되고 세상에 나온다. 사랑은 최고의 기쁨을 인간에게 부여한다. 그것은 나와 너의 경계를 없앤다. 샤먼이 망아경(엑스터시)에서 이승과 저승의 경계를 넘어서듯이—.

그러므로 사랑은 종교에서 최고의 덕목이며 목표이다. 종교적 표상과 신화 속에서 사랑은 대극對極의 합일, 음양합도陰陽合道, 신성혼神聖婚, Hieros Gamos으로 상징된다. 이것은 인간이 희구하는 최고의 경지, 즉 자기 실현의 목표이다. 진정한 사랑은 몸과 마음이 하나가 되는 것이다. 그것은 몸과 마음의 경계를 없앤다. 남녀의 사랑은 생물학적이고 본능적인 것의 토대 위에 있으나 반드시 남녀 사이의 정신적이며 정서적인 교류가 함께 있음으로써 그 사랑은 완성된다.

심리적 측면에서 보는 남녀관계는 항상 남녀의 무의식의 투사로 말미암아 미화되기도 하고 비하卑下되기도 한다. 남성은 여성 속에서 자기의 아니마를 본다. 사랑할 때 그녀는 이 세상에 둘도 없는 원초적 여신상女神像이 된다. 여성은 남성에게서 자기의 아니무스를 본다. 그는 이 세상에 둘도 없는 신화적 영웅상이 된다. 각기 자기의 무의식의 내적 인격을 상대방에게 투사한다. 평생을 그렇게 사는 부부도 있다.

그러나 대개 이러한 투사는 오래가지 못한다. 결혼으로 이어진 열렬한 사랑 뒤에 찾아오는 권태와 실망과 회의는 투사된 것과 현실의 커다란 간극을 발견하면서 일어나며, 무의식에서 상대방에게 투사되었던 자기의 반쪽을 되찾을 기회를 제공한다. 그런 의미에서 사랑은 맹목盲目이며 위대한 착각이기도 하다.

그런데 사람들은 상대방에게 투사된 아니마 · 아니무스를 자신 안으로 되찾아 올 생각을 못 하고 상대방 이외의 다른 사람에게서 찾으려 한다. 외도와 스캔들, 크고 작은 사회도덕과의 알력, 가정질서의 흔들림, 결혼의 위기가 생길 수 있다. 사실 그것은 새로워지고자 하는 욕구, 창조적 변환을 찾으려는 몸부림이기도 하다. 그렇지만 새로운 아니마를 밖에서 찾는 것으로 자신이 새로워질 수 있을까. 또 하나의 실망을 반복하게 될 가능성이 있다. 그러나 사랑에 관한 한 그것을 가늠할 수 있는 객관적인 기준은 없다. 어떤 사람이 그의, 또는 그녀의 숙명에 따르고 있다면 이들의 사랑을 누가 탓할 것인가.

그러나 분석심리학에서는 인간의 본성이 스스로 전체가 되며 자기의 전체를 실현하도록 되어 있다고 한다. 인간은 반쪽으로 사는 데서 만족을 느끼지 못한다. 그러므로 투사된 아니마 · 아니무스는 자기 안에서 살려야 한다는 것이다. 그것이 곧 진정한 자기 실현이다. 남성은 사회에서 부여한 남성적 역할 이외에 여성적 기능을 스스로 살릴 필요가 있다. 그것은 감성感性의 세계이며 아니마의 특성이다. 여성은 자기가 남성에서 찾고 바라던 남성성을 스스로 계발하고 살려야 한다. 그것은 로고스적인 것, 생각하는 힘, 지혜이며 아니무스의 특성이다.

이러한 자기 실현의 과정은 결코 평탄한 길이 아니다. 아니마 · 아니무스의 투사를 거두려면 달콤한 맹목을 깨트리고 깨어 있으려는 노력을 필요로 하기 때문이다. 그러나 그 고통은 동시에 자기 충실감을 부여

한다. 고통을 통하여 삶이 비로소 보람된 것이 된다. 이 과정은 자기 자신과의 합일合一, 의식과 무의식이 하나가 되는 것, 남성성과 여성성이 한 개체 안에서 융합됨을 말한다.

이러한 자기 실현이 어느 정도 되었거나 실천해 가는 사람끼리의 만남은 이미 피상적인 의미의 남녀의 만남, 남녀의 사랑을 넘어선다. 착각으로서의 하나됨의 느낌, 그 맹목적인 희열이 아닌 나와 너의 전 인격의 존재 가치를 서로 인정하는 토대 위에서의 관계가 성립된다. 이 경우 부부는 일심동체一心同體가 아니라 일심일체一心一體로서의 관계로 발전한다. 통일을 지향하는 개체들 사이의 만남이다.

남녀의 역할 구분을 지나치게 신비하게 설정하고 그 하나됨의 아름다움을 과도하게 강조하는 것은 신화의 시대로의 회귀를 의미한다. 오늘날 결혼의 그러한 신화는 상징으로서 현대인의 무의식에 살아 있고 각 개인이 정신적으로 실현하기를 기다리고 있다. 인간이 손으로 조작操作하는 무대 위의 인형처럼 신화를 맹목적으로 따라가는 연기자가 아니라 그 정신을 의식된 마음으로 실현해야 하는 것이다. 그런데 신화는 대극융합의 결과를 얻기 위해 여러 위기를 극복해 나가야 함을 말하고 있다. 신화와 민담은 결혼에 따르는 많은 위험성, 방해하는 자 등 화합을 위협하는 요소들이 바로 화합이 이루어지려는 전날 밤에, 또는 말 타고 장가가는 신랑이 가는 길목에서 대기하고 있음을 알려 주고 있다.

지나치게 순결을 강조하거나 결혼의 아름다움만을 강조하면 그것이 지닌 그림자를 무시하게 된다. 밝음과 어둠은 전체를 구성하는 필수적인 요소이다. 이러한 그림자의 시련을 거쳐 사랑은 성숙한다. 사랑은 아름다움임에 틀림없으나 그 아름다움은 인내와 책임, 희생과 용서로써 성숙한 아름다움으로 변화된다.

그러므로 성을 말하려면 사랑을 말하라. 성의 문제는 진정한 사랑의 결핍에서 오는 것이다. 궁극적으로 사랑은 누군가가 서양의 Sex라는 단어를 절묘하게 번역한 한자어의 '性'의 본래의 뜻에 따라 바로 인간의 본성本性에 대한 존중에 그 토대를 두어야 하는 것이다.

# 제2부

## 정신질환이란 무엇이고 어떻게 대처할까_

# 마음의 진찰

## 정상인이란 완전무결한 사람이 아니다

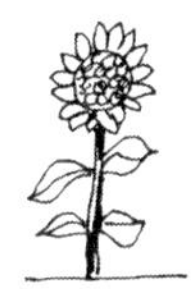

강원도 어느 산골에서 왔다는 갓 스무 살이 된 처녀가 있었다. 어머니, 아버지, 오빠 일가족의 근심스러운 표정에 둘러싸여 잔뜩 긴장한 그녀는 어느 모로 보나 건강한 체구의 시골 아가씨였다. 동네의 어떤 사람이 농담 삼아 지껄인 말 때문에 그녀가 정신병자라는 소문이 동네에 퍼져서 시집도 못 가게 되었다는 사연이었는데, 이 누명을 벗겨달라는 것이었다. 정상이라는 진단을 내려 주면 그것으로 동네 사람들의 오해도 풀고 지금 말이 오가는 사람과 결혼을 시키겠다는 것이었다. 진단명 적는 칸에 병명을 적는 데 익숙했던 나도 이런 뜻밖의 주문에 잠깐 어리둥절할 수밖에 없었다.

어떤 사람이 어떤 병을 앓고 있다는 사실은 진단하기 쉽다. 그러나 어떤 사람이 정상이라는 진단처럼 어려운 것은 없다. 왜냐하면 정신상태가 정상이라는 말은 키와 가슴둘레, 몸무게 그리고 혈액 소견所見이 정상이라는 말과는 비교가 안 될 정도로 복잡한 의미를 가지고 있고 그 범위가 훨씬 넓고 다양하기 때문이다.

어쨌든 이런 무리한 요구를 만족시키려면 정신과의 모든 진찰기술을 동원해서 관찰하는 수밖에 없다. 우선 문진問診을 통해서 그 사람의 과거의 생활사, 성격, 가족환경 그리고 그 사람이 이상하다고 말한 사람의 발언 동기 등을 모두 알아보게 된다. 기본적인 진찰을 한 다음에는 여러 가지 검사를 한다. 우선 뇌기능의 장애가 없는지를 다각도로 검사하고 다음에는 심리상태를 알아보기 위한 임상 심리검사를 하게 된다.

그 사람의 행동을 직접 관찰하기 위해서 일정 기간 병원에 입원시키는 수도 있다. 한 사람의 정신상태의 이상 유무를 알기 위해서는 많은 시간과 노력이 필요한데 그렇게 해도 '정상'이라는 말은 쓰기 어렵고 이상이 발견되지 않는다는 말을 쓸 수 있을 뿐이다.

이런 고민은 거꾸로 범법자의 정신감정을 하는 경우에도 마찬가지다. 범행 당시에 판별능력이 정신장애 때문에 현저히 약해졌는가, 아니면 완전히 소실되었는가를 파악하는 것은 쉬운 일이 아니다. 왜냐하면 아무리 '정상적인 사람'이라도 그의 마음속에 이상한 것이 있을 수 있는 것처럼, 아무리 '이상한 사람'일지라도 어딘가에 건강한 정신을 보존하고 있기 때문이다.

정상과 이상에 대한 논란은 그칠 줄을 모르지만 이것은 절대적인 개념이 아니다. 시대와 문화에 따라 다르고 또한 개인의 가치관에 따라 변동한다. 옛날 같으면 무수한 차가 오가는 세종로 사거리에서 열렬하게 사랑을 나누는 남녀가 있다면 '미친 사람' 취급을 받았을지 모른다. 한국 여성이 한국에서 하는 버릇으로 여자친구끼리 다정하게 팔짱을 끼고 미국 어느 도시의 한가한 뒷길을 거닐었다면 그들은 틀림없이 동성애

同性愛라고 진단받을 것이다. 서울 무교동의 술꾼을 스위스의 술집에 갖다 놓아 보자. 아마 경찰이 와서 정신병원에 데려갈 것이고, 병원에서는 중등도中等度의 알코올중독자로 진단하고 금주령을 적용할 것이다.

『성숙한 인격』이라는 책을 열심히 읽고 거기 적힌 대로 하려다가 오히려 지쳐 버린 청년이 있다. 정상이란 완전무결한 것을 말하지는 않는다. 정신건강의학과에서 '병식'病識이라고 하는 것— 자기의 어떤 행위가 병적인 것인가를 깨닫는 능력이 있는가 없는가, 그것이 어느 만큼 있는가 하는 것에 정상인의 유일한 절대적 기준이 있다.

## 무엇이 정신질환인가

### 세계보건기구분류(ICD)와 미국정신의학회의 분류(DSM)

정신질환은 인류의 문명과 더불어 역사문헌에 기록되어 왔다. 구약성서, 고대 그리스 히포크라테스 전집, 고대 인도의 베다Veda, 황제내경 같은 고대 중국의 의서醫書에 정신병 증례가 기록되어 있다. 고대 그리스나 중국 의서에 나타난 주요 정신병은 다섯 손가락에 들어갈 정도로 그 수가 적었다.

고대 그리스의학에서는 흥분하는 광증狂症, Mania, 우울한 광증Melancholia, 정신착란Phrenitis 등 세 가지와 이에 덧붙여 각종 심적 원인에 의한(심인성心因性) 신체장애가 기록되어 있는데 흥미롭게도 분류방법이나 관점이 고대 동양의학과 서로 매우 비슷하다. 다만 히포크라테스의학보다 약간 후대인 진秦 · 한漢 대 중국의학 쪽이 정신과 신체 상호관계에 대해 좀 더 발달된 체계를 가지고 있었던 것 같다.

중세와 르네상스를 거치면서 정신질환의 숫자도 늘었고 19세기 서양 의학에서 정신질환에 관한 관심이 커지자 신경증(노이로제)의 원인에 대한 연구가 활발해졌고 다른 한편 뇌질환에 대한 연구도 발달하기 시작했다.

정신의학Psychiatry이 내과에서 분리하여 독립하기 시작하자 정신질환을 좀 더 체계적으로 분류하여 진단기준을 정하고자 하는 움직임이 일기 시작했다. 이것을 전 세계적으로 통일하여 어느 나라에서나 다 통용될 수 있는 정신질환분류와 진단기준을 만들려는 시도를 한 것은 세계보건기구와 미국정신의학회였다. 세계보건기구는 ICD(국제질병분류)를, 미국정신의학회는 DSM(진단적 통계편람)을 만들어 냈다. 유럽에서도 AMDP(Arbeitsgemeinschaft für Methodik und Dokumentation in der Psychiatrie)라는 통일된 정신의학 기록 체계를 개발하고 있다.

특히 미국정신의학회는 정신질환분류를 정기적으로 개편하여 정신질환분류를 보충하거나 수정 또는 삭제하는 등 개정판을 거듭 내놓아 현재 제5판(DSM-V)에 이르고 있다.

1959년 나온 DSM-II에는 정신질환이 크게 8종으로 분류되고 그 안에 여러 세부 분류를 포함하여 약 73종으로 분류되어 있다. 반면 2013년에 나온 DSM-V에는 22종에 상태별로 더욱 세분한 것까지 합치면 450종 이상으로 분류된다.

1992년에 나온 세계보건기구 국제분류 ICD-10은 크게 9종으로 나누고 그 밑의 세부 장애가 88종, 그 밑에 각각 4~9종의 세부 분류가 있으니 300여 종 이상을 헤아릴 수 있다. 질환명으로 표시될 수 있는 병이 대략

150여 개, 그 이상이 있는 셈이다.

정신질환이 고대에는 10개 정도이던 것이 점차 늘어서 40년 전에는 73개, 최근에는 150여 개라면 사회가 복잡해져서 질병의 숫자가 늘어난 것인가, 연구를 통해 세부 분류를 많이 한 탓인가.

17세기 우리나라 의서인 동의보감에는 현대정신의학분류에 맞추어 볼 때 최소한 30여 개의 질환명이 발견된다. 이것을 보면 과거에 병인 줄 모르고 있다가 치료할 대상에 들게 된 병들이 발견되었다고도 볼 수 있고, 사회가 조직화되어 정상의 기준이 엄격해지다 보니 거기에 맞지 않는 것을 장애disorder로 취급하게 되어 장애의 숫자가 늘었다고도 볼 수 있다.

정신질환의 원인에 대한 연구가 진행되다 보니 분류하는 방법도 바뀌기 시작했다. 과거에는 심리적 원인에 의한 병과 신체적 원인에 의한 것을 분명히 구분하였지만 생물학적 연구가 활발해져서 신체와 정신의 한계가 모호해지자 그 경계를 없애고 모든 질환을 무슨무슨 '장애' disdorder라고 부르게 되었다('장애'라는 번역이 꼭 맞는 것은 아니다. Disability(기능부전, 장애)와 혼동되기 쉽다. 그러나 이상異常으로 번역하면 Abnormality와 혼동된다. 여기서는 우선 정신의학계에서 인정된 말을 그대로 쓰겠다—저자 주). 과거에 병이라고 생각되던 것이 사회적인 관점이 달라지면서 병에서 제외된 것도 있고 약물중독처럼 급격히 늘어난 장애는 그 종류가 많아졌다.

정신질환이 앞으로 100년간 얼마나 더 많아지고 달라질지는 예측할 수 없다. 정신질환의 분류가 그렇게 바뀌어야 하는 것이라면 진정으로 정신질환이란 무엇인가? 사람들이 만들어 낸 이름에 불과한 것이 아니냐는 비판도 있다. 그러나 그것은 그렇지 않다. 시대가 바뀌어도 변하지 않는 병증病症이 있고 현재의 분류는 그것을 충분히 검토한 바탕에서 조사 연구하여 합의한 최선의 분류인 것이다. 그러한 분류체계가 있음으로써 정신질환의 조사연구가 더욱 활발해진다.

저자 개인의 입장으로는 정신질환의 종류가 줄어들고 정신과 의사의 역할이 적어지면 적어질수록 그 사회는 건강한 사회라고 생각하고 있다. 미래에는 모든 의사가 정신과 의사 못지않은 역할을 하며 모든 질병에서 심리 · 사회적 요인을 이해할 수 있어야 한다. 연구가 진행되면 현재의 복잡한 질환종류가 훨씬 단순해질 것이다. 아마 고대의학의 분류처럼 열 손가락 안에서 해결될 가능성이 있다. 그러나 그렇게 되기까지는 아직도 많은 시간이 필요하다. 의학에서 정신과 신체의 간격이 너무나 멀기 때문이다.

세계보건기구의 분류에 따라 어느 시대에도 변치 않을 기본 정신장애의 큰 범주를 나누어 본다면 아래와 같다.

① 뇌의 이상으로 생기는 기질적 정신장애: 각종 치매, 뇌종양, 동맥경화증, 뇌 손상 · 염증, 내분비계 장애로 인한 정신장애
② 물질남용 및 의존(알코올, 각종 약물 및 공업용 물질)
③ 정신분열증과 망상장애
④ 기분장애: 우울증, 양극성 장애
⑤ 신경증성 · 스트레스 관련성 장애
⑥ 심리적 요인으로 유발 또는 악화되는 몸의 생리적 장애
⑦ 인격 및 행태장애
⑧ 정신지체

⑨ 심리학적 발달장애

⑩ 소아 · 청소년 행태 및 정서장애

더 간단히 말하면,

① 뇌의 이상이 분명히 있는 이상 행동

② 뇌에 분명한 이상이 있을 것으로 보이나 아직 연구 중인 '정신병'Psychosis (정신분열증, 망상장애, 기분장애)

③ 주로 각종 심리 · 사회적 요인, 스트레스와 관계되는 '신경증'Neurosis과 적응장애, 그 밖의 타고난 성격과 유 · 소아기 성장과정과 관계 있는 인격장애, 심리 · 사회적 요인과 관련된 신체장애(정신생리성 장애), 정신지체, 소아 · 청소년 정신 및 행태장애, 약물 등 물질복용 · 중독과 의존이다.

'정신병'Psychosis은 정신질환 전체를 가리키는 말이 아니고 그중에서 환각, 망상 등이 나타나고 자기가 병이라는 것을 모를 정도로 현실 왜곡이 심한 정신장애이고, '신경증'Neurosis이란 신경의 이상이 아니고 정신병보다 증세가 가볍고 자기가 병이라는 것을 알고 일상생활도 수행할 수 있는 경우이며, 인격장애는 타고난 성격상의 이상이나 아주 이른 시기부터 성격의 왜곡이 있는 경우라고 설명할 수 있다. 최근에는 '정신병'과 '신경증'의 구별이 너무 단순하다고 하여 그러한 용어를 쓰지 않는 경향이 있으나 일반 사람들이 알아듣기 쉬운 구분이므로 여전히 유효하다고 생각한다.

무엇보다 주목해야 할 것은 정신질환은 이렇게 다양하다는 사실, '정신병' 이외에도 수많은 정신질환이 있다는 것, 사람이 평생에 한 번이라도 가벼운 정신질환(예컨대 심인성 소화불량, 수면장애, 적응장애 등)에 걸리지 않고는 살아갈 수 없다는 사실이다. 그런데도 '정신병'Psychosis에 대한 편견과 불안 때문에 '정신'이라는 글자만 보면 '정신병'을 연상하는 버릇이 일반 사람들에게 번져 있는 것을 볼 수 있다.

보건 당국은 이런 편견을 감안하여 얼마 전에 무엇무엇은 정신질환이 아니라고 규정지은 바 있는데 이것은 주요 정신병에 대한 편견을 오히려 고착화하고 지지하는 역효과를 강화시킬 뿐 문제의 근본해결이 아닐 뿐 아니라, '정신질환 분류체계'를 자의로 무너뜨리는 학문적 이론상으로 전혀 맞지 않는 발상이다.

### '정신과'에서 '정신건강의학과'로

내과 의사나 다른 과 의사가 환자를 진찰해 보고 그 병이 정신적인 원인에서 나왔다고 판단되면 과거에는 '정신과'에 가보라고 했다. 이제부터는 정신건강의학과에 가라고 권해야 한다. '정신과'라는 이름이 정신병을 연상하게 해서 환자에 따라서는 "내가 왜 미친 사람이냐"고 펄쩍 뛰면서 안 가겠다는 사람이 있었고, 마지못해 정신과에 와서는 혹시 자기를 '정신병자'로 취급하지 않을까 전전긍긍하는 사람도 더러 있었다. 그래서 정신의학회에서는 회원의 중지를 모아 '정신과'를 '정신건강의학과'로 이름을 바꾸어 쓰게 된 것이다. 이제 이름이 '정신건강의학과'로 바뀌었으니 그런 선입견이 줄어들었을까? 여전히 비슷한 현상이 되풀이되고 있지는 않을까?

의사에 따라서는 환자가 정신과를—비록 정신건강의학과라고 해도—기피할 것을 미리 예상해서 '신경과'에 가보라고 말하는 사람도 있을 것이다. 환자가 별 저항 없이 신경과에 간다고 쳐도 신경과에서는 신경학적 진찰을 해서 이상이 없으면 다시 정신건강의학과에 의뢰하도록 되어 있으니, 경우에 따라서는 환자에게 공연한 수고를 끼치게 된다. 신체질환에 끼치는 정신적인 영향 같은 것은 아예 생각하지도 않는 사람들은 논외로 하고라도 의사들 가운데에는 어떤 병이 정신건강의학과 의사의 손을 거쳐야 치료가 될 것이고, 자기가 정신건강의학과 의사의 몫까지 치료할 수는 없다는 것을 알고 있다. 그러면서도 "환자가 가지 않으려 하니까", "하는 수 없이" 환자 하자는 대로 맡기는, 말 못할 고충을 겪는 경우가 있다고 한다.

그러나 정신건강의학과 의사가 그런 환자들에게 치료에 앞서 우선 병의 성질을 잘 설명해 주고 정신병에 대하여 가지고 있을 불안과 공포심부터 덜어 주면 환자들은 대개 잘 알아듣고 치료도 잘 되는 것이 보통이다. "환자에게 그런 말을 해야 소용없을 것이다"라든지 "정신과에 보내야 안 갈 텐데" 하는 생각들은 실상 환자의 생각이기보다는 의사 자신의 회의나 선입관인 경우가 적지 않으리라 생각한다.

과거의 정신과, 현재의 정신건강의학과를 싫어하거나 두려워하는 사람들의 심리는 무엇보다도 앞에서 지적한 대로 '정신과' 하면 '정신병'을 연상하고, '정신병' 하면 광기狂氣와 불치不治의 유전병이라고 생각하기 때문이다. 서양에서도 100년 전쯤에는 그렇게들 생각하는 것이 보통이었다. 우리나라에서도 근대 서양 정신의료가 본격적으로 도입되기 시작한 1950년대 전까지는 대중은 물론 의사들도 그렇게 생각하여 의

심하지 않았을 것이다. 1950년대 후반, 그러니까 6 · 25전쟁 몇 년 후까지만 해도 인슐린 혼수요법, 전기충격요법 또는 발열發熱요법 등으로 정신병 환자의 치료가 어느 정도 성공적이기는 했지만, 정신병동의 분위기는 여전히 비관적이었고 정신과의 존재는 거의 대중에게 알려져 있지 않았다.

그러나 그 뒤에 정온제靜穩劑나 항抗우울제 같은 각종 새로운 약이 도입, 보급되었을 뿐 아니라, 환자의 심리적인 측면에 관한 미국 정신의학의 학설들이 미국에서 돌아온 젊은 정신과 의사에 의해서 소개되고 환자 치료에 응용되는 등, 1960년을 전후해서 한국의 정신의학은 과거에 닦아 놓은 기틀을 바탕으로 큰 진전을 보였다. 과거에 '정신병학'이라 알려졌던 것을 '정신의학'이라 부르게 된 것도 그 무렵이다. 정신병뿐 아니라 정신과에 관계되는 수많은 그 밖의 병과 행동장애 등이 모두 정신의학의 대상이 되었으며 정신병이 불치라거나 유전병이라는 생각도 많이 수정되었다.

미국의 역동力動정신의학이 한국 의학교육에 처음으로 도입된 것이 필자의 기억으로는 1958년경이다. 그러니 정신의학을 전공하거나 특별히 이 분야에 관심을 가진 사람이 아닌 한, 그 이전에 의학교육을 받은 사람이 정신의학에 대하여 매우 비관적인 생각을 가진다고 해도 무리는 아니다. 근년에는 새로운 교육을 받은 의사는 물론, 대중들 사이에서도 정신의학에 대한 인식이 놀랄 만큼 높아지고 있다. 대학에서의 교육뿐 아니라 대중매체를 통한 계몽이 크게 기여했다고 본다.

## 정신건강의학과와 신경과

옛날에는 가끔 시골에 있는 이름 모를 환자로부터 온 편지 겉봉투에 곧잘 서울대학병원 '정신외과' 또는 '정신병리과'라 적힌 것을 보는 경우가 드물지 않았다. 외과니 정신병리니 하는 말이 권위가 있어 보이는 까닭일까. 외래진료소를 찾는 환자 가운데에도 '신경외과'를 찾는 노이로제 환자가 있었다.

정신과라는 말이 오래 쓰여 오기도 했고 간편하기도 하니 굳이 말을 바꿀 필요는 없고 다만 그 말에 대한 사람들의 그릇된 인식이나 오해를 풀어 주는 것이 더욱 중요하다는 의견도 있었다. 어떻든 현재 '정신과'를 '정신건강의학과'로 개명했다고 해도 신경과와의 관계는 변한 것이 없다.

사실 정신건강의학과의 기능에 대해서 오해를 하는 것은 시골 사람뿐이 아니다. 정신분석학을 논하는 최고 지성인도 아플 때 어디를 찾아가야 하는지 병원의 여러 전문과가 어떻게 다른지 모르는 경우가 많고, 의사가 그런 계몽을 안 시킨다면 모르는 것도 당연하다.

정신건강의학과 영역에서 가장 오해의 대상이 되어 온 것은 '신경'이라는 글자이고 이 글자가 붙은 과— 그러니까 신경과, 신경내과, 신경외과와 정신건강의학과와의 관계이다. 거기에는 그럴 만한 까닭이 있는 것이, 19세기와 20세기 초의 유럽 정신의학은 모든 정신장애의 원인을 뇌신경계의 기질적器質的 변화 때문이라고 믿고, '신경'이라는 말을 많이 써 왔다. 이것이 그대로 당시의 일본 정신의학계에 전해지고 그 유습이 학술용어나 일상 언어에 남게 되었기 때문이다. 가령 마음이 원인이 되어 일어난 신체의 병을 '심인성'心因性이라 하는데 이를 일반 사람들은 '신경성'이라 하고 '마음을 쓴다'는 것이 '신경쓴다'로, 짜증을 잘 내는 사람을 '신경질적인' 사람으로, 신경의 기질적 변화와는 상관이 전혀 없는 심리적인 병을 '신경증'(노이로제)이라 부른다.

'신경' 하면 뭔가 가벼운 것, '정신'하면 뭔가 무거운 병처럼 여기는 사람이 많은데 따지고 보면 말의 뜻을 완전히 거꾸로 쓰고 있는 셈이다. 예를 들어 뇌에 혹이 생겨서 수술을 받아야 할 사람은 신경외과로 간다. 진찰이나 검사 결과 중추 및 말초신경의 기질적 변화가 나타날 때, 그 환자 가운데에서 외과적인 처치를 요하지 않고 내과적으로 치료해야 할 사람은 신경과가 맡는다. 신경내과란 신경과와 같은 것이다.

노이로제, 곧 신경증, 그리고 속칭 '신경성 소화불량'같은 심인성 신체장애처럼 신체의 이상소견異常所見이 없고 심인성인 경우에는 신경과나 신경외과가 아니고 정신건강의학과의 치료 대상이 된다. 골치가 아픈데 모든 신경학적 검사가 정상이고 그 원인이 심리적인 데 있으면 그 환자는 정신건강의학과에서 정신치료를 받는다. 정신치료는 의사로서는 정신건강의학전문의의 중요 치료법 중 하나이다. 그러나 뇌파腦波에 이상이 있고 경련발작을 일으키는 '간질'은 세계보건기구 ICD-10 이후 신경과에 속하게 되었다.

물론 정신건강의학과라고 해서 뇌의 기질적인 변화로 정신장애를 일으키는 경우를 다루지 않는다고 생각하면 큰 오해다. 국제 정신 및 행태장애 제10판 ICD-10에서 치매나 기타 뇌증후군은 정신장애분류 첫머리에 기록되어 있다. 여러 가지 병이 겹치는 수도 있는데 그럴 때는 이 세 과의 진찰을 모두 받고 서로의 협동 아래 우선 급한 것부터 치료

받게 된다.

우리나라에서 신경과 전문의가 제도상으로 분리된 지도 오래되었다. 많은 우수한 신경과 전문의들이 임상과 연구에서 획기적인 발전을 성취하고 있다. 정신건강의학과와 신경과는 각자의 영역이 분명하다. 협동해야 할 부분이 있고 독자적으로 개발해야 할 부분이 있다. 진료 대상은 세계보건기구 국제분류 ICD에 따르면 된다. 정신치료는 임상각과 중에서는 정신건강의학과의 역사와 전통, 수련교육의 토대 위에서 성장한 정신건강의학과 고유의 치료법이다.

### 정신건강의학의 특성과 치료진

의학이라는 학문은 사람의 병을 고치거나 예방하는 목적을 가진 학문이다. 그러므로 순수 자연과학을 토대로 하면서도 의사를 기르는 데는 경험의 중요성이 무척이나 강조된다. 의학 중에서도 정신의학 혹은 정신건강의학은 정신의 건강을 다루는 학문이므로 더욱 독특한 위치를 차지한다. 정신작용은 뇌의 생리작용만으로는 모두 설명될 수 없기 때문에, 정신의학을 하려면 임상의학의 기초가 되는 여러 가지 생물학 분야 이외에도 심리학, 인류학, 사회학, 경우에 따라서는 종교, 문학, 예술의 분야에 관해서도 알 필요가 있다. 물론 이때 적용되는 심리학 등 인문 · 사회과학교육도 의학의 목적, 즉 '병으로부터의 해방'과 '건강의 유지', '인격의 성숙'에 도움이 될 만한 것이어야 하므로 순수한 인문 · 사회과학 이론의 지식을 아는 것만으로는 부족하고 다양한 인문학적 시각, 사물에 대한 깊은 철학적 통찰력을 길러줄 수 있어야 한다.

정신건강의학은 자연과학과 인문과학이 '마음의 건강'이라는 커다란 목표에서 마주치는 곳에 존재한다. 어떻게 보면 이 두 가지 학문에 다리를 놓는 특수한 종합과학이다. 의과대학 졸업 후 1년간의 인턴이 끝나면 정신건강의학과의 전문의가 되기 위한 4년간의 전문수련을 통해 젊은 정신과 의사들은 사람 마음의 끝없는 심연을 한편으로는 생물학적인 측면에서, 다른 한편으로는 심리 · 사회적인 측면에서 파고들어가 그 정체를 이해해 나간다. 정신의 비밀이란 너무나 오묘奧妙하므로 아무리 배워도 끝이 없다.

다른 의사도 그렇기는 하지만 정신건강의학과 의사는 단순한 기술자와는 다르다. 정신건강의학과 의사가 된다는 것은 엄청난 일이다. 환자를 치료하다가 보면 혼자 해결하기에는 너무나 큰, 가정과 사회와 문화와 그 시대의 문제에 부딪친다. 때때로 그는 그리스 신화의 '아틀라스'처럼 전 세계를 손으로 떠받치고 있어야 할 지경이다. 또는 '시시포스'처럼 굴러 떨어지는 돌을 언덕 위로 몇 번이고 들어올리는 고행苦行을 해야 한다.

오늘의 정신건강의학이 사람의 병을 고치려면 그 사람 전체를 다뤄야 한다고 주장하게 되면서부터 정신건강의학과 의사가 할 일이 무척 많아졌고 정신건강의학 안에도 숱한 전문분야가 생기게 되었다. 정신건강의학과가 유럽과 미국에서 내과, 외과에 비길 만큼 큰 과가 되었다는 것은 우연한 일이 아니다.

모든 것을 혼자서 하기는 어렵기 때문에 정신건강의학과 의사는 의사 아닌 다른 분야의 도움을 받게 되는데, 그 가운데서도 정신간호사를 비롯하여 임상심리사와 정신의료 사회복지사를 들 수 있다. 대학병원 정신건강의학과에는 최소한 이 세 종류의 사람이 있어야 하고 자격 있는 예술요법사가 있으면 더욱 좋다. 정신간호사는 다른 간호사보다도 인간관계에 대한 훈련을 더 쌓은 사람들이 그 일을 맡게 되어 있다. 정신과 간호보조원도 정신과 의사의 귀중한 보조자이다.

정신건강의학과에는 어른을 다루는 일반 정신건강의학과와 어린이와 청소년들의 정신 위생을 다루는 소아 · 청소년 정신건강의학과가 있다. 그 밖에 노인정신의학, 지역사회의 정신보건, 법률과 관련된 사법정신의학, 군軍정신의학, 심신의학心身醫學, 재난정신의학 또는 자문조정 정신의학 등 세부 전문분야가 있어 다른 의학분야 사람뿐 아니라 교육계, 사법계, 행정계, 종교계 등 사회 각 분야의 사람들과 손을 잡고 일하게 된다. 어려운 여건 속에서도 우리나라의 정신의학은 착실하게 발전하였고 임상 진료 분야에서는 국제적으로도 전혀 손색이 없다. 정신치료 면에서 수련기관에 따라서는 다른 나라 사람들에게 가르쳐 주어야 할 수준이라 해도 지나친 말이 아니다.

## 마음의 진찰

몸의 건강을 위해서 조심하는 사람들이 많아졌다. 체중을 줄이기 위해서 식사를 하루에 두 번만 한다든지, 매일 줄넘기를 백 번 이상 한다거나 또는 등산을 매주 한다거나, 테니스를 매일 새벽마다 친다거나 그 밖에도 여러 가지 방법으로 섭생攝生을 하는데 이런 풍조는 예전에는 생각도 못한 일이다.

건강한 신체에 건강한 정신이 깃든다고 학교마다 체육을 장려하고 달리기를 몇 미터 이상, 턱걸이를 몇 번 이상 할 만한 힘을 못 가진 사람은 상급학교에 못 가는 시대도 있었다.

병이 들었다고 하면 그것은 몸의 병이며, 몸의 병이므로 약이나 주사나 수술이 필요하다고 생각한다. 마음에 관해서는 사람들은 별로 개의치 않는다. 사람들이 몸의 건강을 염려하는 것처럼 정신의 건강도 그만큼 중요하게 생각하는지는 지극히 의심스럽다. 사람들은 정신의 병과 자기와는 아예 상관이 없다고 생각한다. 자기의 병이 마음과 관계있다면 그것은 마음을 굳게 먹거나 신경을 안 쓰면 되는 것이라고 간단히 생각한다. 구태여 정신건강의학과 의사에게 갈 필요가 없다고 생각한다.

이런 19세기적 신체지상주의身體至上主義에 젖은 사람들에게는 정신건강의학과의 진찰이 불가사의하게 여겨지는 때가 있는 모양이다. 기계도 아무것도 쓰지 않는 평범한 듯한 대화—"다 되었습니까?" 하고 돌아서는 환자의 표정에 실망의 빛이 역력하다. 어떤 사람들은 가슴도 두드려 보고 청진기도 좀 대어 주기를 솔직하게 요구한다. 그러나 가슴을 두드려 본다고 정신이 어떤지를 알리가 없고, 청진기로 가슴을 아무리 뒤져 보아도 정신이 폐와 심장 속에서 소리를 낼 까닭이 없다.

그러면 뇌의 MRI(자기공명영상법)사진이라도 찍어 보면 좋겠다는 사람이 생긴다. 물론 필요한 경우에는 말하지 않아도 찍고, 원하지 않아도 신체의 건강상태를 진찰도 하고 검사도 할 것이다. 정신과 신체는 결코 뗄 수 없는 실체이기 때문에 정신과 의사라고 정신만 보는 것은 아니다. 그런데 이렇게 바로 필요하냐 필요하지 않느냐 하는 것을 가름하는 것이 그 평범한 듯한 의사와 환자 사이의 대화이며, 이 대화는 결코 아무렇게나 진행되는 것이 아니라 환자의 병에 대한 주의 깊은 관심 아래 이루어지는 전문적인 문진問診의 방법인 것이다.

뇌의 컴퓨터단층촬영(CT)이나 자기공명영상법(MRI) 또는 뇌파로 잡을 수 없거나 그런 기계로는 나타나지 않는 정신의 병이 수없이 많다는 사실을 생각할 때 무턱대고 아무에게나 비싼 검사를 한다면 그것은 환자를 위하는 길이 아니다. 그런데도 우리나라 대중 가운데에는 아직도 그런 기계가 마치 가장 과학적인 것처럼 맹신하여 1주일 전에 다른 종합병원에서 모든 검사를 하고 이상이 없었는데도 또 찍어 달라고 요구할 만큼 의심이 많은 사람들이 있다.

물질문명의 발달은 확실히 인체에 대한 많은 지식을 낳았고 병의 진찰과 치료에도 여러 가지 기계를 도입하여 큰 성과를 거두게 했다. 그러나 너무 기계에 의존하는 나머지 의사의 오랜 수련과 경험에서 우러나온 '지혜'가 소홀히 여겨지는 때가 있는 것도 사실이다. 소위 '종합진찰'을 한다고, 있는 검사 없는 검사 다 해보다가 결국 '이상이 없다'는 '병명'을 알기 위해 처음 들어왔을 때보다도 형편없이 쇠약한 상태로 병원을 나가는 사람도 없지 않다.

인간은 기계가 아니다. 기계의 고장은 체계적으로 그 원인을 캐 들어가 그 부분만 고치면 되지만, 인간의 병은 무슨 병이든 '그 앓는 사람 전체'를 대상으로 치료해야 한다. 불안과 공포와 희망을 가진 사람으로서, 복잡한 사회와 가족 속에 얽혀 있는 사람으로서, 과거와 현재와 미래의 시간 위에 서 있는 인격체로서 다루어야 한다. 잊혀져 가는 정신의 가치와 그 중요성을 새삼 강조해야 될 시대인 것 같다.

## 환자의 치료와 가족의 관심

90도의 정중한 경례와 함께 죄인같이 웅크리고 앉아 있는 더벅머리 아들을 가리키며 아버지는 말한다. "그저 모든 것을 선생님에게 맡깁니다. 아들놈 사람 하나 만들어 주십시오." 사람을 만들어 달라! 이 얼마나 간절한 가족의 요구이며, 그러니 정신과(정신건강의학과) 의사의 사명 또한 얼마나 무거운가. 독일의 어떤 정신의학자도 이런 말을 했다. 정신요법은 '사람이 되게 하는 것'—인간화Menschwerdung—이라고.

그런데 아들을 입원시켜 놓고 총총히 사라진 그 아버지는 한 달이 지나고 두 달이 지나도 나타나지 않는다. 연락을 해도 반응이 없고 인편에 치료비만 물게 해놓고는 감감무소식이다. 이렇게 되면 "모든 것을 맡기겠다"는 말뜻이 의심스러워진다. "귀찮으니 떠맡아라, 나는 상관하지 않겠다"는 말이 아니었던가. 의사나 병원에 대해서 유달리 불평이 많고 환자의 상태가 좋아지지 않았다고 원망하는 사람들이 대개 이러한 가족이다.

한 명의 환자를 사람이 되게 하기 위해서는 환자 개인의 치료 못지않게 가족의 치료가 필요하다. 정신과 의사가 아무리 환자의 병을 고쳐 놓아도 환자를 둘러싸고 있는 가족의 문제가 고쳐지지 않는다면 그의 병은 언제든 재발될 가능성을 남기게 된다. 특히 어린이나 청소년의 경우에는 더욱 그러하다. 환자는 대개 부모나 다른 가족의 보이지 않는 병을 혼자 걸머지게 된 가엾은 희생자이다. 원인은 남편에게 있으나 아내가 병을 앓거나 부모의 병든 생각이 아이에게서 증세가 되어 나타나는 경우가 적지 않은 것이다.

그러므로 정신건강의학과에서는 진찰을 할 때 환자의 생활사뿐 아니라 가족의 역사를 대개 3대를 거슬러 물어보게 된다. 조부모가 부모에게, 부모가 자식에게, 그리고 남편이 아내에게, 또한 형제자매간에 무엇을 기대했고 무엇에 실망하였는가 하는 등의 관계를 살펴봄으로써 환자가 현재 겪고 있는 문제에 그것이 어떤 영향을 주었는가를 이해하고 치료대책을 세우게 된다. 인간의 성격은 유전인자만으로 결정되는 것이 아니라 부모의 태도, 대대로 내려오는 그 가족의 사고방식, 가치관 등에 큰 영향을 받기 때문이다.

가족이 의사에게 모든 환자의 치료를 맡기는 것은 물론 당연한 일이고 의사의 치료방법에 간섭한다든지, 의사를 제쳐 놓고 자기가 환자를 치료하려고 하는 것이 환자를 제대로 치료하는 데 해로운 것은 말할 것도 없다. 그러나 정신건강의학과의 경우 환자를 병원에 맡겨 놓고 가족은 아무것도 하지 않고 가만히 있는 것만이 능사가 아니다. 맹장염을 앓은 사람을 외과의에게 맡길 때도 그렇게 하지는 않는다.

정신건강의학과에서는 가족의 태도를 검토하고 지금까지 몰랐던 문제점들을 고쳐 나가는 목적으로 수시로 가족면담을 하게 되고, 가족치료라는 이름으로 정기적인 회합을 하는 경우도 있는데 가족들은 여기에 적극적으로 참여하는 것이 좋다. 이 경우에 정신과에 속해 있는 사회복지사는 정신건강의학과 의사의 유력한 동료이며 조력자이다. 훈련받은 사람은 물론 가족을 다룰 수 있다.

한 가지 주의할 것은 가족의 중요성을 너무 강조하다 보면 환자 자신이 해결해야 할 일까지 모두 가족의 탓으로 돌리는 경우가 있다는 점이다. 또한 오랫동안 환자를 간호하다 보면 가족들이 지치는 경우도 있다.

정신과 의사는 언제나 그런 때 다른 치료자들과 함께 가족의 무거운 짐을 가족 대신에 짊어질 준비가 되어 있어야 한다.

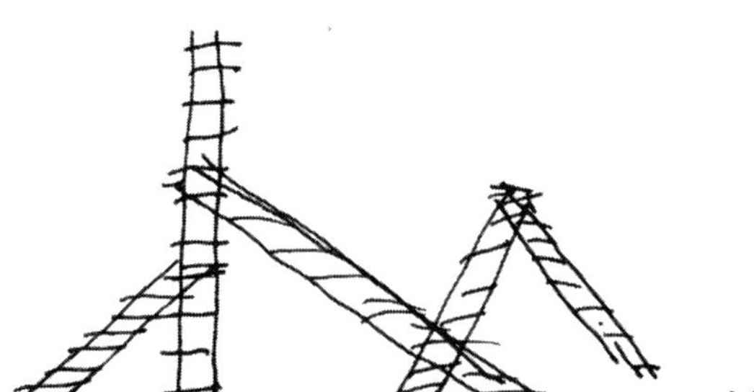

# 노이로제의
# 고통과 의미

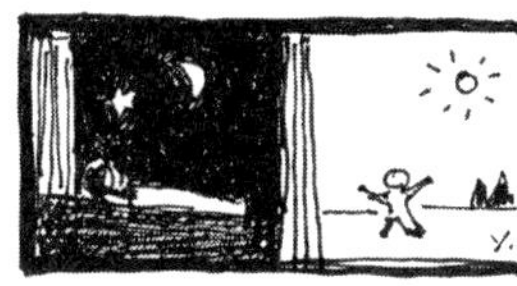

## 노이로제(신경증)

'노이로제'Neurose는 신경증의 독일어 발음이다. 정신신경증Psycho-neurosis의 준말이기도 하다. 현재 국제질병분류에 기재된 '신경증성 장애'에 속하는 여러 가지 '장애'를 말한다. '신경증'이라는 말은 과거에 '정신병'Psychoses과 구별 짓는 뜻에서 사용했다. 신경증은 증상이 비교적 가벼운 질환이고 정신병은 무거운 것, 좀 더 구체적으로 말하자면 '신경증'이 심리적 요인과 성장 과정과 관계되는 질환이라면 '정신병'은 심리·사회적 요인뿐 아니라 뇌에 이상이 있을 것이라고 추정되거나 실제로 뇌의 이상이 발병과 깊은 관계를 가진 정신질환이라고 설명해 왔다.

그러나 신경증의 경우도 체질적 요인이 발견되기도 하여 최근에는 신경증과 정신병을 구분 짓지 않고 증상과 질환의 특성에 따라 이름을 붙이면서 질환의 이름을 '장애'disorder라는 말로 통일했다. 그래서 신경증적 장애 속에 공포성 불안장애, 기타 불안장애, 강박장애 등으로 분류하고 있다.

그렇지만 신경증적 장애가 심리적 요인과 밀접한 관계를 가지고 있는 장애라는 사실에는 대체로 이의가 없고, 신경증적 장애는 조현병調絃病(정신분열증)이나 양극성 장애(조울정신병)와 같은 정신병적 장애와 분명히 다르기 때문에 신경증과 정신병의 구분은 일반 사람에게는 아직도 쓸 만한 구분이다. 다만 알아두어야 할 것은 신경증이라고 해서 '신경에 이상이 있는 병', 정신병이라고 '정신에 이상이 있는 병'이라는 뜻이 아니라는 사실이다. 옛날에 신경증이라고 이름을 처음 붙일 때에는 그렇게 생각했으나 자네Pierre Janet, 프로이트 등이 그 심리적 기제를 발견한 이후부터 그 개념이 달라졌다. 신경학적 장애가 아니라는 뜻에서 '신경증'이라는 말보다, 같은 말이지만 '노이로제'라 하는 것이 이해하기 쉬울 듯하다.

노이로제는 마음의 병일 뿐 신경의 병이 아니다. 마음의 병 중에서 아주 흔한 병이다. 노이로제에서는 쓸데없는 생각이나 걱정을 지나치게 하는 것이 특징이다. 환자는 자기의 걱정이나 생각이 쓸데없는 것임을 알면서도 그 생각에 매달리게 된다. 이것이 정신병과 다른 점이다.

정신병에서는 잘못된 생각도 사실이라고 믿는 이른바 망상을 가지는 경우가 많고 자기가 병이 들었다고 생각하지 않지만, 노이로제 환자는 자기가 매달리고 있는 생각이나 감정이 부적절하다는 것을 알고 또한 그렇기 때문에 더욱 괴로워하는 것이 보통이다.

노이로제의 증상은 다양하다. 공연히 죽을 것 같은 불안에 사로잡힌다거나 그럴 필요가 없다고 생각하면서도 다른 사람 앞에 가면 얼굴이 화끈 달아오르며 또 그럴까봐 미리 겁을 내기도 한다. 분명히 암이 아니라는 것을 알면서도 암에 걸리지 않았나 항상 겁을 내고 몇 번씩 검사를 하면서 전전긍긍한다. 어떤 음악의 한 토막, 아무 뜻도 없는 숫자, 실없는 공상이 자꾸 머리에 떠올라 아무리 누르려 해도 없어지지 않아 일을 해 나갈 수 없게 된다. 또한 손에 더러운 것이 묻었다고 생각해서 하루에도 수십 번 손을 씻어야 직성이 풀리는가 하면, 공연히 우울해져서 자기가 못난 사람같이 여겨지고 모든 일에 의욕이 없어지는 등 노이로제의 증세는 갖가지이다.

노이로제는 나타나는 증상이 주로 어떤 것인가에 따라 불안장애, 강박장애 그 밖의 여러 종류의 신경증성 장애로 나눠진다. 어느 경우에나 자기의 공상에 매달리면서 '만일에 ……되면 어떻게 하나' 하고 지레 걱정을 함으로써 더욱 증세를 악화시키는 특징을 가지고 있다. 만일에 죽으면 어떻게 하나, 만일에 얼굴이 빨개지면 어떻게 하나, 만일에 암에 걸렸으면 어떻게 하나, 만일에 …… 쓸데없다고 생각하면서도 걱정이 걱정의 꼬리를 물고 커져 간다.

노이로제의 증상은 얼핏 보기에는 누구나 다 한 번쯤은 경험했을 법한 평범한 걱정같이 보일 것이다. 지식욕이 왕성하고 감수성이 강한 청소년들이 신문의 의료기사나 가정의학보감 또는 『노이로제의 치료』와 같은 책을 읽어 보고 자기가 노이로제에 걸린 것이 아닌가 겁을 먹은 나머지 일종의 노이로제 공포증이 생겨 병원에 찾아오는 수가 있는데 그런 사람들은 대개 노이로제가 아니다. 어쨌든 노이로제의 진단치료는 어디까지나 의사와의 직접 면담을 통해서 이루어져야 한다. 책이나 기사만 읽고 자기 멋대로 하다 보면 공연히 시간만 끌고 빗나가기가 쉽다.

노이로제라는 말은 한때 흔히 쓰여서 가벼운 신경과민까지 모두 노이로제라 부르는 경우가 있었다. 그래서 그런지 노이로제란 굳이 치료를 안 하고 내버려 두어도 괜찮은 것처럼 생각하는 사람들이 있다. 그러나 노이로제Neurose라는 병명은 아무 데나 붙이는 말이 아니며, 결코 중한 병이라고 할 수는 없으나 정신건강의학과 의사의 적절한 지도 아래 고쳐 나가야 할 병임에는 틀림이 없다. 무엇보다도 환자는 쓸데없는 생각이나 느낌 때문에 일의 능률이 떨어지며 자유롭게 생각하고 행동할 수 없고, 도무지 사는 보람을 못 느끼게 되기 때문에 치료를 받도록 해야 한다.

"쓸데없는 생각은 왜 하는가. 다 잊어버려라." 노이로제 환자에게 이렇게 야단을 친다고 노이로제가 치료되는 것은 아니다. 쓸데없는 생각에 매달리지 않을 수 없는 것이 바로 이 병의 특징이다.

## 고통의 의미와 노이로제

사람들은 이 세상에 태어나서 죽을 때까지 숱한 고개를 넘어가야 한다. 개인마다 그 고개가 다르기는 하지만 정신적인 압력이 커서 곧잘 건강을 해치는 몇 개의 과도기가 있고 누구나 이 시기를 거친다. 어린이가 처음으로 부모의 품을 떠나 학교에 갈 때, 사춘기, 결혼, 갱년기, 노년기가 그것이다. 인생의 과도기에는 누구나 다 불안을 느끼고 마음의 갈등도 심하게 마련이다. 이 시기들은 또한 노이로제나 그 밖의 여러 가지 정신장애가 특히 많이 생기는 시기이기도 하다.

왜 우리는 이러한 고비를 넘어야 하는가. 그것은 성숙해지기 위해서

이다. 편안한 가운데서는 성숙해지기 어렵다. 고통을 겪고 그것을 극복해 나가는 과정에서 사람의 정신은 더욱 튼튼해진다. 그러므로 과도기에 겪는 불안이나 갈등은 병적인 것이 아니라 오히려 좋은 자극제일 수도 있는 것이다.

병적인 불안, 이를테면 노이로제의 불안이라 할지라도 결코 무의미한 불안은 아니다. 노이로제의 병고病苦는 적어도 그 사람으로 하여금 자기 자신의 마음을 돌이켜 볼 수 있는 좋은 기회를 제공한다. 노이로제의 증세는 그의 지금까지의 생활태도에 무엇인가 잘못이 있다는 것을 가르쳐 주려는 신호이기 때문이다. 노이로제의 고통은 환자에게 지금까지의 그릇된 생활태도를 바꾸고 더욱 보람 있는 일을 하도록 촉구한다. 그렇기에 노이로제는 원인뿐 아니라 목적을 가지고 있는 현상이며 노이로제의 고통에는 의미가 있다고 말한다.

그러나 환자는 '쓸데없는' 증세에 매달리고 있으므로 노이로제에 무슨 의미가 있는지 도무지 알 길이 없다. 그리고 이런 고통을 통해서 자기가 무엇을 어떻게 바꾸어야 할지도 모른다. 그저 고통만 없애려고 약에 매달리는데 이것은 일시적인 효과만 가져다줄 뿐이다. 치료자는 이런 때 환자와 함께 노이로제의 의미를 찾아주는 사람이며, 환자의 마음속 깊이 숨어 있는 의미를 깨닫도록 도와주는 것이 바로 정신요법의 핵심이기도 하다.

어느 민족에서나 옛날에는 어린이가 어른이 될 때 성인식成人式을 했고 이때 후보자는 고행苦行을 하도록 되어 있었다. 고행을 이겨 낸 사람만이 어른의 사회에 받아들여졌다.

과도기의 고뇌는 일종의 어른이 되기 위한 고행이며 노이로제도 새로운 자기로 거듭나기 위한 의미 있는 고행이다. 노이로제의 고통은 우리가 왜 그런 고통을 겪어야 하는지를 알기만 한다면 홍역이나 면역주사와 같이 그것을 견디는 것이 그렇게 어렵진 않을 것이다. 그러나 환자들은 가끔 호소한다. "나는 잘못한 일이 없습니다. 왜 나보다 못된 짓을 많이 하는 사람은 아프지도 않고 멀쩡하게 잘 사는데 나 혼자만 이렇게 쓸데없는 생각에 하루 종일 매달려서 시달려야 합니까."

정신건강의학의 입장에서 보면 잘잘못은 결코 사회에서 좋다 나쁘다 하는 도덕기준에 일치하는 것은 아니다. 여기서 중요한 것은 사람이 자기 마음과 얼마나 일치된 행동을 하고 있으며, 얼마나 그 사람의 본성에 맞게 살아왔는가 하는 것이다. 그러므로 때에 따라서는 너무 책에 적힌 좋은 것만 따라하고 나쁘다는 것은 절대로 안 해 온 태도가 오히려 위선僞善이며 정신의학적인 견지에서 '잘못'이 될 수도 있다. 그렇다고 마음대로 나쁜 짓을 하는 사람이 괜찮다는 말은 물론 아니다. 그들은 이미 노이로제보다도 심각한 병에 걸려 있는 사람들이다.

프랑클이라는 비엔나의 정신의학자가 "오늘날의 노이로제 환자는 욕구충족보다는 의미충족을 필요로 한다"고 한 것은 적절한 말이라 생각된다.

## 시험과 노이로제

시험이라는 것은 학교에서 공부하는 사람들에게는 뗄 수 없는 시련이다. 어떤 시험이나 모두 다소의 긴장, 불안감을 일으키는 것은 당연한 일이다. 시험 때는 공연히 화장실을 자주 가게 된다거나 가슴이 두근거리기도 한다. 그렇다고 해서 이것을 노이로제라 부르지는 않는다.

학교교육에서 시험을 아주 없애 버릴 수는 없을 것이다. 그러나 시험을 너무 강조하거나 남용하는 것은 학생들의 정신건강에 썩 좋은 일이 아니다. 왜냐하면 일반적으로 시험은 암기력이나 지적(知的)인 수준을 평가하는 방법에 지나지 않기 때문이다. 그런 형식의 평가방법은 오히려 사람의 정신건강에 무엇보다도 중요한 감정기능이나, 주관적 창의성을 억압한다.

시험제도는 단지 여러 가지 평가방법 중의 하나로 이용하는 데 그쳐야 한다. 그것을 마치 교육의 목표처럼 내세우는 것은 성실하고 건전한 인재를 양성하는 데 결코 도움을 주지 못한다. 그러나 유감스럽게도 현실은 도처에서 시험의 권위를 내세우며 점수로써 그 인간 전체의 인격과 능력을 평가하려 든다. 시험 가운데서도 대학입학을 위한 각종 시험은 어쩔 수 없이 치열한 경쟁을 불러일으키는데 이 '전쟁터'에서 마음 약한 학생들은 노이로제라는 상처를 입게 된다. 물론 시험이 노이로제의 원인이라기보다는 시험을 계기로 해서 과거부터 쌓여 온 심리적인 문제가 노이로제 형태로 유발된다고 보는 것이 옳다.

애석하게도 일찍 세상을 떠난 우리나라 정신의학계의 개척자, 한동세 박사가 고등학교 입학시험과 대학입시를 앞두고 흔히 발견되던 노이로제, 각종 '적응장애' 등의 증세를 통틀어서 '중삼병'中三病, '고삼병'高三病이라 이름붙인 뒤 이 말이 한때 유행한 일이 있다. 고교입시제도가 없어진 뒤에 '중삼병'은 사라진 듯하나 고교생의 적응장애는 어떨까. 물론 이 무렵에는 부모들의 자식에 대한 관심도 대단하므로 보통 같으면 넘겨 버

이 주로 나타나는 전환장애와 정신증상이 나타나는 해리解離 장애의 두 가지가 있다. 전환장애에서는 앞의 여러 예에서 보는 것처럼 듣는 것, 보는 것, 맛, 피부감각 같은 지각의 장애와 운동기능의 장애를 볼 수 있다. 전환轉換, conversion이라는 말을 쓰는 이유는 마음속에 숨어 있는 불안이 신체로 옮겨서 증상이 나타난다는 것을 표시하기 위해서이다.

해리성 장애에서는 글자 그대로 사람의 인격이 여러 갈래로 흩어지는 것이 특징이다. 대개 잠깐씩 정신을 잃고 엉뚱한 말을 하다가는 또 천연덕스럽게 제정신으로 돌아와 정상적으로 일상생활을 계속한다. 그러나 그동안에 자기가 한 말이나 행동을 전혀 기억하지 못하는 것이 특징이다. 심한 경우에는 흥분상태에 빠져서 얼핏 보면 정신병처럼 보이나 어쩐지 꾸밈이 많은 것 같고 자기 나름대로 의도를 가지고 일부러 하는 것 같은 인상을 준다.

소설이나 영화에 잘 나오는 이중인격자, 예컨대 '지킬 박사와 하이드 씨' 같은 예도 있으나 병원에서는 보기 어렵다. '휴그'[遁走]라는 것도 있다. 며칠에서 몇 달 동안 갑자기 김 씨가 이 씨 행세를 하다가 다시 김 씨로 돌아오지만, 그동안의 일을 전혀 기억 못 하는 경우이다. 과거에는 더러 보고되었으나 요즘은 이런 예는 드물다.

히스테리라는 말은 환자에 대한 편견을 조장한다고 해서 공식 병명으로는 쓰지 않지만 노이로제와 마찬가지로 통속적인 말로 아무 때나 쓰이다 보니 '신경질'이라는 말 정도로 이해하는 사람들이 많은 것 같다. 그래서 짜증을 내고 야단을 치는 것을 곧잘 '히스테리 부린다' 또는 '히스테리 발작'이라고들 한다. 그러나 이것은 잘못이다. 또한 '히스테리'라고 말하면 마치 꾀병처럼 생각하고 대수롭지 않게 여기는 남편들이 있으나 이것은 신경증적 장애(노이로제)의 일종이므로 내버려 두어서는 안 되고 제대로 치료를 받도록 해야 한다.

이런 종류의 환자들은 자기 증세를 과장하는 경향이 있고 남의 관심을 끌려고 하는 경우가 많다. 그러나 환자들이 제멋대로 증세를 만들어 내는 것은 아니고 무의식적으로 그렇게 되는 경우가 많다. 그러니까 뻔히 알고 아픈 체하는 꾀병[詐病]malingering과는 다르다. 꾀병조차도 정상적인 것이 아니므로 정신건강의학과에서 병으로 취급되는데 하물며 해리성 장애에 있어서랴.

소위 '히스테리성 장애'는 순전히 심리적인 병이지만 그 증상은 신경계통의 병과 혼동되기 쉬우므로 반드시 전문의사의 진찰을 통해서 바른 진단을 받도록 해야 한다.

## 고지식한 남편과 '히스테리증' 환자

'히스테리증'이라는 말은 그리스어의 '히스테론'에서 나온 말인데 이는 자궁子宮이라는 뜻이다. 고대 그리스 시대부터 의사들은 오늘날 우리가 해리성(전환) 장애라고 부르는 병이 있다는 것을 알고 있었다. 그러나 그 당시에는 인체해부학이 발달되기 전이어서 환자가 아파하는 것은 자궁이 온몸을 돌아다니기 때문이라고 생각했다.

실제로 환자들은 아랫배에서 뜨거운 덩어리 같은 것이 움직여 위로 뻗쳐 올라가 목에 걸려 있는 것처럼 생각하는 경우가 있다. 이것은 물론 무슨 덩어리가 실제로 돌아다니기 때문이 아니고 일시적인 내장의 경련, 근육의 수축, 혈관의 확장과 수축 등으로 덩어리가 돌아다니는 것처럼 느끼거나 어떤 부분이 뜨겁게 또는 차갑게 느껴지는 것이다. 물론 상상력이나 자기 암시만으로도 증세가 생길 수 있다.

'히스테리' 환자처럼 역사적으로 많은 오해를 받아 온 사람도 드물다. 서양의 중세에는 마귀에 들린 사람이라고 해서 심한 고문을 받고 화형火刑에 처해지기도 했다. 그런가 하면 원시민족 사이에서는 신이 들린 사람으로 취급되어 두려움과 존경의 대상이 되기도 했다. 19세기에는 한때 이 병이 유전병이고 신경조직의 변성變性 때문이라고 하다가 19세기 후반에 와서 비로소 심리적인 원인에 의한 것임이 밝혀졌다.

브로이에르나 프로이트 같은 학자들이 빈, 파리 등지에서 '히스테리' 환자에게 당시 유행하던 최면술을 시험해 보니 환자들이 평소에 잊었던 과거의 마음의 상처를 기억해 냈고 그 상처를 입었을 때의 감정을 털어놓고 나니 증세가 없어지는 것을 확인할 수 있었다. 프로이트는 뒤에 최면술을 쓰지 않아도 잊어버린 기억을 되살릴 수 있다는 것을 알고 그보다 나은 다른 방법을 썼는데 이것이 자유연상을 이용한 정신분석요법이다. 당시 프로이트는 이 병을 일으키는 마음의 상처는 대개 성적인 충격에서 온다고 믿었지만 오늘날에는 반드시 성적인 불만뿐 아니라 자기 감정을 억누르고 지나치게 체면을 지키는 사람에게서 많이 생긴다고 보고 있다.

까무러치고 사지가 뻣뻣해지는 전형적인 히스테리성 발작은 과거 우리나라는 물론 서구사회에도 많았는데 현대에는 거의 보기 어려울 정도로 줄었다. 그러나 발작보다는 몸의 여러 부위의 통증을 호소하는 쪽으로 증상이 변하였다. 앞에서도 말하였듯이 지나치게 체면을 강조하는 문화 때문에 개인의 감정이 자유롭게 표현될 수 없는 경우에 생기기 쉽다. 이 병이 엄한 시어머니에 대한 며느리의 화병으로 간주되는 것도 그 때문이다. 최근에는 시어머니와 며느리 사이의 갈등보다 남편에 대한 아내의 보이지 않는 불만이 이 병을 일으키는 데 크게 작용하는 것 같다. '히스테리' 환자의 남편은 대개 감정이 억눌린, 너무 고지식하고 소심한 성격의 소유자인 경우가 많기 때문에 남편의 성격이나 태도를 바꾸는 것이 치료에 큰 도움을 주는 경우가 많다. 또한 환자의 호소와 고통스러운 증상은 결코 꾸며 낸 것이 아님을 알아야 한다. 말로 표현할 수 없는 불만이 무의식적으로 몸을 통해 표현된 것이기 때문에 진지하게 받아들여야 한다.

물론 히스테리성 성격의 환자에게는 병이 체면을 유지하고 동정을 받는 좋은 수단이 되기 때문에 애써 병을 고치려 하지 않고 병의 고통을 과장해서 남의 동정을 사는 것 같은 인상을 준다. 남편의 외도를 처음 알고 병이 생겼으면 부인은 그 병 때문에 남편의 관심뿐 아니라 다른 사람의 동정도 받게 된다. 병을 앓고 있는 동안에는 미운 시어머니의 시중을 들지 않아도 된다. 그러나 환자가 이것을 분명하게 의식하고 있는 것은 아니다. 모든 것은 무의식적으로 혹은 반의식적으로 일어난다. 그러므로 의사는 환자 자신이 자기 마음속에 병을 앓음으로써 덕을 보려는 경향이 숨어 있다는 사실을 깨우치고 자기가 누구에게 매달리는 어린애가 아니라 독립된 어른이라는 자각을 갖도록 도와주어야 한다. 그러려면 약만 줄 것이 아니라 무의식을 들여다보는 철저한 정신요법을 실시해야 한다.

## 불안과 불안장애

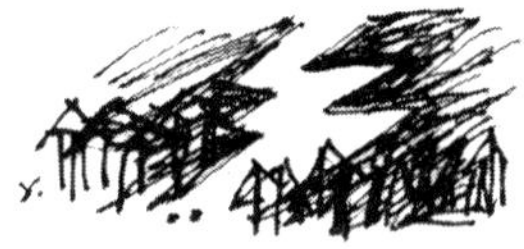

사람은 누구나 때때로 불안을 느낀다. 생명의 위협을 느낄 만한 상황에서, 자기나 자기 가족이 위험에 처했을 때, 건강이 위태로워졌을 때, 중요한 시험을 치르기 전, 일생의 큰 결단을 혼자서 내려야 할 때, 낯익은 상황에서 갑자기 떨어져 나가 낯선 곳에 혼자 남게 될 때 누구나 불안해진다. 그러므로 불안한 것 자체가 모두 병적이며 어리석고 어른답지 않은 것은 아니다.

물론 나이에 따라 불안해지는 동기도 다르고 아이들보다는 어른이 덜 불안해 한다. 그러나 평생을 항상 조금도 불안을 느끼지 않고 편안한 마음으로 살고 있는 사람은 없다. 문제는 불안을 조금도 느끼지 않고 아무런 괴로움 없이 사는 데 있지 않고 불안과 괴로움을 어떻게 견뎌 나가는가에 있다.

불안장애 환자는 항상 어디서나 느닷없이 불안해지며 불안이 너무나 심해서 견디지 못할 뿐 아니라 늘 조금만 불안해도 놀라서 더 큰 불안에 빠질까 두려워한다.

사람의 몸은 감정에 예민하기 때문에 불안에 해당되는 반응을 하게 마련이다. 화가 나면 숨을 씩씩거리고 몸을 부르르 떠는 것과 마찬가지로 불안하면 숨이 짧아지고 가슴이 두근거리며 죄는 것처럼 느낀다. 불안감이 심해지면 숨이 막힐 것 같고 멍해지고 어지러워지기도 하며 손발에 식은땀이 나고 몸이 떨리기도 한다. 몸이 붕 떠 있는 것 같기도 하고 때로는 쓰러질 것처럼 느낀다. 정도가 아주 심해지면 죽을 것 같은 극도의 불안을 느끼게 되는데 이런 증상을 공황발작이라고 하고 공황발작을 일으키는 노이로제를 막연한 불안에 늘 사로잡혀 있는 범불안장애와 구별하여 공황장애라 한다.

환자들은 이런 생리적 증세 때문에 흔히 처음에는 심장에 문제가 있는 줄 알고 내과를 찾는 일이 많고, 일시적으로 맥박이 고르지 않아 심전도心電圖 검사를 하는 경우도 있다. 드물게 갑상선의 기능이 항진되었을 때도 비슷한 증상을 일으키지만 이것도 간단한 검사나 진찰로 쉽게 구별할 수 있다.

선천적 소질, 유아기 모자관계 등 불안장애의 원인에 대한 여러 설이 있고 불안의 뇌생리 기전에 관한 연구도 있지만, 무엇보다도 중요한 것은 불안장애는 다른 신경증적 장애와 마찬가지로 주로 심리적인 근원을 가지고 있다는 점이다. 다만 환자나 주위의 가족들의 눈으로는 왜 그토록 심하게 불안해지는지 그 까닭을 잘 모르고, 모르기 때문에 더욱 불안해진다는 점이 특징이다.

불안의 원인이 항상 분명한 것은 아니다. 그러나 확실한 것은 신경증의 불안은 신경증적 장애의 다른 증상과 같이 원인뿐 아니라 목적을 가지고 있다는 사실이다. 그것은 '내 행동이 내 속마음과 일치하지 않는다', '자신의 마음을 살펴보라'는 목적을 가진 일종의 경계신호와 같은 것이다.

보통 사람들에게 불안은 신뢰의 부족에서 생긴다. 인간에 대한 신뢰 부족뿐 아니라 삶과 숙명에 대한 신뢰 부족 때문이다. 불신사회에서 사람들은 많이 불안할 수 있다. 또한 사람은 낯선 것 앞에서 불안하다. 익숙하고 보호받는 세계, 어머니의 품처럼 따뜻하며 아버지처럼 든든하고 확실한 터전을 떠나 별안간 낯선 세계에 내던져졌을 때 사람은 불안하고 외롭고 때로는 절망한다.

실직자의 불안, 혼자 살아남은 자의 불안과 공포, 첫 무대에 등장하는 예술인의 불안, 처음으로 부모를 떠나 먼 낯선 곳으로 간 아이의 불안, 캄캄한 밤에 느끼는 불안, 귀신에 대한 공포, 온실 속에서 살아온 사람일수록 새로운 환경 앞에서 느끼는 불확실성과 불안공포는 큰 법이다. 이것은 아직 의식하지 못한 미지의 세계에 대한 불안이라고 할 수 있고 어머니와 낙원에서 분리되어 독립할 무렵의 불안이라는 뜻에서 분리불안이라고도 한다. 독립하여 그 미지의 운명과 싸워 자기의 길을 개척해야 할 인간이 당연히 겪고 지나가야 하는 것이 불안이다.

불안은 또한 상실의 위기를 감득할 때 일어난다. 명예, 돈, 지위, 체면, 우리가 소중히 간직하고 싶어하는 것들이 손상될 위기에 처하면 우리는 불안하다. 그러나 그 불안은 그러한 세속적 가치에 지나치게 매달리지 말 것을 충고하는 목적을 가지고 있다.

마지막으로 불안은 우리의 생명과 우리의 존재가 위협받을 때 나타난다. 죽음에 대한 불안, 실존적 불안이 그것이다. 아무도 이와 같은 불안을 외면할 수 없고 그것을 겪는다고 모두 불안장애나 공황장애가 되지는 않는다. 차 사고 뒤에 차에 대해 불안해지고 개에 물린 뒤에 개만 보면 무서운 경우는 반응적인 스트레스 장애이며 그 자체가 불안장애는 아니다.

불안장애 환자의 불안의 공통점은 이들이 한결같이 죽음의 불안과 공포를 호소한다는 점이다. 또는 정신적 통제를 잃어버려서 미쳐 버릴까 두려워한다. 이들에게는 모든 불안이 죽음과 자기 상실에 직결된다. 그만큼 무섭고 심각하다. 그러나 그 '죽음'은 허망한 상상이며 그 불안은 그런 의미에서 비본질적인 것이다. 불안장애나 공황장애로 사람이 죽지는 않는다. 그런데 환자는 의사가 죽지 않는다는 말을 해야 비로소 일시적으로 안심한다.

불안은 환자에게 의식과 무의식을 통합하기 위해서 미지의 세계, 미지의 운명과 맞서기를 촉구한다. 그러나 우리는 모두 불안의 불쾌감에서 우선 벗어나기를 원한다. 괴로운 것을 피하려는 경향이 생긴다. 불안을 피함으로써 오히려 불안에 집착한다. 그리하여 우리의 환자는 '불안'의 포로가 된다. 환자에게 주변의 모든 것은 불안을 일으킬 준비를 하고 있다. 불안장애 환자가 말했다. "밤낮 불안한 꿈만 꾼다"고—. 내가 한번 꿈을 조사해 보니 불안한 꿈은 전체 꿈의 30%에 지나지 않고 70%는 전혀 불안하지 않은 꿈이었다. 그러나 그런 사실을 설명해도 별로 소용이 없다.

불안장애나 공황장애 환자들은 흔히 '불안해지면 어떻게 하나' 하는 예기불안 때문에 불안해 한다. 공연히 조용한 연못에 돌을 던지듯 환자는 불안해 할 대상을 찾고 스스로 불안을 불러들인다. 그리고는 조금이라도 불안 비슷한 느낌이 나기만 하면 '옳지, 또 왔구나. 큰일났다' 하고 지레 겁을 먹은 나머지 정말 불안해지고 신체적으로 괴로워지며 그러면 더욱 불안이 심해지는 식으로 악순환을 거듭하게 된다. 다시 말하면 이들은 불안을 불안해 한다. 환자의 불안을 완화시키려면 환자의 이런 심리적 상황을 알아야 한다.

## 불안과 공황은 피하지 말고 마주한다

불안과 공황 증상을 환자 스스로 극복하는 길은 없을까?

물론 있다. 다만 전문가의 도움이 필요하다. 그러나 먼저 자기의 고통이 불안장애나 공황장애라는 병적 상태에 해당되는지, 신체적인 이상은 없는지를 가려내야 할 것이다. 병도 아닌 정상적인 불안을 불안장애라고 믿고 환자노릇을 할 필요는 없다. 스트레스로 인한 특수한 불안공포 반응은 짧은 시기에 회복되고 치료하지 않아도 시간이 가면 낫는 경우가 많기 때문에 신경증적 장애인 불안장애와는 다르다.

불안장애나 공황장애는 정신병이 아니고 비교적 가벼운 신경증이기는 하나 그 불안증상 때문에 생활해 나가기가 매우 힘들고 작업능률도 떨어지는 병이다. 환자가 겉으로는 적응을 잘하기 때문에 가족들은 별로 대수롭지 않게 여기는 수가 있으나 본인은 그렇지 않다. 혼자서 괴로움을 삭이고 있다.

불안장애에서 정신건강의학과 의사가 가장 흔히 쓰는 방법은 항불안제 또는 특수한 항우울제 등을 쓰는 약물치료이다. 환자도 대부분 약 먹는 것을 좋아한다. 왜냐하면 약을 먹으면 불안증상이 많이 완화되거나 없어지기 때문이다. 그러나 불안장애에 약만 주는 것은 충분한 치료라고 할 수 없다. 왜냐하면 증상만 완화시키고 병이 나게 된 성격상의 근본문제와 삶의 과제를 전혀 다루지 않기 때문이다. 게다가 항불안제로 많이 쓰는 벤조다이아제핀 계열의 약물은 예외 없이 습관성이 있다.

그러므로 약은 증상이 심해서 심리적으로 자신을 살필 마음의 여유가 전혀 없을 때만 임시로 쓰는 것이 좋다. 습관성이 없는 항불안 · 항우울 효과가 있는 약도 있다. 이런 약은 불안과 공황을 완화시키기는 하지만 치료제라고 할 수 있을지는 아직 불확실하다. 어쨌든 약과 함께 정신치료를 꼭 받아야 할 것이다.

심층적인 치료는 개인 정신요법을 통해서 이루어진다. 개인마다 풀어야 할 과제가 다르다. 그러나 그 이전에 환자 스스로 불안과 공황에 대하여 지금까지 잘못 생각하고 대처해 온 사실을 정확하게 알고 그릇된 자세를 고치는 것이 무엇보다 중요하다.

공황발작은 하나의 폭풍과 같은 것이다. 그것은 느닷없이 찾아와서 환자의 편안한 마음을 뒤집어 놓고 가 버린다. 공황발작은 침착하게 대처하면 저절로 가라앉는 일과성 태풍이다. 환자는 노이로제의 공황발작으로 죽지 않는다는 확신을 가지고 의연하게 대처해야 한다. 가슴은 곤두박질치고 숨이 막히고 정신이 돌 것 같을 때 자기의 자세를 보라. 당신은 정말 큰 곰이 잡아먹을 듯이 들이닥친 듯 검은 그림자 앞에 옴짝달싹 못하고 있는 사람 같은 형국을 하고 있다. 어깨와 손에는 잔뜩 힘이 들어가 있고 등을 구부려 쪼그리고 있으며 침은 바짝 마르고 눈은 크게 뜨고 있다. 순전히 '죽을 것 같다'는 가상적인 공포 때문에 정말 생명의 위험이 온 것 같은 방어 자세를 하고 있는 것이다. 이것은 난센스이다.

그래서 나는 환자에게 말한다. 공황발작은 지나가는 바람이다. 우선 편안히 앉아서 어깨의 힘부터 빼라고. 숨은 규칙적으로 천천히 쉬도록 하라. 우리 문화 전래의 단전호흡처럼 복식호흡(배로 숨 쉬는 것)은 횡격막을 움직이는 것이어서 부교감신경을 자극하며 교감신경의 흥분을 가라앉히기 좋다. 자연스런 자세로 앉는 참선의 자세도 도움이 된다. '이것은 지나가는 바람이다. 나는 지금 흔들리지만 지나가는 바람, 불어라 바람아, 지나가거라—.' 이런 마음의 자세가 필요하다. 이런 자세로 불안과 공포를 이겨낸 사람은 자신감이 생길 것이고 불안을 미리 불안해하지 않아도 될 것이다.

여기에 또 하나의 자세가 추가되면 가장 좋을 것이다. '이 불안이 나에게 주는 의미는 무엇일까?'이다. 나에게 고통을 주는 이 바람이 무의식의 뜻을 담고 있다고 했다. 이 바람이 가져다주는 사연은 무엇인가? 나를 어떻게 바꾸라는 뜻인가?

불안 · 공황을 피하지 않고 마주보는 것, 그저 그렇게 흘러가게 하는 것, 굳이 막으려 하지도 않고 호들갑 떨며 미리부터 겁내면서 불씨에 기름 붓는 식으로 당황하지도 말 것. 불안 · 공황을, 그것이 험상궂게 생기기는 했으나 무의식의 창조적인 뜻을 전달하려는 손님으로 맞이한다면, 그토록 무서운 불안 · 공황도 견디기 쉬워질 것이다. 그 창조적 뜻이란 무엇이겠는가. 나의 성숙, 고통 없이는 이룰 수 없는 창조적 변화이다. 이것은 모든 노이로제의 치료에 임하는 환자와 치료자의 자세이다.

## 급성 스트레스 반응과 외상 후성 스트레스 장애

지진, 홍수 같은 자연재해, 열차사고, 항공기사고, 심각한 교통사고, 건물이 무너지거나 세월호처럼 배가 침몰하여 수많은 사람이 죽었을 때, 혹은 고문, 테러를 당했거나 폭력적인 죽음을 목격한 사람, 그런 사고로 사랑하는 가족을 잃었을 때, 하루아침에 실직해서 길거리에 나앉게 된 사람, 갑자기 주변 가족이 연달아 죽었을 때, 집이 불타 없어지거나 깡패한테 몰매를 맞고 폭행 · 강간을 당했을 때, 전투 중의 충격으로 마음에 깊은 상처를 입을 때 급성 또는 만성으로 정신 기능의 장애를 일으키기 쉽다.

급성일 경우에는 스트레스를 받은 직후 또는 몇 분 안에 멍해지고 집중이 안 되며 주변의 상태를 잘 파악하지 못하다가 주위 자극을 피하고 위축되거나 반대로 안절부절못하고 부산을 떨거나 우울 · 불안 · 분노 · 절망이 번갈아 나타난다. 이때 맥이 빨리 뛰고 땀이 나고 화끈거리는 공황불안의 자율신경성 징조가 나타난다. 대개 스트레스 환경에서 환자를 격리하면 몇 시간 안에, 스트레스 상황에 있더라도 2~3일 이내에는 증상이 현저히 가라앉는다.

만성일 경우에는 마음의 상처를 입은 직후에는 모르다가 그 뒤 몇 주 지나서, 또는 몇 달 뒤에 여러 증상이 나타난다. 급성 반응처럼 멍한 상태, 무슨 일이 있어도 좋고 싫은 반응이 없다. 정신적인 상처를 생각나게 하는 것들, 예컨대 차사고 같으면 차의 엔진소리나 커다란 차바퀴라든가 그런 것을 보면 깜짝깜짝 놀라고 피하려 하고 과거의 상처 입은 경험이 꿈에 반복적으로 나타나서 소스라치게 놀라서 깨어난다든가 낮에도 그런 회상이 문득 일어나 사고 당시의 행동을 되풀이해서 나타내어 심한 공포와 공황, 공격적 행동이 폭발적으로 일어나기도 한다. 쉽게 놀라고 잠을 못 자는 등 자율신경계 과민상태를 보이고 우울 · 불안과 자살기도가 드물지 않으며 과음하거나 약을 남용하는 경향이 있다.

우리나라에서는 무엇보다도 삼풍백화점 붕괴 때 '외상 후성 스트레스 장애'라 부르는 만성 스트레스 반응이 많이 나타나서 정신건강의학과의 주목을 끌었다. 또한 최근의 세월호 침몰사고로 인한 생존자와 희생자 가족의 스트레스 장애 환자들을 돕기 위해 많은 정신건강의학과 의사들이 헌신적으로 봉사하고 있다. 스트레스 장애는 수년에 걸친 만성 경과와 지속적인 인격의 변화가 있는 경우가 있지만 본래 신경증이 있었거나 성격장애가 있는 경우를 제외하면 대개 적절한 보살핌으로 회복되는 것이 보통이다.

스트레스의 종류에 따라서 환자는 생명의 위협 앞에서 느낀 무시무시한 공포와 경악, 살아남은 자의 죄책감, 상실의 충격, 공격자에 대해 대항하지 못한 자기의 무력감에 대한 분노, 자기를 위기에서 보호하지 못한 가족이나 이웃에 대한 원망과 위해를 가한 가해 측에 대한 적개심, 절망과 외로움, 명예와 체면 상실에 대한 수치심, 운명에 대한 한탄과 저주, 차라리 죽어 버리자는 자해충동 등 여러 복합적인 감정에 시달리게 된다. 이 경우의 자해 시도는 여러 가지 동기에서 나올 수 있으나 분노가 밖으로 향하지 않고 내면으로 향한 경우인 때가 많다.

급성 스트레스 반응이나 외상 후성 스트레스 장애나 무엇보다도 중요한 것은 가족이나 주변 사람들이 스트레스의 희생자를 따뜻하게 보살펴 주어야 한다는 점이다. 가족들 자신이 모두 같은 스트레스 아래서 경황이 없을 수도 있다. 이 경우에 정신건강의학과 의사, 임상심리, 심리사들로 구성된 응급 상담팀과 의료팀의 정신적 · 신체적 구호활동은 매우 중요하고도 효과적인 조치라고 할 수 있다. 비극적인 재해에 처하여 누구나 겪을 수 있는 정신반응이라고 보고 상처 입은 '자아'를 치유하는 방향의 지지와 위로가 무엇보다 우선적으로 필요하다.

식사와 잠을 충분히 취하고 예민해진 자율신경반응을 완화시키고 신체기능이 원활히 되도록 의학적인 치료, 즉 적절한 안정제와 수면제, 소량의 항불안제의 투여도 필요할 것이다. 최근 개발된 특정 항우울제가 외상 후성 스트레스 장애에 특히 효과적이라는 것이 알려져 이 장애의 신경생리적인 기전을 설명하는 단서가 되고 있다.

스트레스 반응은 가족관계에 문제가 있거나 의존적인 성격 등에서는 잠재된 문제를 자극해서 표면에 나오게 하여 양상을 복잡하게 하고 회복을 더디게 한다. 그러므로 상담자는 그런 점을 처음부터 재빨리 파악하여 재해로 인한 스트레스 장애를 의식적, 무의식적으로 신경증적 의존심을 조장하는 데 이용하지 않도록 그런 요인을 일찍 차단해 줄 필요가 있다.

일차상담자가 감당할 수 없는 그런 문제는 정신치료 전문가에게 의뢰하여 철저한 정신치료를 받도록 할 필요가 있다. 또한 그 재해가 인재인 경우는 잘잘못을 공정하게 판단하여 보상금을 일시금으로 지불하는 것이 좋고 보상금 지급을 질질 끌면 끌수록 노이로제의 바탕을 만들어 주어 환자의 회복을 어렵게 만들고 고통을 더욱 연장시킨다는 점을 알아야 한다.

가장 좋은 것은 그런 재해가 일어나지 않도록 다리와 건물을 튼튼히 짓고 모든 기계의 운행을 조심스럽게 하는 것이다. 그러나 그렇게 하더라도 사고는 항상 일어날 수 있다. 천재지변은 말할 것도 없다. 그런 경우를 대비해서 위기를 관리하는 응급구호팀에는 반드시 훈련된 심리학자, 정신건강의학과 의사가 다른 의료팀과 함께 위기 때마다 도움을 줄 수 있는 체계를 세워 대비하고 있을 필요가 있다.

## 공포증

불안과 공포와 공황은 늘 묶여서 따라다닌다. 공포증 또는 공포장애는 그중에서 일차적으로 두드러지게 어떤 대상이나 조건 아래서 심한 공포를 느끼는 병이다. 심한 공포는 불안과 공황발작을 일으키고, 손에 진땀이 나고 입에 침이 마르고 가슴이 답답하고 어지러워지는 등 교감신경의 과다활성 증상과 죽을 것 같은 느낌이 나타나고 이대로 쓰러지지 않을까, 실수하지 않을까 하는 공포를 불러일으킨다.

대체로 정신건강의학에서는 불안은 대상이 없는 막연한 근심 · 걱정, 그래서 '떠도는 불안'이라 하고 어떤 특정한 대상이나 상황에 대한 불안과 무서움증을 '공포'라 부른다. 신경증적 장애도 이 두 가지 말에 따라 나누지만 공포증에는 늘 불안이 따르게 마련이어서 세계보건기구 국제분류에서는 '공포성 불안장애'라는 병 속에 여러 가지 공포증을 포함시키고 있다.

공황이란 심한 불안발작을 말하고 공포증에서 일어나는 수도 있고 없는 수도 있으나 공포성 불안장애라 하면 어디까지나 공포가 주 증상일 때를 말한다. 공포성 불안장애에는 광장공포증, 사회공포증, 특정 공포증과 이에 해당하지 않는 기타 공포성 불안장애가 있다.

광장공포증agoraphobia은 본래 사람이 많은 넓은 장소에서 공포와 불안을 느끼는 공포증이라는 뜻으로 '광장'(아고라agora: 고대 그리스의 사람들이 모이는 광장)이라는 말을 썼지만 현재는 광장에만 국한하지 않고 집을 떠나서 낯선 곳에 노출되는 상황을 모두 포함시키고 있다. 그러므로 환자는 백화점에 물건을 사러 가거나 많은 군중 속에, 공공장소에 가는 것뿐 아니라 기차, 버스, 비행기로 집을 떠나 혼자 다니는 것에 대해서 두려움을 느낀다. 이들은 될 수 있는 대로 공포를 일으킬 만한 상황을 피하려는 경향을 나타낸다. 사람들에 대한 피해망상 때문에 집에 틀어박혀 밖에 나가지 않으려는 조현병(정신분열증) 환자의 경우와는 다르다. 공포증은 그럴 필요가 없다고 생각하면서도 무서워하지만 조현병에서는 남이 틀림없이 감시하거나 해치고 있다고 굳게 믿는다.

사회공포증에서는 대인관계에서 생기는 공포를 주로 나타내며 청소년층에 흔하다. 보통 대인공포증이란 여기에 속한다. 이 경우는 많은 군중과는 달리 작은 집단이 문제가 된다. 다른 사람 앞에서 밥을 먹거나 말해야 할 때, 이성과 만날 때, 가족을 떠나 사회와 가까이 접촉해야 할 때 공포감을 느낀다. 눈과 눈이 마주칠 때 얼굴이 붉어지거나 손이 떨리고 소변이 자주 마렵거나 하는 등 불안에 대해 신체적으로 반응하거나 심지어는 공황발작으로 발전할 수도 있다. 당연히 환자들은 모든 공포증 환자가 그러하듯 이런 상황을 피하려고 하는 것이 특징이다.

특정 공포증에는 특별한 대상이나 상황에 대해서만 공포증이 있는 경우인데 고층건물과 같은 높은 곳을 두려워하는 고소공포, 비행기, 여행에 대한 공포, 승강기 같은 폐쇄공간에 대한 폐쇄공포, 뾰족한 것을 두려워하는 예리공포, 천둥과 어둠에 대한 공포, 더러운 것, 전염병균에 오염되지 않을까 두려워하는 오염공포 등과 드물게 특정 동물에 대한 공포증도 있으나 이 경우는 현대사회에서 흔히 보는 증상은 아니다.

검사에 이상이 없는데도 자기가 고치기 어려운 병이 아닌가 하는 공포는 특정 공포증이라기보다 건강 염려성 장애이고, 틀림없이 그런 병에 걸렸다는 망상을 가지고 있으면 공포증이 아니고 망상장애이다. 괜찮은 코를 두고 자기의 코가 찌그러졌다고 두려워하는 등 신체모양이 잘못되었다는 공포증은 형태부전공포증이라고 부른다.

이와 같이 공포증은 그 심한 정도나 대상에 따라 여러 가지가 있다. 공포의 대상을 피하면서(예를 들면 비행기 여행을 안 하거나 고층빌딩에 오르지 않는 등) 특별한 치료 없이도 잘 적응해서 살아갈 수 있는 경우가 있는가 하면 아주 심해서 전문치료를 상당 기간 받아야 하는 경우도 있다.

공포증이 왜 생기는지를 한마디로 말하기는 어렵다. 다른 신경증적 장애와 마찬가지로 체질적 요인도 있고 성격발달상의 문제도 있고 사회적 요인, 특히 삶의 양식과도 관계될 수 있다.

노이로제 환자가 걱정하고 두려워하고 괴로워하는 것은 대개 불안, 공포, 강박, 신체적 동통 등과 같은 '증상'이다. 그러나 '증상'은 본질적인 것이 아니다. 그것은 '쓸데없는 것'이고 노이로제 환자는 자기가 고민할 필요가 없는 '쓸데없는 것'을 고민해야 한다는 것을 잘 알고 있기에 더욱 괴로운 것이다. 그러므로 심층심리학에서는 증상의 뿌리는 무의식에 있다고 보고 증상이 무의식의 요인을 상징적으로 표현하고 있는 것은 아닐까 생각하여 증상을 분석해서 진정한 공포 대상이 무엇인지 가려내고자 하기도 하지만 모든 경우에 성공적인 것은 아니다.

사업가든 정치가든 또는 예술가든 사회적으로 성공의 절정에서 고소공포를 느꼈다면 그것은 그가 현재 너무나 높은 곳에 있어 아래로 내려와야 한다는 신호일 수도 있다. 다시 말해서 그의 인격의 일부가 지나치게 높은 곳에 있어 그 자신의 본능적 토대와 동떨어져 있다는 경계신호이며 그것은 두 개의 떨어진 나의 분신을 적당한 거리로 합쳐야 함을 말하고 있다. 그러나 이런 해석이 항상 그 사람의 마음의 실상을 알아맞히는 것은 아니다. 무의식의 문제는 환자 그 개인의 무의식을 살펴보는 작업을 거치지 않고는 알 수 없기 때문이다.

또한 이러한 무의식적인 동기 말고도 환자는 불안장애나 강박장애 환자와 마찬가지로 사소한 증상에 대한 이차적인 의식적 태도의 잘못 때문에 증세를 악화시키는 경우가 많다. 그것은 불안장애 환자처럼 공포에 대한 예기공포이다. 그 사람 앞에서 얼굴이 붉어지면 어떻게 하나, 비행기를 탈 때 정신을 잃게 되지 않을까 미리 걱정하고 미리 피하기 때문에 병을 이길 수 없다.

그러므로 공포장애의 치료는 일차적으로 정신요법이 중요하고 증상의 정도 여하에 따라 항불안제 등의 약물치료를 일시적으로 적용할 수 있다. 우울증을 바탕으로 하여 일어나는 공포나 강박증상은 항우울제로 제거될 수 있다. 어느 경우나 전문의의 지시를 따라야 한다. 정신요법은 심층적인 분석적 정신치료뿐 아니라 인지치료, 행동요법 등 여러 가지 방법이 모두 효과적이다. 환자가 취해야 할 기본적인 정신자세는 증상을 피하지 말고 받아들이는 것이다.

공포를 일으키는 대상에 대한 일람표를 만들어 공포감을 가장 적게 일으키는 것부터 강하게 일으키는 것까지 그 강도에 따라 순번을 정해서 나열하고 가장 약한 자극에서 강한 자극으로 일정 시간 순서대로 자신을 노출하면서 한 단계씩 공포를 극복하는 행동요법의 체계적 탈감작법脫感作法은 심층적 치료를 효과적으로 수행할 수 있는 조건을 만들어 준다는 뜻에서 유익하고 환자 스스로도 해볼 수 있어 도움이 된다. 예를 들어 고소공포증의 경우 낮은 층부터 높은 층으로 단계적으로 극복해 가는 방법이다.

불안과 마찬가지로 공포 또한 인간의 원초적인 감정이다. 공포증의 치료는 비본질적인 공포를 극복하는 데 있는 것이지 원초적인 공포까지 없애는 것은 아니다. 무서운 것에 대해 진정으로 무서워하는 것은 건강한 사람의 조건이다. 공포증 환자는 다만 그 공포의 정도가 크고 그 대상이 부적절하다는 것이 문제이다.

## 강박장애

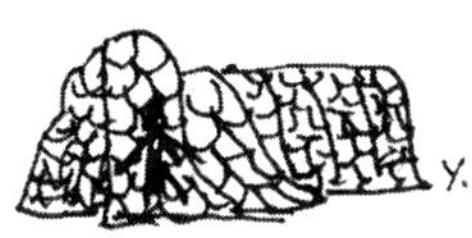

『아라비안 나이트』는 페르시아의 폭군에게 죽음을 면하기 위해, 매일밤 이야기를 하나씩 천 일千日 동안 들려준 세헤라자데라는 현명한 여자의 솜씨라고 전해진다. 이 유명한 '천일야화'는 늘 이렇게 이어진다.

세헤라자데: 그런데 대왕님, 또 이런 이야기가 있습니다. 옛날 옛적에…….

강박신경증 환자와 이야기하고 앉아 있노라면 나는 가끔 이 장면이 생각난다. 시간이 다 끝나고 할 만큼 이야기를 했는가 하면 "네, 그런데 선생님" 하고 다시 이야기를 꺼낸다. 의사가 자기의 증세를 완전하게 알아듣지 못했을 것 같아서 또 한번 다짐해 보는 것이다. 그러나 이것만으로는 부족하다. 세 번, 네 번 "네, 그런데 선생님"으로 시작되는 옛날이야기가 아닌 자신의 증세 이야기가 되풀이된다.

그러나 이렇게 쓸데없는 줄 알면서 말하지 않을 수 없는 것이 또한 환자들의 괴로움이다. 그 괴로움은 말하자면 '목을 친다'는 말의 상징적인 뜻—머리만 가지고 생각에 매달리는 버릇을 없애는 행위—곧 '지적인 것의 희생'을 과감하게 받아들이지도 못하고 그렇다고 세헤라자데처럼 창조적일 수도 없다는 데서 오는 괴로움이다.

강박신경증 환자는 모든 것에 의심을 하며 마음이 놓이지 않는다. 모든 것이 '완결'完決되어야 한다. 그러나 언제나 '미결'未決이 남은 것 같은 생각이 든다. 의심하지 않으려 해도 안 할 수 없다 보니 스스로 의심을 풀기 위해서 여러 가지 해답을 생각해 본다. 그리고 스스로 자기의 행동을 '검증'檢證한다. 자기의 지식과 이론을 총동원해서 자기 자신의 병 증세를 진단하고 실험하고 '쓸데없는 생각'을 없애거나 무마시키려고 한다.

그러나 이런 노력은 오히려 증세를 더욱 악화시킬 뿐이다. 고무공을 손으로 세게 치면 오히려 더 높이 튕겨 오르는 것처럼 강박신경증 환자는 구멍 뚫린 항아리에 하루 종일 물을 붓고 있는 사람처럼 자기 마음속에 뚫린 구멍을 메우려 하지 않고 증세만 없애려다 지치는 사람과 같다. 강박증상은 마음속의 불안이나 공허감에서 온다. 보살펴야 할 것은 자기의 마음인데 공연히 주위환경에 잘못이 있는 것같이 문단속, 책상정리에 신경을 쓰며, 깨끗하게 해야 할 것은 자기 마음인데 몸이 더러워졌다고 생각해서 하루 종일 몸을 닦는다.

불안한 자기 자신과 마주서기를 두려워하고 이를 피하는 수단으로 강박적 사고思考나 강박적 행동이 이용되기도 한다. 증상을 없애려는 방법은 거의 하나의 의식儀式처럼 되풀이되지만 모두 근본적인 문제와는 동떨어진 것이므로 결코 환자의 마음을 편안하게 할 수 없다. 강박장애

증상은 또한 그 사람이 무엇인가 해야 할 것을 안 하고 있으며 생각해야 할 것을 생각하지 않고 있다는 데 대한 경종이다. 항상 시간이 없다, 바쁘다 하면서 정작 해야 할 것을 미루고 있는 사람들이 많다.

그러므로 환자는 첫째로 자기가 스스로 증상을 없애려고 애를 쓰지 말아야 한다. 병에 대한 걱정은 의사에게 맡기면 된다. 둘째로 단 한 가지라도 이성이 아니라 자기의 감정에 맞는 보람된 일을 찾아서 해야 한다.

가벼운 강박증은 건강한 사람에게도 흔히 볼 수 있다. 강박증상이 있다고 다 강박장애는 아니다. 오늘날처럼 무책임하게 무엇이나 적당히 두들겨 맞추는 사람이 많은 세상에 철저하고 책임감 있게 일한다는 면에서 건전한 강박적 행동은 오히려 바람직하다고 할 만하다.

## 노이로제(신경증)의 치료

노이로제에 걸리면 마음이 약해져서 이 사람 저 사람의 충고에 쉽게 휩쓸리게 되고 제대로 치료를 못 받고 우왕좌왕하게 되는 경향이 있다. 사람마다 말이 다 다르니 누구 말을 들어야 될지 모르게 된다. 때로는 자가치료를 해보기도 하고 『노이로제의 치료』라는 책을 읽고 그대로 해보기도 한다. 어떤 때는 요가를 해보고 최면술도 받아보고 복식腹式호흡을 하는 곳에 가보기도 하며 용하다는 한의사에게도 가보고 침도 맞아본다. 그러나 어느 것 하나 제대로 꾸준히 하지는 못한다.

알아두어야 할 것은 신경증은 정신장애의 하나이고 정신장애의 진단은 정신건강의학과 의사에게 맡겨야 한다는 사실이다. 혹시 내가 노이로제가 아닐까 걱정이 되면 가까운 곳의 정신건강의학과 전문의를 찾아가서 의논해 보도록 할 것이다. 자기가 노이로제인지 아닌지를 책만 보고 구별하려 드는 것은 시간과 정력의 낭비이다. 의사의 역할 중에서 당신의 병이 무엇이냐, 병이 있는가 없는가를 진찰하여 진단하는 것은 치료나 마찬가지로 중요한 것이다. 노이로제의 경우 그 진단과 치료는 정신건강의학과 의사, 정신과 또는 신경정신과 전문의의 전담 분야이다.

노이로제의 치료는 원칙적으로 정신요법이다. 노이로제는 주로 심리적인 원인과 목적을 가진 병이므로 심리적인 문제를 알아내서 처리해야 한다. 심리적인 치료가 바로 정신요법이다. 정신요법에 관해서는 따로 설명을 하게 될 것이므로 지금 자세히 말하지 않겠다. 간단히 말하면 치료하는 사람과 환자가 일정한 시간을 정해 규칙적으로 만나서 대화를 나눔으로써 환자의 심리적인 문제를 이해하고 이를 적절하게 조절해 나가는 방법이다.

'정신요법'은 정신요법의 훈련을 받은 사람만이 할 수 있다. 책만 보고 하는 것이 아니다. 충분한 교육 없이 정신요법이니 심리치료니 하는 말을 쓰는 경우가 있는데 이것은 잘못된 일이다.

노이로제 환자에게 쓰는 또 하나의 치료는 약물요법이다. 증상에 따라 여러 가지 종류의 항불안제, 항우울제 등을 사용하게 된다. 이런 약은 반드시 정신건강의학과 의사의 처방에 따라서 사용해야 한다. 항불안제는 대개 습관성이 있다. 요즘 습관성이 없는 신경안정제라고 파는 것들이 있으나 습관성 여부에 대한 엄밀한 검사를 거치지 않은 것이면 보장할 수 없다. 약은 증상을 완화시켜 주는 데 도움을 줄 뿐이며 많은 경우 근본적인 치료제는 아니므로 약만으로 노이로제를 고치다 보면 약을 끊었을 때 자주 재발하게 된다.

종합병원 외래진료소에서는 워낙 환자들이 많이 몰려오기 때문에 우선 급한 증세를 없애기 위해서 약을 쓰지만 증세가 좀 가라앉으면 정신요법을 받도록 하는 것이 좋다. 처음부터 약 없이 정신요법을 할 수 있는 경우도 많으며, 또 그렇게 하는 것이 원칙이지만 보조적으로 약을 쓴다고 해서 큰일 날 것은 없다. 단 반드시 의사의 처방을 따라야 한다. 병원에 따라서는 정신요법 특수클리닉이 있어 정신요법을 받을 사람만 따로 치료하는 곳도 있다.

노이로제는 특수한 경우를 빼놓고는 입원치료를 요하지 않고 1주일에 한 번이나 두 번 병원에 다니면서 치료할 수 있다. 자기의 담당 의사를 정했으면 계속해서 다니는 것이 좋고 의사를 자주 바꾸지 않는 것이 좋다. 바꾸고 싶을 때는 담당 주치의에게 말을 해서 서로 의논 끝에 옮기도록 하는 것이 치료 이전의 예의에 속하는 일이다. 노이로제는 자기 자신을 아는 좋은 기회이며 정신질환 가운데서 가벼운 병에 해당된다.

### 노이로제와 약

대학병원 진찰실에서 흔히 겪는 일이 있다. "지난번에 선생님이 처방하신 그 약을 꼭 주십시오" 하는 환자의 경우다. 차트를 찾아보면 이 환자는 처음 나에게 와서 진찰을 받았으나 두 번째는 다른 의사의 처방약을 썼다. 그 다른 의사의 처방약은 듣지 않았으니 먼젓번의 약을 달라는 것이다. 그러나 이게 웬일인가. 내가 처방한 약이나 다른 의사가 처방한 약이나 똑같은 것이다. 약 처방이 같은 것이라고 이야기해 주어도 환자는 막무가내이다. 굳이 먼젓번 약을 달라고 조른다.

그러면 같은 약인데 약의 효과가 다를 수 있는가. 충분히 가능한 일이다. 이 환자가 처음 약을 타 갈 때는 의사를 믿고 자기 병이 나을 것이라는 확신을 가지고 있었다. 두 번째 와서는 의사가 다른 사람이어서 서먹서먹하기도 했고 모든 것이 의심스러웠던 것이다. 의사에 대한 믿음과 의심, 이 감정의 차이만으로도 충분히 약의 효과가 달라진다. 무엇에나 매달리고자 하고 쉽게 암시에 빠지는 노이로제 환자에게서는 그 달라지는 정도가 매우 크다.

노이로제 환자들은 약의 빛깔에 대해서도 여간 예민한 것이 아니다. 빨간 약 몇 개, 노란 약 몇 개, 파란 약, 녹두알 같은 것, 하얗고 납작한 알약 몇 개 등으로 약을 받으면 일일이 세어본다. 지난번보다 무엇이 적어졌고, 녹두알 대신에 갈색 교갑이 몇 개 하는 식으로 계산하고는 부질없는 공상의 재료로 삼는다. 마치 아이들의 장난감이나 화학실험 도구처럼 약을 다루고, 자기가 의사가 된 것처럼 의사의 처방을 이렇게 또 저렇게 바꾸어 본다. 이러한 폐단을 없애기 위해서 의사들 중에는 아예 모든 알약을 갈아서 가루로 만들어 주는 사람도 있다.

"선생님한테서 약 갖다 먹으면 잘 낫는다고 해서 찾아왔습니다." 다른 사람의 소개를 받고 온 새 환자의 말이다. 사람들은 모두 '약 갖다 먹고' 병이 나은 줄 알고 있다. 물론 약의 도움이 있었다. 그러나 약 못지않게 대화가 환자에게 준 영향이 컸다는 것을 알아야 한다.

노이로제는 약만으로 고치는 병이 아니다. 어떠한 종류의 정신신경증(노이로제)도 가장 근본적인 치료는 약물요법이 아니라 정신요법이다. 약은 보조수단일 뿐이다. 정신요법은 원칙적으로 정신건강의학과 의사와의 대화를 통해서 실시되는 정신의학의 가장 중요한 치료방법 중의 하나이다. 약은 정신요법을 하기 쉽도록 우선 아주 심한 증상을 없애는 데 도움을 준다.

증상이란 밖에 나타난 것들인데 그 증상을 일으킨 원인과 목적은 심리적인 문제에 있다. 따라서 심리적인 문제가 해결되지 않는 한, 약이 증상을 일시적으로 없애더라도 약을 끊으면 다시 증상이 생기게 될 가능성이 크다. 그러니까 불안, 공포 같은 증세 때문에 마음의 문제를 생각할 겨를이 없다면 일시적으로 약을 써서 증세를 완화시키면서 함께 정신요법을 받게 하고, 웬만큼 증세의 고통을 견딜 수 있는 경우에는 처음부터 약 없이 정신요법만 하는 것이 바람직하다.

"노이로제는 그 의미를 아직 발견하지 못한 마음의 고통이다." 스위스의 정신과 의사 칼 구스타프 융이 이런 말을 했다. 노이로제 환자는 무의미한 걱정과 불안에 시달림을 받고 있으나 이 고통 뒤에는 이보다 훨씬 더 깊은 의미가 숨어 있어 노이로제를 치료하려면 그 뜻을 찾아 그것을 실천에 옮겨야 한다. 그 의미란 무엇인가. 그것은 '성숙해지는 것', '어른이 되는 것'이며, 지금까지와는 '다르게 사는 것'이다.

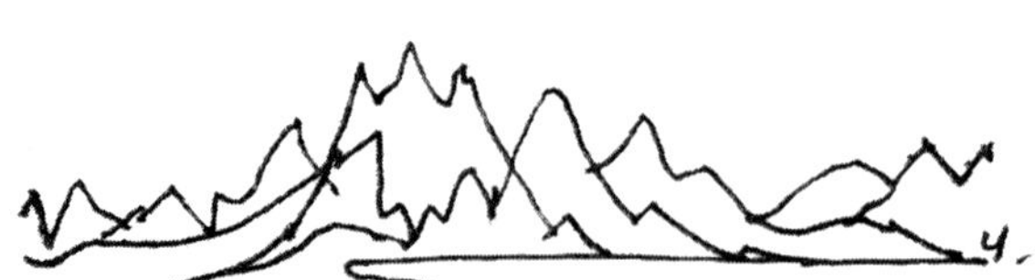

# 마음에서 오는 몸의 병

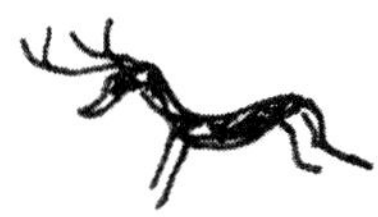

## 정신생리성 장애

'사촌이 땅을 사면 배가 아프다'는 말은 누구나 다 아는 우리나라의 속담이다. '남이 잘되는 것이 배가 아파서—.' 이런 말도 흔히 하는 말이고 화가 나면 '밸이 뒤틀릴 노릇'이라거나 아니꼬운 사람이 있으면 '밸꼴이 사납다'는 속어俗語도 쓴다.

남이 잘되면 왜 하필 머리도 아니고 가슴도 아닌 배가 아프다고 하는가. 여기에는 여러 가지 이유가 있을 것이다. 동양의 전통적인 의학의 특징은 몸과 마음을 하나로 보는 것이어서 폐나 간, 심장, 위, 대장 이런 것이 모두 희로애락喜怒哀樂의 감정과 관계 있는 것처럼 생각한다. '대담한 사나이'라는 말도 따지고 보면 '대담'大膽, 곧 담이 큰 사람이라는 말이며, 욕심이 많은 사람더러 '간이 부었다'고 하는 것도 그런 사고방식에서 나왔을 것이다.

그러나 이러한 의학이론이 경험의 바탕에서 나왔을 것을 생각하면 아마도 사람들은 옛날부터 질투심이 생기거나 화가 나면 실제로 복통腹痛을 일으켰거나 장腸경련을 경험했을 것이라 짐작된다.

한국 사람들이 옛날부터 경험으로 알고 있는 것을, 실험 좋아하는 서양 사람이 근대에 이르러 확인했다. 서양 사람들은 구멍 뚫린 장을 직접 관찰하여 감정상태가 장에 어떤 영향을 미치는지 연구했다. 그들은 기분이 우울하고 슬플 때 장이 움직이지 않고 혈액순환도 좋지 않아 창백해진다는 사실을 밝혀냈다. 이것이 우울할 때 변비에 걸리게 되는 원인이기도 하다. 몹시 화가 나 있는데 참으면 장의 운동이 빨라지고 장의 점막도 충혈되며, 이런 상태가 오래 계속되면 장벽腸壁 군데군데에 모세혈관이 터져서 출혈을 일으키기도 한다. 설사를 자주 하고 배가 아픈 것은 이 때문이다.

장의 경우만 그런 것이 아니다. 수술로 위나 십이지장에 구멍이 뚫려 밖에서 쉽게 볼 수 있게 된 환자를 관찰한 학자들이 있다. 감정에 예민한 것은 위보다 십이지장으로 알려졌고 사람이 불안하면 위액胃液이 많이 나오고 운동도 많아지고 위벽胃壁도 충혈된다.

화가 나는 것을 참을 때 위나 십이지장의 운동, 충혈의 정도, 위액 분비의 정도는 월등하게 높아지고, 침울한 기분에 사로잡혔을 때는 정반대로 위와 십이지장의 모든 기능이 저하되며 위벽도 창백해진다. 간단히 말해서 기분 여하에 따라 소화가 잘되기도 하고 안 되기도 하며 배가 아프거나 설사를 하거나 또는 변비에 걸릴 수도 있다는 말이다. 그것은 감정이 교감신경과 부교감신경으로 구성되는 자율신경계를 자극하여 그 흥분도를 변화시켜 자율신경이 가 있는 몸의 각종 장기의 혈관, 점액선粘液腺, 근육의 상태를 바꾸어 놓기 때문이다.

이 변화는 일시적인 것이지만 감정적인 갈등이 풀리지 않고 오래 계속되면 위나 장이 헐어버릴 정도로 병이 악화되는 수도 있다. 물론 선천적 소인素因이나 그 밖의 원인도 작용하지만 대수롭지 않은 소화불량이 십이지장궤양으로 발전되는 경우가 그것이다.

이러한 병을 민간에서는 '신경성 소화불량'이니 해서 신경성이라는 말들을 쓰고 있고 의사들도 알아듣기 쉽게 그렇게 말하는 모양이지만 어디까지나 그 병의 근원이 감정에 있는 만큼 심인성心因性이라는 말을 쓰는 것이 옳다. 감정에 의한 신체의 병이 꼭 위나 장에 국한되는 것이 아니고 신체의 모든 기관에서 볼 수 있으므로 이를 통틀어서 심인성 신체장애, 심신心身장애 또는 미국 정신의학에서 예전에 썼던 것처럼 '정신생리성 장애'Psychophysiologic disorders라고 하는 것이다. 현재는 신체형 자율신경계 기능장애라 부르지만 정신생리성 장애라는 말이 더 알기 쉽고 간단해서 여기서는 이 말을 썼다.

## 심인성 두통

'골치 아프다'는 우리말은 반드시 의학적인 두통을 의미하지는 않는다. 그러나 '골치 아픈 일'이 있으면 으레 골치가 아픈 법이다. 다시 말해서 두통이 생길 수 있다.

"나는 골치 아픈 일도 없는데 공연히 머리가 무겁고 빠개지는 것처럼 아프다"는 사람도 많다. 나는 그런 사람에게 물어본다. 골치 아픈 것에 정신이 없는 나머지 혹시 정말로 골치 아픈 일을 잊어버리고 있는 것은 아닌가 하고—.

두통이 일어난 시기와 그 무렵의 상황을 자세히 물어보면 골치가 아플 만한 이유를 발견하는 경우가 드물지 않다. 푼푼이 모은 돈을 누구에게 빌려주었는데 한 푼도 못 받고 떼이고 나서 꾸어간 사람이 웃어른이라 그 사람에게 화를 낼 처지도 되지 못할 때, 학교 선생으로부터 억울하게 야단을 맞은 뒤, 그 밖에도 화가 나고 속상한 것을 참아야 하는 때에 곧잘 두통이 시작된다.

실제로 심인성 두통, 곧 심리적인 이유로 일어나는 두통의 경우 그 환자의 성격은 대개 참을성이 너무 많고 보수적이고 꼼꼼하고 철저한 성격이어서 좀처럼 화를 낼 줄 모르는 사람들이라는 연구보고도 있다. 심인성 두통에서는 물론 그럴 만한 성격도 아니고 두통이 시작될 때 그럴싸한 문제도 눈에 띄지 않는 경우도 많다. 이것은 화가 나거나 억울한 감정이 모두 무의식 속에 숨어 버려서 주위의 사람은 물론 본인도 그것을 모르고 있기 때문이다.

정신생리성 장애는 심인성 두통의 경우뿐 아니라 다른 모든 경우에도 이른바 '무의식적 갈등'의 장난이기 때문에 그 심리적 요인을 밖에서 인지하기란 쉽지 않다.

모든 두통이 심리적인 원인으로 생기는 것이 아님은 물론이다. 우리의 뇌를 둘러싸고 있는 뇌막腦膜, 뇌에 가 있는 혈관, 머리를 밖으로 둘러싸고 있는 근육, 머리뼈의 안을 둘러싼 껍질, 그리고 신경 등은 모두 통증을 일으킬 수 있는 조직인데 여기에 염증이 있든지 머리에 혹이 생겨 이런 것이 잡아당기게 되든지 하면 두통이 생긴다. 사람들이 머리가 아플 때 두려워하는 것은 혹시 뇌 속이 어떻게 된 것이 아닌가 걱정하기 때문이다.

그러나 뇌영상검사나 신경학적 검사에도 별 이상이 없고 병의 경과로 보아도 뇌의 변화가 아니라고 판단되면 일단 심인성 두통이라 생각해 볼 만하다. 두통이란 반드시 머릿속에서만 생기는 것이 아니다. 몸의 다른 곳에 고장이 났을 때 머리가 아프게 되는 경우도 있다. 또한 몸에 이상이 없는 경우에도 본래는 다른 종류의 정신장애인데 그 증상의 하나로 두통이 첨가되는 수가 있다. 히스테리성 장애, 우울증, 건강염려증, 강박신경증 그리고 조현병(분열증)의 초기에 곧잘 두통이 온다. 이때는 두통뿐 아니라 불안이나 우울증상 또는 이상한 생각 등 그 병의 주 증상主症狀이 있게 마련이다. 무언가가 머리를 잡아당기는 것 같고 뒷골이 뻣뻣하고 때로는 어깨까지 뻗치는 긴장성 두통은 목뼈에서 머리를 둘러싸는 근육들이 마음의 긴장으로 오랫동안 수축하고 있기 때문에 생기는 것이다.

심인성 두통을 고치려면 무엇보다도 두통에 대한 환자의 집착부터 버리게 하는 것이 필요하다. 두통만 따로 떼서 고치려고 들면 안 된다. 그 사람의 마음을 치료해야 한다. 임시로 약방에서 진통제만 자꾸 사먹으면 중독이 되기도 쉽고 근본적인 치료가 안 된다는 것을 알아야 한다.

## 어느 두통환자 이야기

프란츠 리클린 박사는 융심리학파心理學派에서는 국제적으로 이름 있는 분석의分析醫이며 나의 스위스 시절의 스승 가운데 한 분이었다. 한때는 국제분석심리학회의 회장도 지냈고 융연구소의 소장으로 오랫동안 일을 했다. 리클린 박사는 본래 대학병원 외과에서 여러 해 수련을 받다가 외과를 그만두고 정신의학으로 방향을 바꾸어 정신과 전문의가 된 사람이다. 그의 말에 의하면 이 전향轉向에는 다음과 같은 역사가 숨어 있다.

그가 일하던 병동에 몹시 두통을 호소하는 어떤 부인 환자가 입원했다. 외과과장의 엄명으로 이 환자는 머리에 큰 수술을 받기로 되어 있었다. 수술을 받기 위한 전처치前處置를 완전히 실시하고 내일이면 수술을 받는 날 밤, 당시 외과 수련의였던 리클린 박사는 마침 숙직을 하게 되었다.

그날 한밤중에 이 부인환자가 그의 숙직실 문을 두드렸다. 부인은 그에게 간곡하게 내보내 주기를 부탁했다. 자기는 환자가 아니라고 했다. 그러면서 골치가 아프게 된 까닭을 설명하고 자기가 조금은 그 증세를 과장했다는 것을 고백했다.

리클린 박사는 진찰소견과 검사소견을 두루 살펴보고 이 환자의 두통은 전환장애(히스테리성)에서 오는 것임을 확신할 수 있었고, 도무지 머리를 열어 뇌를 들여다보는 큰 수술을 할 필요가 없는 사람이라고 판단했다. 부인을 앞에 놓고 그는 잠시 망설였다. 교수가 수술을 보류할 리가 없다고 생각했기 때문이다. 그는 마침내 결단을 내려 숙직의宿直醫의 직권으로 부인의 짐을 챙기게 하고 밤중에 집으로 돌려보냈다.

다음 날 수술장에서는 난리가 났다. 머리에 메스를 대고 두개頭蓋 속에서 무슨 덩어리라도 찾아낼 것을 기대했던 외과과장은 이 처사에 펄펄 뛰었다. 주임교수가 왕권처럼 군림하던 유럽인지라 수련 의사의 단독적인 '환자 방면放免'은 대역죄大逆罪에 해당할 만하다. 그는 다음 날로 보따리를 싸서 그곳을 나왔지만 이것이 오히려 그로 하여금 훌륭한 분석의가 될 수 있었던 계기가 되었다.

병의 심리적인 요인을 거의 모르고 무엇이든지 병의 원인을 신체 여러 기관의 기질적器質的인 장애에 있다고 믿었던 당시의 유럽의학계에서는 충분히 있었을 법한 사건이다.

그러나 외과의사가 수술이라는 전가傳家의 보도寶刀를 아무 때나 마구 사용하면, 정신건강의학과 의사가 무슨 병에나 심리학이라는 기구를 휘두르는 것이 위험한 것과 마찬가지로 필요 없는 곳에 메스를 대는 실수를 저지를 수도 있을 것이다.

심인성 두통에 두개를 여는 수술을 하듯 심인성 소화불량에 복부수술을 하는 엄청난 시행착오가 아주 없으란 법은 없다. 그러므로 정신건강의학과 의사는 환자의 신체적인 조건을, 외과의사는 환자의 심리상태를 아울러 살펴보는 것이 현대 의사들의 현명한 자세이며, 젊은 의사들 가운데 환자의 몸과 마음을 다같이 존중하는 태도가 키워져 가고 있음은 다행한 일이다.

그러나 외과란 눈으로 보고 손으로 만지는 구체적인 현실을 다루고, 정신건강의학과란 눈에 보이지 않고 만져볼 수도 없는 정신이라는 심적心的 현실을 다루는 것이 특징이다. 그리고 각 과 의사의 특기는 그 분야에서는 소홀히 해서도 안 되고 소홀히 할 수도 없는 것이다. 여기서 중요한 것은 외과 의사가 정신건강의학과 의사 흉내를 내고 정신건강의학과 의사가 외과적인 방법을 이용하는 것이 아니라 각자가 자기 영역을 지키면서 상대방의 의견을 귀담아 들을 줄 아는 자세이다.

리클린 박사는 외과에 모반謀反하며 정신건강의학과를 택한 것이 아니라 그 외과과장의 '내가 모든 것을 다 할 줄 안다'는 지나친 권위주의와 독선, 그리고 영웅심리에 대항했던 것이다.

## 육체는 마음보다 정직하다 – 심인성 성기능 장애

결혼을 하고 몇 년이 지났는데 아기가 없는 것이 아무래도 남자가 제 구실을 못하기 때문임이 분명하니 진찰해 달라고 오는 사람들이 있다. 대개는 비뇨기과에서 진찰을 받고 성기관性器官에는 이상이 없다는 확인을 받은 뒤 정신건강의학과의 문을 두드리게 된다. 신경계통의 장애란 이 경우 극히 적은 편이므로 대부분은 심리적인 원인에서 생기는 성불능증性不能症이고 이것이 정신생리성 비뇨기계 장애의 큰 부분을 차지하는 병이다.

때로는 부인의 가족 측에서 남자가 본래부터 병신인데 속아서 결혼했다고 가정법원에 제소해 놓고, 피고인처럼 쩔쩔매는 남편을 억센 황소 같은 마누라가 그의 부모와 함께 끌고 오는 광경도 목격된다. 이런 경우 남자는 아기를 낳는 도구에 불과하며 결혼이 오직 씨앗을 받아내는 계약에 불과한 것인가 하는 한심한 생각이 들게 된다.

결혼하지 않은 청년들이 술을 마시고 친구들과 함께 창녀촌에 갔다가 성기가 발기되지 않아 고민하는 경우는 흔히 있는 일이다. 이들은 자기가 아기를 못 낳는 불구자가 되면 어떻게 하나 전전긍긍하지만 그들은 결코 불구자가 아니다. 심리적인 불안 때문에 일시적으로 몸이 말을 안 들었을 뿐이다. 순결을 버리는 것에 대한 저항, 부도덕한 일을 하고 있다는 자책감, 혹시 누구에게 들키면 어떻게 하나, 병이 옮진 않을까 하는 공포감이 있기 때문에 신체도 그 기능을 순조롭게 발휘하지 못하게 되는 것이다. 게다가 술이란 많이 마시면 성기능을 일시적으로 약화시킨다. 결혼 전의 성관계, 그리고 배우자 이외의 여자와 관계를 맺을 때도 은연중에 움트는 자책감이 신체기능에 브레이크를 걸어 잘못된 행동을 포기하지 않을 수 없게 한다.

그런 불안이나 공포감, 자책감을 직접 의식하지 못하더라도 무의식적인 감정이 생리기능에 영향을 주기 때문에 인간의 육체란 그 사람의 생각보다도 훨씬 정직하다.

심리적 원인에 의한 성불능증은 선택적인 특징이 있다. 다시 말해서 부인과는 원만하게 성관계가 이루어지나 직업적인 여성과는 안 된다든지 또는 그 반대의 경우라든지 가장 사랑하는 여자일수록 성교가 되지 않는다든지 한다. 물론 정확한 판단은 비뇨기과의 검사와 신경과의 진찰을 거치고 나서 이상이 없을 때 정신건강의학과의 면담을 통해서 내려질 수 있다.

환자들은 흔히 한 번 성교에 실패하면 다음번에도 또 그렇게 되지 않을까 겁을 내기 때문에 이것이 오히려 자연스러운 생리기능을 막는 원인이 된다. 또한 성급하게 몇 번씩 시험해 보려고 하기 때문에 오히려 마음이 긴장되어 더욱 실패를 재촉하는 결과가 된다. 그러므로 의사 처방을 무시하고 약효가 증명되지 않은 '강정제'强精劑를 쓴다든지 여러 번 시험을 해본다든지 하는 것은 이런 종류의 성불능증의 치료에는 금물이다. 마음을 놓고 당분간 성관계를 맺지 말고 내버려 두어야 한다. 어느 날 홀연히 사랑의 마음이 자기도 모르게 사랑의 행위를 하게 하였을 때 그는 성공할 것이며 그의 부질없는 근심은 없어질 것이다. 정신건강의학과 의사와의 대화를 통해서 환자의 성급한 마음부터 고칠 필요가 있다. 배우자의 마음가짐과 협조 또한 매우 중요하다.

남녀 간의 성관계는 상대를 지배하며 소유하는 권력의 수단이 아니라 사랑의 표현이다. 한 인간의 몸과 마음을 전체로써 사랑하지 않는 사람 사이의 성관계가 원만해지리라고 기대할 수는 없다. 그러므로 남자뿐 아니라 상대방인 여성 자신도 남자를 원망하기만 할 것이 아니라 그녀 자신의 사랑하는 마음 어딘가에 금이 가 있지는 않은지 살펴보는 것이 중요하다.

## 여성의 생리와 심리

1924년 후로베니우스의 저서에 소개된 한 에티오피아 여인의 말, 헝가리의 신화학자神話學者 칼 케레니가 27년 뒤에 『신성한 소녀』라는 글의 서문에서 그 말을 인용했다.

> "여성이 무엇인지를 남성이 어떻게 알 수 있는가. 여성의 삶은 남성과는 전혀 다른 것이다. 이미 신이 그렇게 창조했다. 남성은 할례割禮의 시기부터 조락凋落의 시기에 이르기까지 항상 마찬가지이다. 그는 처음으로 여성을 찾기 전이나 후나 똑같다. 그러나 첫사랑을 맛본 날 여성의 삶은 두 갈래로 나누어진다. 그날 그녀는 다른 사람이 된다. 남성은 첫사랑 뒤에도 그전과 다름이 없다……."

여성은 어머니가 된다는 것이다. 그리고 그 변화를 남성들은 알 까닭이 없다는 것이다.

"나는 30년째 내 아내와 살고 있소. 내가 그녀를 얼마나 알고 있는가 묻는다면 나는 아무것도 모른다고 대답할 수밖에 없소." 어느 정신의학자의 말이다. 남성들은 곧잘 여성을 이해하고 있다고 믿는다. 그러나 그가 정말로 이해하고 있는지 또는 여성에 관한 자기의 환상에 도취되어 있는지는 아무도 모른다.

남성과 여성은 태어날 때부터 몸의 구조와 생리적인 기능이 다르듯 심리적인 특징도 다르다. 여성에게는 남성의 생식기가 없기 때문에 열등의식을 느낄 것이라는 프로이트의 말은 어디까지나 19세기 말의 남성들의 편견을 대변한 것이었다. '다르다'는 말은 결코 누가 더 잘나고 못나고 하는 가치평가가 아니다.

그런데 시대마다, 가정마다 또는 어떤 문화권마다 남녀에 대한 집단적인 편견이 심하게 지배하는 경우가 있고 그 때문에 한 개인의 타고난 성에 알맞은 자연스러운 발전이 장애를 받게 되는 경우가 있다. 이를테면 여성이 여성으로 태어난 것이 싫어서 남성처럼 되려고 하는 나머지 여성의 본능마저도 억압하려 들면 생리적으로도 여러 가지 불쾌한 증상이 일어난다. 월경이란 성숙한 여성의 표징表徵인데도 이런 사람들은 자기에게 월경이 있다는 것을 미워하게 되며 이것은 월경주기가 불규칙해지거나 월경 때마다 허리가 아프다든지 짜증을 낸다든지 하는 생리적 · 심리적 장애를 나타내는 원인 중의 하나가 된다.

사랑에 있어서도 자연스러워질 수가 없다. 남편과 경쟁을 하게 되며 남편을 권력으로 휘어잡고 지배하려고 하기 때문에 성관계도 사랑의 표시이기보다는 그런 목적으로 행사하게 되고 결국 그 대가를 '불감증'으로 지불받게 된다. 불감증이란 남편에 대한 증오감의 표시라고도 설명되며 어떤 사람은 자기가 불감증이라는 말을 넌지시 내비침으로써 남편의 접근을 막거나 기를 꺾어 복수를 자행한다.

또한 어머니가 되는 것을 싫어하며 임신에 대한 혐오감을 갖게 되면, 유달리 임신 초기의 구토증 같은 것이 심해지는 경우가 있다. 아이를 낳은 뒤에도 아이에 대하여 불안해하고 사랑과 미움의 심한 갈등 속에 빠진다. 어린애를 갖고 싶은 사람 또는 갖는 것을 두려워하는 사람들 —무의식을 보면 어느 경우나 종이 한 장 차이이지만—이 임신도 되지 않았는데 월경이 없어지고 어떤 때는 꼭 임신한 사람처럼 입덧이 생겨 괴로워하고 심지어는 배가 불러 오는 상상임신想像姙娠도 가끔 생긴다.

아기를 갖는 것을 두려워하고 고통 없는 제왕절개를 선호하는 시대에 저 에티오피아 여인의 아기를 갖는 어머니의 위대한 체험도 그 의미가 희박해졌다. 산고産苦를 모르는 에덴의 낙원에서처럼 영원한 소녀이고자 하는 여인들이 많아진 시대에 대지大地인 어머니의 크나큰 인종忍從의 미덕을 다시금 현대로 불러 그를 찬양해야 할 것인가, 아니면 그 에티오피아 여인의 여성론을 수정해야 할 것인가.

## '신경성 식욕부진증' – 섭식장애

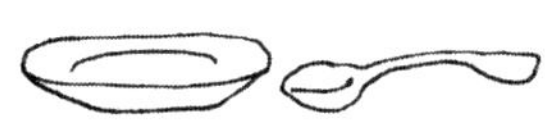

묘령의 소녀에게서 볼 수 있는 신경성 식욕부진증은 한마디로 '밥을 안 먹는 병'이다. 밥만 보면 구역질이 나고 냄새만 맡아도 싫다고 입에 대지 않다가 보면 체중이 극도로 감소되고 이제까지 있던 월경이 없어진다. 환자는 과일이나 주스, 우유 또는 비스킷 같은 것은 가끔 입에 대지만 몰래 자기식대로 챙겨 먹으니 치료진조차도 무엇을 어떻게 먹었는지 알기 어렵다.

피골이 상접할 정도로 바짝 마른 몸매, 그러나 눈은 빛나고 목소리는 또랑또랑해서 어디서 저런 힘이 나오는가 싶을 정도이고, 나는 아무렇지도 않은데 남들이 자기를 두고 왜들 야단인지 모르겠다는 표정이다.

그러니 고쳐야겠다는 생각도 별로 없고 병원에 가라 하니 가준다는 식이다. 대개 머리가 좋고 똑똑하지만 생활양식에 어딘가 독특한 데가 있고 그 독특한 생활을 즐기고 있다.

자기식대로 살라고 내버려 두면 좋을 것 같지만 그냥 두면 영양실조로 죽어 버릴 위험이 있고 병원에 오는 것은 대개 병이 상당히 진행되어 신체적으로도 위험할 정도로 쇠약한 상태가 되고 난 다음이다.

가족관계를 물어보면 보통 어머니와의 관계가 좋지 않은 경우가 많다. 뚱뚱한 어머니와 비슷해지지 않기 위해서 밥을 안 먹고 날씬해지려는 소녀도 있고, 어머니가 너무 모성 본능을 발휘해서 자신의 건강에 대하여 염려하므로 여기에 반항하는 의미에서 밥을 안 먹고 이상하게 지적인 것에만 골몰하는 경우도 있다. 환자들은 또한 성적으로 성숙하지 못하여 이성과의 관계가 좋지 않은 경우가 많다.

이 병의 원인은 한 가지가 아니기 때문에 이상의 묘사만으로 병의 특징이 모두 설명되는 것은 아니다. 해리성(전환) 장애, 우울장애, 성격장애, 때로는 조현병(정신분열증)이 이러한 증상의 밑바닥에 깔려 있는 경우도 있다. 그러므로 치료 성과는 서로 다르다. 사춘기에 뚱뚱해지는 것이 싫어서 일시적으로 밥을 안 먹는 수가 있으나 그렇다고 해서 이것이 모두 병적이라고 할 수는 없다. 큰 사고를 겪은 뒤, 외과수술 뒤, 가까운 사람이 죽었을 때와 같이 괴로운 일을 겪고 나서 폭식하여 비만증이 생기는 경우가 있어 신경성 식욕부진증, 신경성 폭식증과 함께 섭식장애의 범주에 포함된다.

배가 터지도록 먹어 대는 폭식증의 경우가 있다. 먹고 싶어 먹는다기보다는 강박적으로 닥치는 대로 먹어 치우는데 실컷 먹고 나서는 배가 아프다고 뒹굴기도 하고 다 토해 버리기도 한다. 마음이 불안해지면 그것을 직면하지 않으려고 공연히 군것질을 하게 되는 것이다.

신경성 식욕부진증은 정상 체중의 15% 이상의 체중감소를 지속하고, 살찌게 하는 음식을 피하고 일부러 토해 내거나 설사약, 과도한 운동, 식욕 억제제, 이뇨제를 사 먹음으로써 체중을 감소시킬 때, 또한 뚱뚱해지는 것에 대한 공포감이 있고 뇌의 시상하부視床下部—뇌하수체—생식선 축을 포함하는 내분비장애가 광범위하게 일어나서 여성에게서는 월경이 없어지고 남성에게서는 성적 흥미와 정력 상실이 나타날 때 그 진단을 내릴 수 있다. 내분비계의 검사를 하면 성장호르몬과 코티졸 수치가 상승되고 갑상선 호르몬의 대사변화, 인슐린 분비 이상을 확인할 수 있으나 정상소견일 때도 있다. 피골이 상접한 겉모습과는 달리 혈중 단백이 약간 떨어진 경우가 간혹 있을 뿐 위장에도 이상이 없다.

신경성 식욕부진증은 대개 신체가 쇠약한 상태에 있으므로 병원에 입원해서 우선 몸을 건강히 하도록 해야 한다. 의사와 간호사가 수시로 돌보아 줄 수 있는 곳이 좋고 식사에 관해서는 특히 주의해서 될 수 있는 대로 먹도록 용기를 주는 것이 좋겠으나 강요하거나 지나친 간섭이 되지 않도록 조심할 필요가 있다. 가족적인 분위기를 가진 이른바 치료적 공동체로서의 병원이 이 병의 치료에는 적합하다.

꾸준히 치료하면 월경도 돌아오고 체중도 정상이 되지만 어떤 경우에는 환자 자신이 고치고자 하는 의욕이 없어 안타깝게도 치료가 중단되는 경우가 있다.

## 마음에서 오는 몸의 병과 그 치료

마음에서 오는 몸의 병— 이른바 정신생리성 장애는 지금까지 말한 경우 말고도 수없이 많다. 마음은 위장, 폐, 근筋, 골骨, 비뇨생식기, 피부, 호르몬계, 눈, 머리카락에 이르기까지 우리 몸의 모든 기능에 영향을 주기 때문이다. 기관지천식, 류머티스성 관절염, 고혈압, 심장의 관상동맥경화증, 신경성 피부염, 갑상선기능항진증, 당뇨병, 심지어는 머리카락이 군데군데 무더기로 빠지는 원형圓形탈모증, 가려움증, 두드러기에 이르기까지 마음속의 불안이나 불만은 마치 게릴라 부대처럼 우리 육체의 이곳저곳에 불을 질러 놓고는 속절없이 도망쳐 버린다.

아무리 기계를 동원해서 과학적인 검사를 해도 이 마음속의 게릴라는 붙잡히지 않는다. 그것은 오직 심리전을 써야만 붙잡을 수 있다. 마음에서 오는 병에는 마음의 치료, 곧 정신요법이 무엇보다도 필요하다.

그러나 '정신생리성 장애'에는 마음의 영향이 그 병을 일으키는 데 큰 역할을 하기는 하지만 마음 이외의 다른 원인이 같이 작용하는 경우가 있다. 위에 말한 병들 가운데 몇 가지는 여기에 해당된다. 이 병이 진행되면 대개 십이지장, 기관지나 동맥, 관절 그리고 호르몬 분비에 눈으로 볼 수 있는 변화를 일으키므로 이렇게 변화를 일으킨 병은 그 병을 맡고 있는 내과나 외과 또는 피부과 등 각 과의 전문의가 맡아서 치료하는 것이 원칙이다. 다만 그 전문의는 환자의 마음까지도 치료할 수는 없으므로 감정적인 문제가 환자의 병을 악화시킨다고 생각될 때는 정신요법을 하는 정신건강의학과 의사의 협조를 얻어 함께 치료하는 것이 좋다.

또한 병 가운데에는 처음에는 전혀 다른 원인으로 생긴 병이지만 마음을 쓰기 때문에 병이 악화되는 경우가 있다. 이 경우에도 정신요법과 그 해당 과의 전문적인 치료를 같이 하는 것이 좋다.

마음의 치료— 정신요법을 본격적으로 해야 하는 것은 내과나 외과에서 병이 없다고 말하는 경우, 다시 말해 검사나 진찰소견에 전혀 이상이 없지만 환자가 고통을 호소하는 병으로 순수한 생리적인 기능의 이상이 있을 때이다. 고통을 약하게 하기 위하여 불안을 없애는 항불안제를 쓰거나 증세를 없애는 그 밖의 약을 쓰는 경우도 있으나 어디까지나 중심이 되는 치료는 정신요법이라 할 수 있다.

앞에서도 말한 바와 같이 마음에서 오는 병이라고 해서 그 환자가 무엇이 원인인지를 반드시 알고 있는 것은 아니다. 따라서 별로 신경을 쓴 일도 없는데 아프다고 말하는 환자들이 많이 있을 수 있다. 환자도 모르는 감정이 신체의 증상으로 표현된 것이 이 병의 특징이니 이것은 오히려 당연하다. "마음에서 온 병이면 네가 네 마음을 고쳐먹으면 되지 않느냐. 정신건강의학과에는 왜 가느냐" 하는 말은 잘못된 말이다.

우리의 마음속에는 우리도 미처 모르고 있는 마음이 숨어 있다는 것을 알아야 한다. 이런 '복면의 사나이' 같은 정체 모를 마음을 어둠 속에 놓아 두고 아무리 자기의 의식된 마음만 고쳐먹는다고 해서 병이 낫는 것은 아니다. 오히려 자기 식대로 자기 자신을 치료하다 보면 만성 환자가 되기 쉽다.

정신요법이란 바로 환자도 미처 알지 못하던 마음속의 문제들을 하나둘씩 풀어나가는 특수한 치료법이라 할 수 있다.

### 불면증의 원인과 치료

밤을 새워가며 고민해 보지 못한 사람은 인생에 관하여 말할 자격이 없다고 괴테가 말했던가. 누구나 걱정거리가 있을 때, 긴장할 때, 커다란 계획을 앞에 놓고 그것을 시작하고자 할 때 곧잘 잠을 못 이루기 마련이다. 그러한 것을 정신건강의학에서 병이라고 하지는 않는다.

그러나 오늘날 인생을 위하여 밤을 새우는 사람들은 날로 줄어들고 거의 모든 사람들이 잠이 안 오면 어떻게 하나 하는 불면공포증에 걸려 있다. 또 아무 생각 없이 그저 잠자기 위해 수면제와 신경안정제를 마치 밤의 망각으로 달려가는 통근열차의 차표를 끊듯 버릇처럼 복용하는 사람들이 많다. 이것은 사람들의 마음이 그만큼 좁아진 탓이기도 하고 시간에 얽매인 채 실적과 능률을 강조하는 현대사회의 각박한 조건 때문이기도 하다.

어쨌거나 인생에 도움이 되는 유익한 고민을 하는 것도 아니고 인류에게 큰 공헌을 할 만한 커다란 발견을 하지도 못하면서 그야말로 온갖 쓸데없는 잡생각에 하룻밤을 뜬눈으로 새우는 진짜 불면증 환자에게 잠 안 오는 밤이란 괴로운 것이다.

그러나 잠을 잘 자면서 한잠도 못 잤다고 생각하는 사람도 있으니 불면증의 진단이란 그리 간단한 것이 아니고 여기에도 여러 가지 종류가 있다.

어떤 사람은 이렇게 말한다. "어젯밤엔 어수선한 꿈만 꾸고 잠 한 잠 못 잤다." 이것은 모순이다. 꿈을 꾸었으면 잠을 잔 것이 틀림없는데 못 잤다고 하니 말이다.

대개 우리나라 사람들은 꿈을 많이 꾸면 좋지 않고 꿈을 꾸지 않아야 잘 잤다고 생각한다. 이것은 비과학적인 생각이고 여기에는 다소 원시 민족들의 생각이 남아 있다. 꿈에 일어난 것을 현실처럼 생각하기 때문이다. 그러니 그렇게 보면 밤새도록 꿈만 꾸면 못 잔 것이나 다름없다는 잘못된 생각을 가지게 된다.

그러나 과학적인 관찰에 의하면 우리는 결코 밤새도록 꿈을 꾸는 것이 아니고 꿈을 꾸는 시간이 우리의 생각처럼 긴 것도 아니다. 또한 꿈은 결코 몸에 해로운 것이 아니다.

수면과 꿈에 대하여 연구하는 사람들은 수면의 종류를 둘로 나눈다. 하나는 안구를 빨리 움직이는 수면인 소위 '렘'(REM)수면이고, 다른 하나는 안구를 움직이지 않는 수면(NON-REM)이다. 주로 렘수면이 생생한 꿈을 꾸는 것과 관계가 있다고 생각하는데 이때는 톱니 같은 모양의 뇌파腦波가 나타난다. 어떤 학자는 자고 있는 사람에게 이 렘수면을 못 하게 자주 깨웠더니 정신장애가 생겼다는 보고를 하기도 했다.

환자 가운데는 잠만 자면 불안한 꿈을 꾼다는 사람이 있으나 정말 그런지는 의문이다. 필자가 그런 사람의 꿈을 기록하도록 해서 관찰한 바로는 한 달 동안 꾼 꿈의 3분의 1 정도만이 불안한 꿈이었다. 사람들이 지레짐작을 해서 오히려 병을 불러들이는 경우가 많은 것이다.

잠을 자는데도 하나도 못 잤다고 하는 사람 가운데는 불면증이 거의 신조처럼 되어, 얼굴에 붓으로 동그라미를 그리는 것도 모르고 잤으면서도 결코 자기 생각을 굽히지 않는 이들이 있다. 또 잠들기가 어려워 엎치락뒤치락하면서 고생하는 사람이 있는가 하면, 잠은 잘 드는데 새벽같이 깨어나 도저히 푹 잘 수가 없는 사람도 있다.

불면증은 우울증, 불안신경증, 심신장애, 그 밖의 정신병 또는 몸이 불편할 때, 환경에 적응이 어려운 상황이나 긴장상태 등 여러 경우에 그 증상으로 나타난다. 그러므로 마음대로 수면제를 사서 남용한다든지, 매일 밤 술을 마신다든지 또는 일부러 무리한 운동을 해서 몸을 지치게 만드는 등 공연히 몸을 혹사할 게 아니라 정신건강의학과 전문의사의 진단을 받아 침착하게 그 원인을 찾아 고치도록 해야 한다.

알코올은 진정제나 마찬가지인데 처음에는 잠들기 쉬운 듯해서 수면제 대신에 쓴다고 하지만 사실은 수면시간을 단축시키는 작용을 하므로 일찍 깨어나게 된다. 술은 수면제 대신이 될 수 없고 불면증에 오히려 해롭다. 잠 자기 직전의 운동은 오히려 잠을 내쫓는다.

잠이 안 오면 자고자 하는 노력을 버릴 필요가 있다. 불면증 환자는 자고자 노력하고 불면공포를 가지고 있기 때문에 잠이 들 수가 없다. 왜냐하면 자기가 현재 잠들 것인가 아닌가를 예리하게 관찰하고 있기 때문에 잠들려는 순간 깜짝 놀라서 깨어나게 된다. 불면증 여부를 감시하는 마음을 없애려면 거꾸로 자지 않으려는 노력을 할 필요가 있다. 그렇다고 잠이 안 오니 할 수 없다고 포기하고 불을 켜 놓고 책을 읽으면 정신이 또렷해져서 완전히 잠을 못 자게 된다. 불을 켜지 말고 가만히 누운 채 조금 전에 꾼 꿈을 생각해 내려고 시도해보거나 무거운 눈꺼풀을 억지로라도 떠 보고 복식호흡을 하면서 조금이라도 깨어 있으려는 마음을 가지는 데 주의를 집중하면 어느새 잠들게 된다. 잠이 드는지 들지 않는지를 살피는 마음속의 파수꾼이 없기 때문이다.

습관성이 없는 수면제란 거의 없다고 생각할 필요가 있다. 자연 수면을 하면 그보다 더 좋은 것은 없지 않은가.

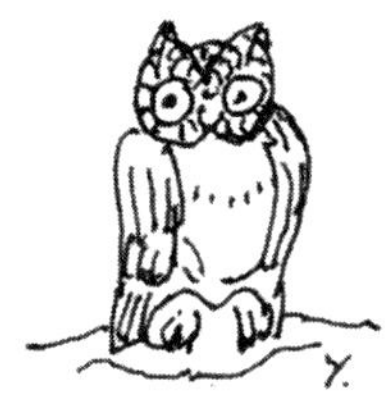

# 마음의 병은
# 마음으로 고친다

## 정신요법은 언제부터 있었나

신라 시대의 이야기이다. 헌덕왕憲德王 14년, 그러니까 서기 822년경 각간角干 벼슬에 있는 충공忠恭이라는 사람이 지금으로 말하면 공무원 채용시험을 감독하고 사람을 뽑은 뒤에 병이 들었다. 의사를 불러 진찰을 시키니 의관醫官이 말하기를 "이 병은 심장에 들었으므로 오직 용치탕龍齒湯을 써야 한다"고 말했다. 그러나 충공은 3주간의 휴가를 받고 집에 들어앉아 일절 손님을 만나지 않았다. 이때 녹진祿眞이라는 젊은 관리가 충공을 찾아가 만나 주기를 간청하여 겨우 허락을 맡고 대면하게 되었다. 녹진은 물었다. "귀한 몸이 편안치 못하다 함을 들었사온데 아침 일찍부터 저녁 늦게까지 정사政事를 파하지 않고 일하였으므로 감기의 범람을 입고 혈기가 실조되어 신체가 불편한 것이 아닙니까?" 충공은 "그런 정도에 이른 것이 아니고 다만 어지럽고 답답하여 정신이 불쾌할 따름이오"라고 했다. 녹진은 말하기를 "그러면 공의 병환은 다만 약을 쓸 필요도 없고 침이나 뜸을 할 필요도 없습니다. 가히 지극한 말과 고상한 논리로 병 집을 쳐부숴야 하겠습니다. 공은 나의 말을 들어주시겠습니까?" 하며 사람을 공정하게 뽑는 일에 관해 일장의 정론正論을 폈다.

이야기를 듣고 각간 충공은 감동을 받았다. 그는 의관醫官을 사양하여 돌려보낸 다음 곧 가마를 타고 궁성으로 들어가서 왕을 배알하자 왕이 묻기를 "경卿은 요즈음 약을 먹는다고 하더니 어찌하여 왔는가" 했다. 충공이 대답하기를 "신이 녹진의 말을 듣자오니 약석藥石과 같았습니다. 어찌 용치탕을 마시고 있겠나이까?" 하며 녹진이 한 말을 왕에게 이르니 왕이 무척 기뻐했다.

이것은 『삼국사기』三國史記 권45 열전列傳에 나오는, 지금으로부터 약 1,200년 전의 이야기이다.

녹진은 우울증에 걸린 충공의 병을 약물요법이 아닌 지언고론至言高論, 곧 일종의 정신요법으로 고친 사람이다.

우리나라의 『동의보감』東醫寶鑑을 보면 중국 고대의 사례가 나오는데 오늘날 서양에서 유행하고 있는 행동요법이나 음악요법, 심리극 같은 정신요법이 이미 중국 금(金), 원元, 명明 대에 실시되고 있는 것을 볼 수 있다. 고대 그리스에도 곧잘 음악, 연극이 치료에 동원되었고 책을 읽게 하고 토론을 한다든지 꿈을 보고 치료하는 등 그 나름대로의 정신 요법을 시험해 보았음을 역사는 말해 주고 있다. 정신병에 듣는 약을 발명하고 물리요법이 발달된 것이 근대의 일이라면 정신요법의 역사는 실로 인간의 역사와 함께 시작되었다고 해도 과언이 아니다.

정신요법은 그동안 그 방법이나 이론이 많이 발달하여 정신건강의학의 특수한 치료법으로 등장하게 되었다. 그러나 마음의 병을 약이나 그 밖의 방법에 의지하지 않고 마음으로 고친다는 점에서는 예나 지금이나 다를 것이 없다.

이미 여러 차례 언급한 대로 사람들은 곧잘 말한다. "네 마음은 네가 더 잘 알지 누가 아느냐. 너만 마음을 고쳐먹으면 되지 않느냐"고. 그러나 사람들이 마음을 고쳐먹음으로써 해결될 수 있는 문제라면 그는 병이 들지도 않았을 것이다. 마음의 병이란 바로 나의 마음을 나도 모르며, 내가 내 마음을 어쩔 수 없는 데서 생기는 것이다. 따라서 내가 나의 마음을 알기 위해서는 나를 비추어 볼 수 있는 하나의 거울이 필요하다. 정신요법 전문가는 바로 이러한 거울의 역할을 하는 사람이며, 그와의 대화를 통해서 환자는 자기의 모습을 바로 볼 수 있는 것이다.

## 정신요법은 자신의 문제점을 깨닫는 과정이다

### 정신요법의 대상과 방법

정신요법은 아무 때나 하는 것이 아니고 정신요법으로 무슨 병이나 다 고치는 것도 아니다.

정신치료자의 가까운 친척이나 친구는 맡지 않는 것이 원칙이다. 환자의 문제를 객관적으로 보기 어렵기 때문이다. 물론 예외도 있을 수 있다. 뇌에 이상이 있으면서 정신장애를 일으킨 경우에는 우선 뇌의 이상부터 치료한다. 조현병이나 양극성 기분장애 같은 정신병에도 정신요법을 하지만 약물요법이나 그 밖의 정신건강의학과 치료를 겸하며, 정신요법의 방법도 정규적인 정신요법과는 다르다. 신경증적 장애, 곧 노이로제에는 원칙적으로 정신요법이 바람직하다. 그러나 증상이 아주 심해서 자기 마음을 생각할 여유가 없을 때에는 잠시 약을 같이 쓸 수도 있다.

정신생리성 장애, 다시 말해서 '마음에서 오는 몸의 병'일 경우 내장의 기질적인 변화가 안 보일 때에는 역시 정신요법을 받는 것이 좋다. 물론 이때도 약을 같이 쓸 수 있으나 쓰더라도 증세를 완화시켜서 정신요법에 도움을 주는 한도 안에서만 쓰는 것이 원칙이다.

정신요법에는 여러 가지 방법이 있고 그 목표도 학파에 따라 서로 다르다. 그러니까 치료 대상도 치료하는 사람의 능력과 입장에 따라 넓어지기도 하고 좁아지기도 하는 법이다.

정신요법을 받기로 마음먹으면 자신의 치료자로 선택된 사람과 구체적인 사항을 의논해서 결정한다. 어디서 언제 얼마나 자주 만날 것인가, 시간당 치료비를 어느 정도로 하느냐 하는 문제이다. 치료 시간은 어느 학파에서나 대개 45분에서 60분 사이이고 횟수는 거의 매일 하는 정신분석학파를 제외하면 1주에 한 번에서 세 번이 보통이나 이것 역시 환자의 상태에 따라 다르고 경과에 따라 바꾸어 나가기 때문에 꼭 절대적인 것은 아니다.

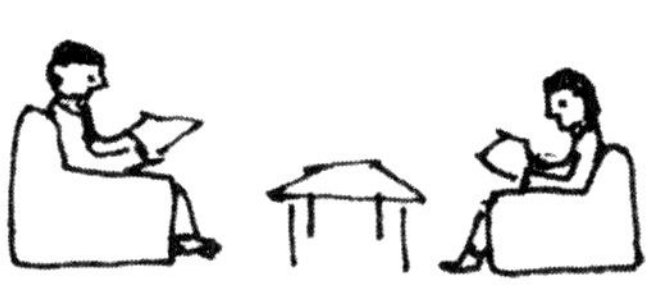

정신요법은 어떻게 하는 것이냐는 질문을 곧잘 받는다. 이렇게 함께 앉아서 대화를 나누는 것이라고 나는 말한다. 정통적인 프로이트의 정신분석학파에서는 아직도 긴 의자에 환자를 편안히 누이고 분석자는 그의 머리맡에 앉아 자유연상自由聯想을 시키지만 융의 분석심리학파나 실존분석학파, 그 밖의 다른 통찰치료학파에서는 그냥 마주 앉아 이야기한다. 얼마 동안 받으면 되느냐 하는 질문도 자주 받는데 의사는 점쟁이가 아니니까 꼭 기간을 미리 정할 수는 없다. 같은 노이로제라 할지라도 어떤 사람은 2, 3회의 면담으로 증세가 없어지고 어떤 사람은 3개월 이상, 때로는 여러 해를 필요로 한다. 치료의 목표를 사회적응이나 증세소실消失에 둔다면 치료기간은 비교적 짧아질 것이고, 성격의 근본적인 변화를 목적으로 한다면 상당히 길어진다. 정신요법은 자기의 문제점을 깨달아 가는 과정이므로 달콤한 밀월여행이기보다는 때때로 고행의 가시밭길이다. 두어 달 해보고 낫지 않는다고 그만두지 말고 계속 꾸준히 할 때 인격의 성숙은 비로소 가능해질 것이다.

## 정신요법의 수련은 왜 필요한가

정신요법 또는 심리요법은 마음으로 마음을 치료하는 정신건강 분야의 중요한 치료법이다.

사람들은 치료자와 말 몇 마디 나누는 것으로 어떻게 골치 아픈 것이 없어지며 말 더듬는 것이 없어지고 얼굴이 붉어지는 것이 사라지는가 의심한다. 그러나 정신요법은 '말'만으로 병을 고치는 것이 아니라 '마음'으로 병을 고치는 방법이다. 언어란 치료자와 환자의 마음을 전달하는 수단일 뿐 목적이 될 수는 없다.

만일에 치료자가 속으로는 그렇게 믿지 않으면서 입으로만 '좋은 말'

을 한다면 그 말은 공허한 말이며 환자의 마음을 울리지 못하게 될 것이다. 만일에 치료자가 자기 자신의 삐뚤어진 성격을 모르면서 환자의 잘못된 마음 자세를 고치려 든다면 그 결과가 어떻게 될 것인가.

치료자가 환자의 마음을 비추어 줄 수 있는 거울이라고 할 때 만일에 이 거울이 맑지 못하고 왜곡되어 있다면, 환자는 자기의 모습을 제대로 볼 수 없게 된다. 따라서 그 치료도 이상한 방향으로 나가게 되어 오히려 환자의 병을 악화시키는 결과를 초래한다. 그러므로 정신요법에서 무엇보다도 중요한 것은 치료자 자신의 마음을 닦는 일이다. 정신요법을 하려면 치료자도 자기의 마음을 비추어 줄 다른 사람의 도움이 필요하다는 것이다.

또한 경험을 쌓지 않고 책만 읽는다고 좋은 의사가 될 수 없는 것과 마찬가지로 정신요법을 제대로 하려면 그 방면의 수련을 쌓지 않으면 안 된다. 경험을 쌓는다는 것은 단지 어떤 사람이 한 가지 일을 다년간 하고 있다는 것만으로는 부족하며 그 경험을 반성하고 깊이 생각하며 자기의 것으로 소화시키는 과정이 있어야 한다. 이것 또한 치료자 혼자서는 할 수 없는 일이며 다른 사람과 토론하고 비판을 받는 일정 기간의 개인지도, 집단지도를 받아야 한다.

주간지, 일간지 등에 버젓이 심리요법의 이름을 도용盜用하여 광고를 하여 그렇지 않아도 방황하는 환자나 그의 가족들을 유혹하고 있는 경우도 있다. 제대로 수련을 받지 않은 채 정신요법을 한다는 사람들을 보면 다만 한심하다는 생각뿐이다.

정신요법은 아무나 하는 것이 아니다. 대학에서 심리학을 공부했다고 정신요법을 할 수 있는 것이 아니다. 정신요법 중에서 정신분석요법은 정신건강의학과 전문의라고 해서 누구나 다 하는 것도 아니다. 다만 정신건강의학과 의사는 4년 동안의 전문의 수련기간에 환자와 의사와의 관계에 관하여 몸소 체험하고 정신요법의 개인 및 집단지도를 받기 때문에 철저한 정신치료를 할 수 있는 최소한의 조건을 갖추게 된다.

그러나 좀 더 심층적인 치료를 하려면 정신건강의학과 전문의 수련 이외에 분석 수련을 각 학파의 규정에 따라 받아야 한다. 무엇보다 공인된 분석가分析家에게 가서 스스로 분석받는 것이 중요하다.

## 치료자는 항상 자신을 들여다보아야 한다 – 교육분석과 정신요법

분석가가 되기 위한 목적으로 실시되는 개인분석을 교육분석이라고도 한다. 해당 학파에서 인정하는 교육분석가에게 다니며 정기적으로 자기의 심리적인 상황에 관한 분석을 받는 것을 말한다.

분석이라는 말을 쓰면 마치 실험실의 화학분석 같이 마음을 기계적으로 파헤치는 것처럼 들릴지 모르지만 융학파의 분석에서는 피분석자가 몰랐던 자기 자신을 하나씩 알아 나감으로써 자기 자신을 풍부하게 하는 것이므로 합성合成이라는 말을 써야 옳을 것이다. 다만 관습에 따라 분석이라 부르고 있을 뿐이다.

프로이트의 정신분석학파, 실존분석학파 또는 융의 분석심리학파 등에서는 분석가를 양성하는 목적으로 모두 철저한 교육분석을 실시하고 있다. 교육분석가란 분석가 가운데서도 경험이 많고 그 학파에서 인정하는 유능한 사람들로 정해져 있다.

분석가가 되려면 교육분석뿐 아니라 지도분석도 받고 각 학파에 속하는 연구소에서 요구하는 시험, 논문, 그 밖의 소정의 과정을 마쳐야 한다. 지도분석이란 지도분석가의 지도를 받아가면서 분석을 하는 것을 말한다. 분석수련은 학파에 따라 그 과정이나 기간이 다소 다르지만 적어도 7년 이상 걸리고 정신건강의학과 전문의 수련과정과는 별개의 특수한 수련이다. 그러므로 분석가의 자격을 갖추지 않은 사람으로부터 받는 지도는 '분석'이라 할 수 없다. '누구에게 분석을 받았다' 또는 '받고 있다'는 등의 말을 하려면 지도하는 사람이 적어도 그 학파에서 인정하는 분석가여야 한다.

교육분석은 정신건강의학과 의사뿐 아니라 다른 분야를 공부한 사람들도 받을 수 있다. 또한 꼭 분석가가 되려는 게 아니고 자기 자신을 알고 인간의 심리, 인간정신의 현상학現象學을 이해하려는 사람들도 자유롭게 받을 수 있다.

정신건강의학과 의사로서 좀 철저한 정신요법을 하려는 사람들은 될 수 있는 대로 개인분석을 받아보는 것이 좋다. 결국 정신치료자는 자기 자신의 정신에 관해서 이해한 만큼 남의 정신도 이해할 수 있으며 또한 자기가 자기를 도울 수 있었던 만큼 남도 도와줄 수 있기 때문이다.

'정신요법'과 '분석'은 넓은 의미에서는 같은 토대 위에 있다. 그러나 분석이란 정신요법 가운데서도 특수한 종류의 것이며 분석가가 실시하는 정신요법을 말한다. 학파에 따라서는 분석과 정신요법이라는 말을 엄격하게 나누어 정통적正統的인 방법을 쓰지 않는 정신요법은 분석이라 부르지 않고 정신분석적 정신요법이라고 하기도 한다. 융학파에서 정신요법이란 오직 분석가에 의한 분석이다. 이것은 환자의 병의 치료법이라기보다 '사람'의 수도修道와 같은 것으로 의료의 한계를 넘는 특수한 대화의 과정이다.

분석가수련을 통해 자신을 보다 더 깊이 알고 피분석자를 더 깊고 넓게 이해할 수 있게 되는 것은 사실이지만 분석가가 되었다고 해서 '완전무결한 치료'를 하는 것은 아니다. '완전무결'이란 치료과정에 존재하지 않는다.

분석가는 만능 의사가 아니고 스스로 그런 착각을 가져서도 안 된다. 생명의 오묘奧妙함을 아는 '마음의 의사'들은 사이비 의료업자들이 곧잘 내거는 '백발백중', '만병통치' 등의 과장된 슬로건을 사용하지 않는다. 우리는 겸허하게 그러나 최선의 방법으로 환자를 도우려 할 뿐이다. 정신치료자의 수련의 목적은, 특히 분석가수련의 경우에 스스로 자기 자신을 들여다볼 수 있는 능력을 갖추는 동시에 항상 자기 자신과 피분석자의 무의식적인 마음을 살피고자 하는 기본 '자세'를 길러 주는 데 있다.

# '정신병'의 특성과 몇 가지 문제

## 환각幻覺

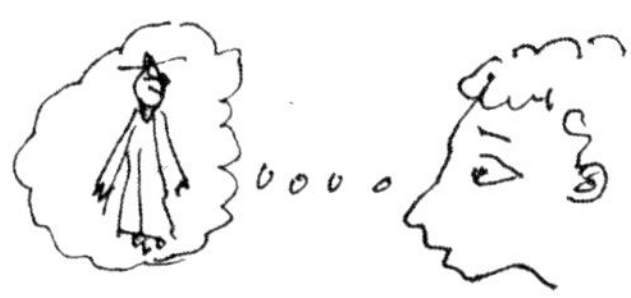

옛날 스위스의 주립정신병원에서 일할 때 입원 환자 중에 유고슬라비아에서 온 한 청년 기술자가 있었다. 그는 급성 조현병(정신분열병)이라는 진단 아래 응급 입원되었다. 내가 방문하여 이 환자를 침대에 누이고 진찰을 하려는데 별안간 눈을 크게 뜨더니 의심스런 눈초리로 문가를 두리번거리다가 침대에서 벌떡 일어나 두 손으로 얼굴을 가리고는 구석진 곳으로 피해 달아나 막무가내로 나오려 하지 않았다. 문가에는 하얀 간호복을 입은 남자 간호사 두 명이 지켜 서 있을 뿐이었다. 그 뒤 환자의 병이 많이 회복되어 그가 나에게 다음과 같은 말을 들려주기까지 나는 그가 왜 그런 행동을 했는지를 알 길이 없었다. "그때 나는 독일인 과학자들이 나를 못살게 군다고 생각했지요. 그들이 최신 발명기계로 나에게 광선을 비추는 것을 보고 얼굴을 가리고 도망쳤던 거죠."

다른 개인 클리닉에서 내가 맡고 있던 환자 중에 이제 막 50이 넘은 아주 오래된 조현병 환자가 있었다. 나무토막을 주워 모아 이리저리 두들겨 맞추어 기상천외한 기계를 만들어 내곤 했다. 그래서 우리는 그가 만일에 르네상스 시대에 태어났더라면 아마 레오나르도 다 빈치만큼 유명한 발명가가 되었을 것이라고 했다.

그의 고민은 아버지였다. 물론 아버지는 오래전에 죽었으나 그는 아버지의 성난 목소리를 들어야 했다. 아버지의 비난의 목소리가 너무나 부당하여 그는 때때로 듣기에도 비통한 목소리로 보이지 않는 아버지를 향하여 항변抗辯하는 것이었다. 병실을 돌아다니다 보면 가끔 그의 닫혀진 방문 안에서 커다란 대화의 목소리를 듣는다. 마치 아버지가 거기에 있는 것처럼.

정신병 환자의 이상한 행동은 그 동기가 밖에 있지 않고 그 사람의 마음속에 있다. 그러므로 다른 사람들은 그가 왜 헛소리를 하며 울고 웃고 하는지를 모른다. 환각도 이런 내적인 동기로 일어나는 지각知覺장애이다. 그의 주변에는 아무것도 없고 아무 소리도 들리지 않는다. 그러나 그의 눈에는 보이는 것이 있고 그의 귀에는 여러 가지 소리들이 들린다.

한자어로 남자 무당을 '격'覡이라 부르는데 옛날 중국어원사전에 보면 격이란 '견귀자야'(見鬼者也, 귀신을 보는 사람)라고 설명하고 있다. 원시 민족의 샤먼들도 신령神靈의 소리를 듣고 신령의 모습을 볼 줄 알아야 그 자격이 있다고 했다. 그래서 그러한 초인적超人的인 능력을 얻기 위해서 에스키모족들은 바위굴 속에 들어가 밥을 굶고 담배즙을 마시며 환상을 보기를 고대했다.

원시종족뿐 아니라 현대의 종교에도 언제나 수도자의 구도체험求道體驗에는 신의 목소리를 듣고 신의 모습을 보는 신비체험이 뒤따른다. 조현병 환자의 환각과 수도자의 종교적 체험을 구별하는 것은 쉬운 일이 아니다. 이 두 가지의 구별은 그 환각의 내용보다도 그 내용을 체험하는 사람이 그것을 어떻게 해석하고 그 해석의 결과가 창조적인 것인가 아닌가 하는 것에 달렸다.

아무도 없는데 귀에서 말소리가 들린다거나 눈에 환영幻影이 보이는 경우란 대개 각종 정신병의 경우이지만 정신병이 아니더라도 환각은 있을 수 있다. 가령 흔히 잠들기 전 또는 깨어날 무렵 허깨비를 보거나 소리를 듣는 수가 있는데 소수의 경우를 제외하면 정상적인 현상으로서 반드시 정신병의 증상은 아니다. 다른 일상생활 중에서는 전혀 이상한 것을 모르지만 심한 정신병으로 귀에서 소리만 들리는 경우가 있다. 정신병이 아닌 노이로제에도 환각이 있을 수 있으며 오랫동안 유폐 생활을 했거나 환각제를 복용한 경우에도 환상幻像을 볼 수 있으므로 그 감별은 정신건강의학과 의사에게 맡기는 것이 좋다.

## 망상妄想

'어두운 골목길을 들어서려는데 웬 검은 그림자가 보여 깜짝 놀란다. 나를 기다리고 있다고 직감한다. 얼른 피해서 큰 길로 나선다. 그 사나이가 뒤쫓아온다. 수사 기관원이라고 생각한다.

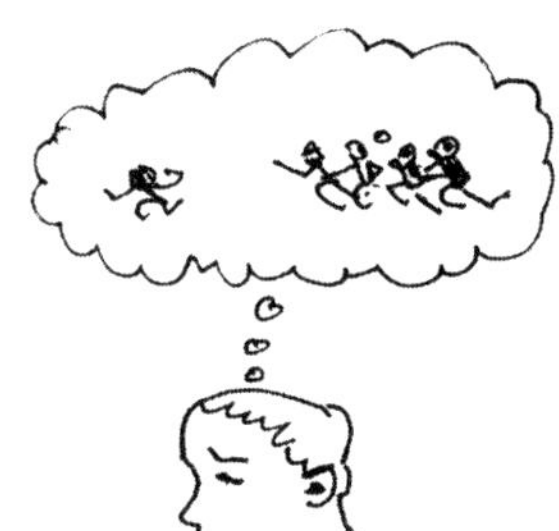

큰 길을 건너가는데 자동차의 경적이 울리는 것이 이상하다. 서로 신호하는 것 같다. 넓은 광장에 사람들이 드문드문 서 있다. 아는 사람이 있는 듯해서 반가워서 다가가니 손을 내민다.

그러나 악수를 하면서 보니 바로 아까 나를 쫓던 사람과 한 패이다. 나는 놀라서 얼른 도망치려 하지만 그 사람은 자꾸 말을 걸어 온다.'

이런 꿈은 환자가 아닌 보통 사람들에게서 흔히 볼 수 있는 내용의 꿈이다. 악몽이라고 할 것까지는 없으나 좀 불안한 꿈이어서 깨고 나면 '아, 꿈이었구나' 하고 안심할 만한 꿈이다. 젊은 남자들에게서는 쫓기고 쫓고 싸우는 꿈이 흔히 있게 마련이다.

그러나 만일에 이런 꿈이 대낮에 종로거리에서 현실적인 체험으로 어떤 사람에게 일어났다고 생각해 보자. 그리고 실제로는 쫓아오는 사람도 없는데 그 사람이 그렇게 느꼈다고 하자. 그러면 그것은 확실히 병적인 현상이 아닐 수 없고 정신병에서 흔히 볼 수 있는 추적망상追跡妄想, 관계關係망상이라고 생각해 볼 수 있다.

그래서 어떤 학자는 정신병이란 보통 사람이 꿈에서 겪는 것을 현실에서 일어나고 있다고 믿는 상태라고 말한다. 정신병이란 누구의 마음에서나 정상적으로 일어나고 있는 생각이나 느낌이 무의식속에만 머물러 있지 않고 그 사람의 의식까지도 지배한 경우라고 설명하는 것이다.

이런 입장에서 본다면 정신병 환자는 보통 사람과 근본적으로 다른 체험을 하고 있는 사람이 아니다. 다만 밤의 환상이 낮의 현실을 대치해 버린 것이 문제이다.

그러나 일단 그렇게 현실을 환상적으로 바꾸어 생각해 버려서 우리가 망상이라고 부를 정도로 그 생각과 믿음이 굳어지면 그것은 아무리 이론적으로 설득을 해도 고쳐지지 않는다. 그러므로 '당신 생각은 틀린 생각'이라고 하면서 하나하나 반증을 들어 고치려 드는 것은 의미가 없고 다른 방법으로 치료하지 않으면 안 된다.

망상이란 조현병을 비롯한 정신병의 한 증상이다. 그러므로 망상만 따로 없애려 할 것이 아니라 정신병 자체를 치료해야 한다. 망상이란 편견, 선입관념과 그 성질은 같은 것이나 이보다 더 그 믿음의 정도가 강한 것이다.

귀신을 믿는 사람들의 미신은 반드시 망상이라 하지 않는다. 그것은 그 사회에 전통적으로 그런 생각이 전해져 내려와서 그 사회집단의 사람이면 누구나 그렇게 생각하게 된 것으로 교육과 계몽으로 바뀔 수 있는 믿음이기 때문이다.

망상에는 여러 종류가 있다. 돈은 많은데도 돈이 한 푼도 없다고 믿는 빈곤貧困망상, 죄도 짓지 않았는데 중죄인이니 죽어 마땅하다고 생각하는 죄악망상, 어떤 남자가 나를 사랑하고 있다고 믿는 애정망상, 또는 정조를 의심하는 부정不貞망상, 누가 내 생각을 알아내어 그것을 신문, 방송에 발표한다고 믿는 사고광보思考廣報, 누가 나를 조종한다는 조종망상 등이 있고 그 밖에도 많다.

망상은 반드시 '쓸데없는 생각'은 아니다. 그 사람이 바로 소화시켜야 할 무의식의 부분을 받아들이지 못할 때 사람들은 흔히 그것을 남에게 투사投射하여 마치 그 책임이 밖에 있는 것처럼 생각하는 법이다.

근대의 역사에서는 전염병이나 천재지변으로 죽은 사람의 수보다 히틀러와 같은 한 사람이 망상에 사로잡힘으로써 무고하게 죽은 사람의 수가 훨씬 더 많다고 이야기한다. 망상의 위험성을 무시할 수 없으며 특히 정치가의 정신위생이 얼마나 중요한가를 생각하지 않을 수 없다.

### 망상장애의 여러 형태 - 의처증, 의부증 포함

망상장애는 주로 망상을 계속 가지고 있으면서 정서나 그 밖의 사고 기능에 지장이 없어 조현병도 아니고 우울증과 같은 정감장애도 아닌, 뇌의 기질적 변화가 뚜렷이 발견되지 않는 정신병 중 제3의 정신병이다. 그리 많은 편은 아니지만 사회 속에 적지 않게 있어서 가끔 윤리적 · 사회적 문제를 일으키기도 한다.

나타나는 망상 내용에 따라 몇 가지 형으로 나누어 볼 수 있다.

#### 피해망상형

가장 흔한 형이다. 대개 한 가지 주된 망상이 있고 다른 것이 모두 이에 체계적으로 연결되어 있다. 누군가가 자기가 잘 되는 것을 막고 있다고 믿으면서 그 증거로 이것저것 작은 일을 크게 과장하여 망상체계에 포함시킨다. 최초의 망상이 생긴 동기를 모르는 사람이 들으면 그럴싸하게 느낄 수도 있다. 망상체계 안에서는 논리성을 유지하기 때문이다.

그러나 그 내세운 증거는 사실 절대적인 의미가 없는 아전인수我田引水격의 것이다. 이 사람들은 곧잘 아무나 고소한다. 그것만이 살 길이라 생각하기 때문이다. 걸핏하면 고소하는 사람, 남을 모함하는 사람 가운데 이런 환자가 있다. 그러나 그렇게 하지 않고 혼자서 고민하고 화내고 때로는 우울해 하는 환자도 있다.

### 신체형

성형수술을 한 뒤 또는 전혀 그런 계기가 없이도 내 코가 잘못되었다, 광대뼈가 나왔다, 아니면 내게서 냄새가 난다, 다른 사람이 다 나만 지나가면 코를 막는다는 등의 망상이다. 냄새가 나지 않아도 그렇게 믿고 고민한다. 각종 질병, 심지어 AIDS(후천성 면역결핍증)에 걸렸다는 망상에 지속적으로 사로잡히기도 한다.

### 질투형 – 소위 '의처증', '의부증'

이 형은 남자에게 더 많다고 한다. 실제로 바람피운 일이 있거나 오해받을 만한 일이 있어 배우자의 정조를 의심하기 시작하는 경우도 있지만 그런 것이 없어도 생길 수 있다. 심리적으로 해석하자면 상대방에 대한 자신의 애정이 불확실해진 때, 자기 자신의 사랑에 대해 의혹이 생길 때 그런 마음을 배우자에게 투사하여 상대를 나무라는 것이다.

그러나 이와 같이 정상 범위에서도 일어날 수 있는 질투가 요지부동한 망상으로 발전하면 모든 것이 의심스럽게 되고 남편이나 부인의 행적 하나하나가 모두 자기의 망상을 증명하는 '증거'가 된다. 생각을 부정不貞한 것에 집중하기 때문에 그 '사실'이 가진 다른 가능성을 전혀 고려하지 않는다. 부정하다는 의심에 대해서 그렇다, 아니다로 설명하고 해명하는 것은 별로 큰 효과가 없다. 지적인 활동이나 다른 생활은 정상적으로 수행하기 때문에 남들은 그런 사실을 모르고 매우 가정적이며 다정한 부부라고 착각한다. 왜냐하면 배우자가 어디를 가든 꼭 전화를 하게 하고 혼자 다니지 못하게 하거나 집에서 나가지 못하게 하기 때문이다.

자기의 질투심의 정도가 좀 지나쳤다고 생각할 만큼 병식이 있다면 망상장애가 아니다. 그럴 경우에는 시간이 지나면서 정상으로 돌아올 수 있다. 그러나 일단 망상이 생기면 치료하지 않으면 좀처럼 회복되기 어렵다.

### 과대망상형

내가 하늘의 소명을 받아 이승에 태어났고 중생을 구제하러 나왔는데 세상 사람이 그것을 아직 모르고 있다. 몇 년 몇 월 며칠에는 세상의 멸망이 온다. 그때 너희가 나를 알아보게 될 것이다라는 등의 과대망상을 일관되게 가지고 있는 사람이다. 비슷한 망상을 가졌거나 무지한 사람들이 하나둘 그를 중심으로 모이면 이상한 사이비 종교 단체를 형성하게 되고 집단자살 같은 끔찍한 일을 저지르게 할 수 있다. 이런 경우 대개 집단의 모든 사람이 같은 과대망상 또는 피해망상을 나누어 가지게 된다.

그 밖에도 유명한 정치권력, 즉 대통령이나 정보기관과 관계를 가지고 있다고 주장한다. 또는 위대한 발명을 할 수 있는 능력을 가지고 있다고 확신한다. 권력기관원을 사칭하는 사람이 곧 망상병이라 할 수는 없고 대개는 인격장애에 해당될 것이지만 그중에는 이런 환자도 있을 것이다.

### 색정광色情狂형

유명한 연예인, 배우, 직장 상사가 나를 무척 사랑하고 있다는 망상에 사로잡혀서 편지하고 전화하고 찾아가고 선물을 하는 등 귀찮게 구는 경우가 있다. 팬들의 성화와는 다르다. 왜냐하면 이 경우는 대개 망상이 아니고 일시적인 유행심리에 빠진 상태이기 때문이다. 그러나 상대방이 자기를 사랑하지도 않는데 사랑하고 있다고 굳게 믿고 일일이 따라다니면서 간섭하고 그 사람의 진짜 애인에게 질투를 느껴 폭행하거나 해치는 등 비합리적인 행동을 하는 경우가 있다. 대개 외톨이로 자기만의 세계 속에서 살아가는 사람들에게 많다.

망상장애는 단지 성격상의 문제가 아니고 치료해야 할 병이다. 신체 상태도 살펴보고 뇌기능도 검사해야 하고 해로운 환경을 떠나 있도록 하기 위해 입원치료가 좋다는 사람도 있으나 본인이 동의한다면 외래로 다니면서 치료할 수도 있다. 일부의 환자에게서는, 항정신병 약물로 망상을 없애고 우울증이 바탕에 있을 경우에는 항우울제와 항정신병 약물을 함께 써서 증상을 해소시킬 수 있다. 그러나 체계적인 망상의 뿌리를 약만으로 완전히 없앨 수 있는 경우는 드물다. 정신치료는 치료자와 환자가 현실 속에 믿을 수 있는 관계를 갖도록 하는 것이 우선 목표가 된다. 정신치료는 당장 망상을 없애는 것을 목표로 하기보다 세상과 대인관계를 보는 환자의 시각을 교정하고 자존심을 유지하면서 보람 있게 사는 길이 무엇인가를 모색하는 것이다.

망상장애 환자의 가족 또는 망상의 대상이 된 사람들이 주의해야 할 일이 있다. 환자가 오해할 만한 말투나 몸짓, 꼬투리를 잡힐 만한 구실을 주지 말라는 것이다. 매사에 조용히, 그러나 분명하게 자기의 의사를 밝히고 그에 따라 행동해야 한다. 질투망상형에서는 남자든 여자든 상대방의 부정을 확신하고 있는데 상대방이 그것을 시인하지 않는 것이 괴롭다고 말한다. 그러면서 사실대로 말해 주면 자기 마음이 편하겠다고 한다. 그 말을 듣고 거짓말로 "당신 말대로 그런 부정한 행동을 했다"고 말하면 문제는 오히려 복잡해진다. 가족 모두가 협조해서 환자를 전문의의 치료에 맡기는 것이 현명하다. 질투망상은 망상장애뿐 아니라 알코올 중독자에게서도 흔히 볼 수 있다. 이때는 무엇보다 술을 끊는 것이 치료가 된다.

### 병식病識 – 자기의 병을 깨닫는 것

정신건강의학과 의사의 어쩔 수 없는 숙명의 하나는 때때로 정신병 환자로부터 병을 고쳐 준다고 오히려 비난을 받아야 한다는 사실이다. 다른 과 환자 같으면 어떻게 해서든지 병을 고쳐 달라고 의사에게 매달릴 것이다. 그러나 정신병 환자는 도무지 자기가 왜 병원에 입원해야 하는지 모른다. 멀쩡한 사람을 병원에 가두었다고 병원과 가족을 비난하고, 약 먹는 것도 거절하고 내보내 달라고 조른다.

피해망상을 가진 사람은 그것이 망상이 아니라 실제로 일어나고 있다고 믿기 때문에 틀림없이 의사도 그 한패가 되어 자기를 가두어 놓고 감시하는 것이라 믿게 된다. 환청幻聽도 환자는 그것을 실제로 누가 밖에서 자기에게 보내는 소리라고 믿으며 결코 병의 증세라고 생각하지 않는다. 조울증의 흥분기에 있는 환자는 할 일이 태산 같은데 내가 여기에서 약 먹고 있을 사람이 아니라고 주장한다. 밖에 몇 억짜리 사업을 시작했고 유명인과 만날 약속을 했는데 하여간 전화라도 좀 하게 해달라고 한다. 그것도 거절되면 병실 안의 환자들에게 장차 설립될 기업체의 영업부장, 섭외부장 등등 부서를 미리 약속하기도 하고 서로 협력할 것을 다짐하는 등 부산하게 움직이며 의사의 치료를 우습게 생각한다.

어려운 치료이기에 온갖 욕설과 비난을 한몸에 맞으며 마치 포화를 뚫고 전진하는 병사처럼 정신건강의학과 의사와 간호사 등 치료팀이 노력한 결과, 그 보답으로 환자들이 입원하고 2~3주 뒤에 제정신이 들어 그가 그의 지난 날을 회상하며 "그때는 왜 그랬는지 모르겠습니다. 그때를 생각하면 꿈만 같습니다. 정신이 나갔었지요"라고 말할 때, 의사는 비로소 하나의 보람을 느낀다. 피땀 어린 정성 뒤에 가을이 오고 여물어 가는 논밭을 길가에서 대견히 바라보는 농부의 심정이라고 할까. 또는 찌푸린 하늘이 트이고 폭우가 걷힌 곳에 한 줄기 햇살과 한 조각 파란 하늘을 바라보는 기분이라고나 할까.

환자가 자기의 병을 깨닫는 것을 병식病識이라 하고 그런 인식 능력이 생겼을 때 병식이 생겼다고 말한다. 이것은 어느 정도 치료가 되었는가를 아는 하나의 지표가 된다. 환자에게 병식이 있는가 없는가, 아직 불충분한가 충분한가, 의사들은 그런 말을 곧잘 한다.

또한 병식이 있는가 없는가 하는 것이 노이로제와 정신병을 구별하는 데 참고가 되기도 한다. 노이로제 환자가 자기의 생각이 충분히 잘못된 것인 줄 알면서도 생각하지 않을 수 없어 고민한다면, 정신병 환자는 자기의 생각이 사실이라고 믿기 때문에 사람을 무서워하거나 망상에 쫓겨 괴로워한다. 물론 정신병의 초기에는 자기의 상태가 보통과는 다르다는 것을 어렴풋이 아는 경우가 있으므로 노이로제와 정신병의 구별을 병식 하나만으로 할 수는 없고 전체적으로 비교해야 한다.

"내 병은 조현병(정신분열증)입니다—." 이렇게 대답하는 환자가 있지만 이런 말은 결코 그의 병식을 증명하지 않는다. 남에게서 들은 말을 옮겼을 뿐 깨달은 것은 아니다. 정신요법을 하는 가운데도 가끔 이런 가짜 병식을 나타내는 경우가 있다. 자기의 심리학적 문제점을 하나하나 열거하고 그 원인을 자세히 분석하여 지적으로 설명하지만 그것은 말뿐 하나도 깨닫지 못한 것으로 이런 가병식假病識, pseudo-insight은 없느니만 못하다.

'아, 그렇구나!'의 깨달음이란 언제나 감정을 수반하는 행위이다. 그리고 그것은 오랜 고민과 갈등 뒤에 얻게 되는 것이다. 깨달음(통찰=insight)으로서의 '병식'이 어찌 환자에게만 중요할 것인가. 환자, 환자의 가족, 치료자 그리고 모든 사람들에게 그것은 필요하다.

## 면죄권과 양심

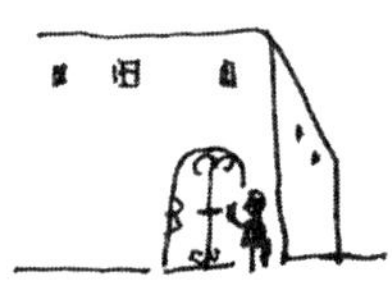

정신질환 등으로 인하여 판단력이 심하게 장애받아 범행 당시에 그 행위의 옳고 그름을 판별할 능력을 아주 잃었을 때 그 사람은 벌을 받지 않는다. 이것은 외국에서나 우리나라에서나 모두 적용되고 있는 법이다. 물론 환자의 판별능력이 아주 없어진 것이 아니고 보통 때보다 흐려졌을 때는 그 정도에 따라 형벌을 감하게 된다. 그래서 법원에서는 법을 어긴 사람

가운데 정신장애의 의심이 가는 사람은 정신건강의학과 의사에게 보내어 정신감정을 부탁하고 그 결과를 판결할 때 참고하는 것이 보통이다.

정신질환으로 치료를 요하는 범법자는 판사의 지시에 따라 형무소로 가는 것이 아니라 환자로서 병원에 입원하게 된다. 서구의 주립병원 같은 곳에는 환자인 범법자만 기거하는 병동이 따로 있거나 아예 그런 사람을 위한 정신건강의학과 의료시설이 따로 마련되어 있다. 우리나라에도 치료감호법이 있어 법무부 산하에 훌륭한 시설을 갖춘 치료감호병원이 있다.

내가 스위스에서 정신과 의사로 일할 시절, 생각나는 환자가 있다. 한스 요르그—이것은 가명이다—는 32세의 스위스 태생의 남자로 키가 그리 크지는 않았지만 건장한 체구를 지닌 어느 공장의 노동자였다. 그는 과묵한 편이었고 의사에게는 늘 공손했다. 그러나 다른 환자와는 별로 접촉하는 일이 없었고 묵묵히 마분지에 풀을 묻혀 봉투 만드는 일만을 하고 있었다. 이 조용한 사나이는 같은 동료인 이탈리아인 노동자를 죽이고 그를 용광로 속에 내던진 사람인데 뇌파를 찍은 결과 정신운동성 간질임이 밝혀져 법원에서 직접 병원으로 옮겨진 사람이다. 간질 발작으로 흥분하여 판별능력을 완전히 잃은 상태에서 살인을 한 것으로 본 것이다.

그가 입원한 지 두 달쯤 되었을 어느 날이었다. 보호병동에 있던 그가 갑자기 없어졌다. 마침 일요일이었는데 공교롭게도 내가 일직을 하는 날이었다. 온 병원이 발칵 뒤집혔다. 살인자가 탈출했으니 어디에서 또 제2의 끔찍한 살인을 하지 말라는 법이 없다. 가 있을 만한 곳은 모두 전화를 걸어보고 사람을 보내 추적을 시켰으나 행방이 묘연했다. 이제는 할 수 없다고 단념하는 수밖에 없었다.

그런데 밤중에 전화가 왔다. 형무소였다. 환자는 밤새도록 약 20킬로미터나 되는 길을 걸어서 처음 자기를 병원으로 보내준 형무소의 문을 두드린 것이다. 그는 병원의 환자로 있기보다는 차라리 죄를 지은 사람으로 복역하기를 원했다. 병이란 그에게 더 큰 형벌이었는지도 모르고 병 때문에 살인죄를 면한다는 것이 더 견딜 수 없는 고역이었을지도 모른다. 인간이 자기의 행위에 대해서 얼마만큼 책임을 져야 하는 것인지는 법을 공부하는 사람도 정신건강의학과 의사도 한 번씩 생각해 보는 과제이다.

성 오거스틴은 이렇게 말했다고 한다. "우리가 우리의 꿈에 대하여 책임을 질 필요가 없다는 것은 얼마나 다행스러운 일인가"라고—. 그러나 꿈과 현실, 무의식과 의식의 경계가 그렇게 뚜렷하지 않다는 점을 생각할 때 아무리 무의식적인 행동이라 할지라도 인간은 일말의 가책을 느끼게 되는 경우가 적지 않다.

"어제는 제가 무슨 실수를 했는지 모르겠습니다." 상대방을 실컷 욕보게 해놓고 아침에 일어나서 버젓이 거짓말을 하는 애주가愛酒家도 있는 세상이지만, 한스 요르그는 무의식에까지 책임을 진 사람이다. 그에게는 정신병 환자를 위한 법의 면죄부免罪符가 오히려 위선처럼 보였던 것이다.

## 정신병의 치료 - 사회의 편견과 싸울 용기를 가져라

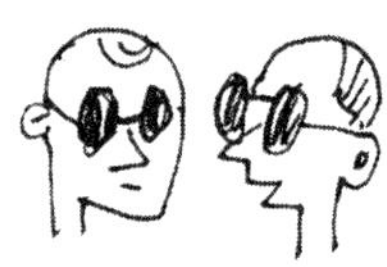

"정신병은 낫느냐"고 묻는 사람이 있다. 답답한 물음이다. 오늘날 "폐결핵은 고칠 수 있는 병이냐"고 묻는 사람은 아무도 없다. 그만큼 폐결핵은 치료방법이나 병의 실태가 일반에게 잘 알려져 있고 또 보건소 같은 곳에는 결핵요원이 있어 환자의 조기 발견과 계몽에 힘쓰고 있기 때문이다.

폐결핵에 듣는 약이 있다는 것을 모르는 사람은 없다. 그러나 정신병에 듣는 약이 있다는 것은 모르는 사람이 많다. 폐결핵을 앓는 사람이 전신상태가 쇠약해서 저항력이 약해진 상태이거나 다시 감염이 되면 한 번 나은 사람도 재발될 수 있다는 것을 사람들은 안다. 그래서 예방하는 뜻에서 약을 미리 먹어 두거나 가끔 가슴의 엑스선 사진을 찍어본다. 사람들은 이것을 그리 대수롭지 않게 생각한다.

그러나 정신병 환자가 한 번 나은 뒤에 다시 재발했을 경우, 그리고 의사로부터 병원에 다니며 약을 먹으라는 말을 들었을 때 가족들이나 주위 사람들은 마치 그것 보라는 듯이 "정신병은 낫는 병이냐"고 묻게 된다. 여기에는 깊은 패배의식, 정신병에 대한 혐오감과 공포감이 깃들어 있다. 그럴 때면 나는 그들에게 이렇게 말하고 싶어진다. "가족들이 그러한 패배의식을 가지고 있는 한 그 환자는 고치기 어려울지 모른다"고—.

신경증 환자도 그렇지만 '정신병 환자'에게는 특히 '정신병적 장애'에 듣는 '화학물질'도 약이지만 가족의 따뜻한 '마음'이나 이해성 있는 '말'도 약이 된다. 두려움과 미움 그리고 무관심과 거절은 병을 악화시키는 독이다.

인도에서는 약 300년 전부터 정신병 치료에 쓰는 약초를 알고 있었다. 이것을 서구의 문명국들이 발견하여 화학적으로 합성하여 약을 만들어 보급하기 시작한 것은 1954년의 일이다. 1933년과 1935년 오스트리아와 이탈리아에서 각각 인슐린 혼수昏睡요법과 전기충격요법이 발표되었는데 당시로서는 그야말로 충격적인 발견이었던 것 같다. 전기충격요법은 그 방법이 개선되어 현재도 적지 않게 쓰인다. 그러나 무엇보다도 중요한 발견은 1952년 파리의 학회에서 발표된 정신병 치료 약물이다. 정신병의 치료는 그 이후 새로운 시대에 들어서게 되었다. 지금 정신병에 쓰는 약은 여러 종류이며 병의 성질에 따라서 선택하게 되는데 의사의 지시를 따라서 엄격하게 써야 한다.

정신병적 장애의 급성기에는 대개 병원에 입원하여 치료를 받는다. 그러나 처음부터 통원치료를 할 수 있는 경우도 적지 않다. 입원 기간은 병의 상태, 종류, 가족환경 등 몇 가지 조건에 따라 달라지지만 대개 4주를 요한다. 사회와 너무 오래 떨어져 있는 것이 좋지 않다고 하여 될 수 있는 대로 빨리 퇴원시키는 것이 현대의 추세이지만 의사에 따라 치료 방법이 다소 다를 수 있다. 물론 2~3주 안에 퇴원할 수 있는 경우도 적지 않다.

문제는 퇴원 뒤의 치료이다. 증세가 없어져서 퇴원했다고 해서 내버려 두지 말고 계속 의사의 지시에 따라 정기적으로 병원에 다니면서 치료해야 한다. 재발을 예방하는 방법이라고 생각하면 된다. 정신병에도 정신요법을 한다. 노이로제와는 달리 정신요법만으로 정신병을 고치기란 여간 어려운 일이 아니므로 약물요법과 병행한다.

정신건강의학과에 입원한다는 사실에서 가족이나 환자는 흔히 충격을 받지만 이것은 정신병에 대한 일반 사회의 편견 때문이다. 그 편견과 싸울 용기를 잃지 말아야 한다. 정신병은 낫는다. 일찍 발견해서 일찍 제대로 고치자.

## 정신병적 장애와 민간요법

정신병의 민간요법을 조사하기 위하여 충청남도 시골을 돌아다닌 일이 있다. 주술사呪術師, 이를테면 법사, 무당들이 정신병을 고친다고 복숭아 나뭇가지로 환자를 때리고 불을 질러 놓고 놀라게 하고 밤새도록 경經을 읽으며 귀신을 내쫓는다고 알고 있는 이들이 있었다. 그러나 실제로 그렇게 행하는 경우는 거의 없는 듯했다.

1980년대만 해도 전국 각처의 산속 은밀한 곳에 알게 모르게 수양원, 기도원의 이름으로 정신병 환자를 수용하고 있는 곳이 있었다. 물론 정신건강의학과 의사가 있을 리 없었고 따라서 현대적인 치료의 혜택을 받을 리도 없었다. 환자들이 쇠사슬에 묶여 있다가 도망 나오는 경우가 가끔 신문에 보도되었었다. 그러나 정신보건법이 시행되었고 정신요양병원이 생기면서 정신건강의학과 의사가 없는 곳은 사라지지 않았나 생각된다.

정신건강의학과에 찾아오는 환자들이 오기 전에 무슨 치료를 받았는가를 조사한 자료들에 의하면 1970년대만 해도 최소한 그 반수 이상이 한약, 침, 뜸, 굿, 안수기도, 불공 등의 치료를 받았음이 판명되고 있다. 최근에는 그 수치가 많이 줄었지만 현대 정신과 치료와 함께 아직까지도 총애를 받고 있다.

1880년대의 서양에서도 이와 비슷한 현상이 유행되었다. 환자들은 쇠사슬에 묶여 있었고 환자를 때리는 것이 치료방법으로 이용되었다는 것이 크레펠린의 『정신의학 백년사』에 자세하게 소개되어 있다. 가톨릭 수도원이 정신병 환자 수용소가 된 점도 어딘가 한국의 기도원과 흡사하다.

서양의 정신과 의사와 비교해도 결코 손색 없는, 제대로 교육을 받은 우수한 한국의 정신건강의학과 의사들이 정신병 환자의 치료에 전력을 다하고 있다. 그럼에도 불구하고 일반 사람들의 정신병에 대한 관념이나 농촌과 도시 주변의, 소위 지역사회 정신의료의 실태는 열악한 편이다. 그래도 지역정신보건센터가 전국적인 조직으로 설치되고 헌신적인 정신건강의학과 의사들의 손으로 운영되고 있는 것은 매우 고무적이다.

안수기도를 포함한 소위 신앙요법이나 굿, 푸닥거리와 같은 주술적 방법이 정신병을 고치는 데 과연 어떠한 효과가 있는가에 관해서는 한국에서도 몇몇 정신의학자들에 의하여 연구되었다. 나의 견해로는 신경증이나 심인성 신체장애가 아닌 정신병에 관한 한 별로 효과가 없다. 안수기도로 조현병의 환각이 일시적으로 중단되는 것을 관찰한 경우가 있으나 일정 기간 뒤에 다시 나타났고 일시적인 효과도 안수기도 자체보다도 목사의 인격에 대한 신뢰 때문이었음이 발견되었다.

지압술指壓術 역시 마찬가지이다. 최면술은 대상에 따라서는 증상소실 효과가 있지만 정신병적 장애에는 지극히 위험한 방법으로 잠재 정신병을 악화시킬 수 있다. 한약은 어떤가. 일찍이 한국에 정신병에 듣는 한약이 있었다면 그토록 오랫동안 무당의 주술이 정신병 환자 치료에 성행하지 않았을 것이다. 한약은 최소한 그것이 어떠한 약리작용으로 어떻게 정신병 증상에 영향을 주는지를 과학적으로 연구하고 증명하지 않는 한 정신건강의학과 영역의 치료제로 받아들여질 수 없을 것이다. 한약이나 침술에 대한 체계적인 임상시험이 필요하다.

오랫동안 병을 앓고 있는 환자를 두고 있는 가족들은 때때로 지푸라기에라도 매달리고 싶은 심정에 사로잡히는 경우가 있다. 그래서 이것저것 좋다는 것은 다 해보는 경향이 있는데 그러다 보면 돈은 돈 대로 없애고 적절한 치료 시기를 놓쳐 병은 점점 더 나빠지는 결과가 된다.

다른 병과 마찬가지로 정신병에서도 조기 발견, 조기 치료 그리고 퇴원 후 치료, 재활요법이 무엇보다 중요하다. 그리고 병의 종류를 잘 구별해서 거기에 맞는 치료를 해야 한다. 의사가 아닌 사람들이 저지를 수 있는 큰 실수 중 하나가 무슨 병에나 다 똑같은 방법을 쓰려는 데 있다.

## 정신병과 결혼

남유럽에서 온 젊고 유망한 한 청년이 급성 조현병으로 병원에 실려왔다. 진찰실에는 그의 약혼녀가 걱정스러운 눈초리로 완전히 혼란에 빠져 횡설수설하는 약혼자를 지켜보고 있었다. 푸른 눈동자가 유난히 고운 독일처녀였다. 입원기간 내내 그녀는 약혼자를 위하여 극진히도 애를 썼다. 매일같이 찾아와 용태를 묻고 꽃을 사 가지고 와서 약혼자 침대 옆에 놓아 달라고 했다. 오지 못할 때는 편지를 썼다.

이렇게 되자 그녀는 병원에서 모르는 사람이 없을 만큼 유명해졌다. 어떤 동료 의사는 그녀의 장래를 심각하게 걱정하기까지 했다. 약혼자가 저렇게 앓아누워 있는데 차라리 결혼을 만류하는 것이 좋지 않느냐는 의견이었다. 이러한 경우에는 정신의학자 간에도 의견이 다를 수 있는 법이다. 나는 그 동료의 의견을 지나친 간섭이라고 속으로 화를 내고 있었다.

환자가 입원하고 얼마 안 되어 그 약혼녀가 나를 찾아왔다. 결국 결혼 문제가 나왔다. 나는 이렇게 말했다.

“조현병이란 잘 치료하면 나을 수 있는 병이다. 그러나 간혹 재발하는 경우도 있고 만성으로 옮아가는 경우도 있다. 재발이나 만성화의 정도는 의사와 환자의 가족이 얼마만큼 협력해서 꾸준히 치료해 갈 수 있느냐에 달렸다. 이러한 어려움을 극복하면서 당신이 약혼자를 위해서 노력할 만큼 그를 사랑한다면 정신의학적인 견지에서 결혼에 반대할 이유는 없다. 그러나 최종 결정은 두 사람이 생각해서 할 일이고 의사가 하라 말라 개입할 문제가 아니다.”

환자는 3개월 만에 병이 많이 나아 퇴원했고 신중을 기하기 위해서 몇 달 동안 더 외래로 다니면서 1주일에 세 번씩 면담을 했고 약을 조절했다. 나중에는 약도 끊고 직장에도 잘 다니게 되었다.

나는 그 뒤에 다른 병원으로 옮겨 가서 소식이 끊겼는데 어느 화창한 봄날 한 통의 편지가 날아왔다. ‘아아레’ 강江 상류 온천 휴양지로 이름난 바덴이라는 곳에서 두 사람은 화촉을 밝혔고 그곳에 집을 구하여 보금자리를 폈다는 사연이었다. 나는 이들이 아무 탈 없이 잘 살기를 진심으로 희구했다.

‘두 남녀 중의 하나가 결혼의 의무와 책임을 충분히 알고 이에 따라 행동할 수 없는 상태에서 결혼했을 때 그 결혼은 취소할 수 있다.’ 외국의 법에는 이런 조항이 있다. 또한 의사가 배우자 중의 한쪽이 불치의 병을 앓고 있다고 판단할 때, 적어도 5년 이상 계속 병원에 입원하고 있어야 할 만큼 치료하기 어려운 병일 때는 그것이 이혼의 사유가 될 수 있다. 이런 법도 있지만 상대가 과거에 정신병을 앓았거나 정신병원에 입원한 일이 있다고 해서 결혼하지 말라는 법은 없고 그런 주장이 있다면 그것은 타당하지 않다. 또 현재 정신병을 앓고 있으니 당장 이혼해야 한다는 사고방식도 옳지 않다. 암을 앓고 있는 남편을 버리고 이혼하겠다는 사람은 없다. 과거에 폐결핵을 앓았으니까 결혼하면 못쓴다는 사람도 이제는 거의 없을 줄 안다. 그런데 뇌에 혹이 난 것도 아니고 흠집도 없는 정신병 환자가 단지 그 장애가 육체가 아닌 정신에 있다고 해서 푸대접을 받을 까닭이 없는 것이다. 더욱이 조현병을 유전병이라고 착각하고 우생학優生學을 들먹이는 것은 지나친 생각이다. 정신에 관한 한 이 세상에는 '정상'이라는 탈을 쓴 환자가 병원의 환자보다 더 많다는 사실을 우리는 알고 있다. 결혼의 조건을 밝힌 수많은 법률 위에 나는 다음 말을 첨가하고자 한다. 두 남녀가 '진실로 서로 사랑한다면.'

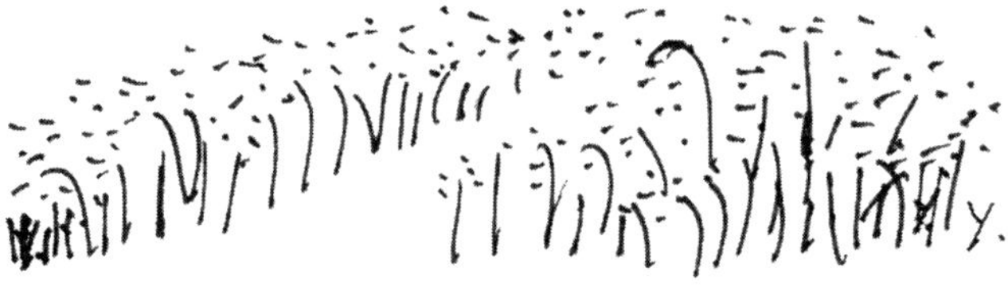

# 치매, 중독, 병적 도박과 성격장애

### '노망'老妄

서독의 어느 정신과 의사가 동남아시아의 한 나라에서 의료계에 종사하다 자기 나라로 돌아와서 쓴 논문을 읽은 일이 있다. 서양에서의 정신과 치료와의 차이점을 드는 가운데 노인에 대한 동양인의 존경심에 깊은 감명을 받았고, 서양 같으면 노인성 정신병으로 정신병원에 입원시킬 환자들도 모두 자기 집에서 가족들의 간호를 받고 있으니 오히려 치료 면에서도 효과적인 것 같다고 했다.

사실 유럽의 정신병원에는 수많은 노인환자가 입원하고 있다. 그리고 이 노인병동은 결코 병실이 누추하지도 않고 간호가 소홀한 것도 아닌데 참으로 비참한 분위기를 자아내고 있다.

우리나라에는 '노망'이라는 말이 있다. 노인들이 좀 이상하게 말하고 행동하면 "그 사람 노망들었다"고 한다. 그 사람 술 마시면 주사가 있다고 하는 말이나 노망들었다고 하는 말이나 모두 이상하다는 말에는 틀림없으나 그렇다고 해서 병원에 가서 치료를 받아야 할 만큼 병적이라는 뜻은 아니다. 노망 난 노인이 호통을 치면 그 말이 틀렸더라도 네, 네, 하면서 쩔쩔매고 오줌똥을 아무 데나 싸고 고래고래 욕설을 퍼부어도 아무 말 없이 참고 견디는 기특한 며느리가 있다. 그러나 이런 상태가 너무 오래 계속되면 누구나 다 지치게 마련이고 동방예의지국의 미덕도 금이 가게 마련이다. 시대는 바뀌었고 '노망'이라는 말이 사라진 대신 '치매'에 대한 관심이 높아졌다.

'노망'은 '치매'를 비롯한 노년기에 나타나는 여러 가지 종류의 노인성 정신병이다.

또한 노년기에는 뇌동맥경화증과 관련되어 정신병이 발병하는 수도 있고 조울증이 노년기에 재발된다든지 뇌의 염증으로 정신병 증세를 나타내는 수가 있다. 그러므로 노인의 정신장애를 간단히 '노망'이라든가 '치매'라고 해 버리고 말 것이 아니라 의사를 통해 확실한 진단을 받고 거기 맞는 치료를 받게 하는 것이 바람직하다. 노년기의 정신장애가 대개 뇌의 이상과 함께 온다고는 하지만 노인의 심리적인 문제나 환경에서 오는 스트레스가 큰 영향을 주는 만큼, 치료할 때도 좋은 환경과 유익한 대인관계를 유지하도록 하는 것이 약물치료 못지않게 중요하다.

그러나 병이 생기기 전에 예방할 수 있다면 그보다 더 좋은 일은 없다. 노년기란 평생을 정리하고 죽음에 대비하는 시기인 만큼 평생 살아온 발걸음, 인생관부터 조용히 검토해서 바꿀 것은 바꾸고 보충할 것은 보충하는 노력이 필요할 것이다.

근대화와 더불어 젊은 층의 행동력이 크게 각광을 받게 되자 노인은 도처에서 밀려나게 되었다. 그러나 이와 동시에 역설적으로 젊은 세대의 조로증早老症이 눈에 띄게 나타난다. 과거는 없이 미래만을 향하여 행진해 나가며 사색과 반성 없이 행동만 비대한 사회는 건강한 문화를 산출할 수 없다.

자식들에게 매달리고 곧잘 노여워하는 노인보다는 죽는 순간까지 글을 쓰며 악기의 현絃을 타며 또는 화필畫筆에 먹물을 적시며 자기의 직업을 천직으로 알고 지키면서 젊은이들에게 지혜를 나누어 주는, 생각하고 지도하고 일하는 노인들이 많아져야 하겠다. 또한 사회는 그분들이 일할 수 있는 무대를 만들어 주어야 한다.

## 치매

나이를 먹으면 기억력이 전 같지 않다. 잘 잊어버리고 배운 것도 생각이 안 나고 사람의 이름이 잘 기억나지 않는다든가 사물을 뇌에 기록, 저장, 재생하는 기명력, 저장력, 회상능력이 다 조금씩 줄어든다. 그런데 대개 당장 외운 것을 기록 재생하는 단기 기억력은 약해지지만 오랜 시간 축적된 장기 기억은 잘 남아 있어서 어릴 때 추억부터 옛날에 겪은 일들을 생생하게 회상할 수 있다. 은퇴를 한 정치인이나 명사名士들이 회고록을 쓰는 것은 뇌기능에도 합당한 적절한 작업이다. 나이에 걸맞게 일어나는 건망증은 정상적인 노화현상이며 그것이 곧 치매는 아니다. 어떤 사람은 이와 같은 기억력의 감퇴를 한탄하지만 생각해 보면 비관할 일도 아니다.

노년은 현재보다도 과거를 돌이켜보고 정리하는 시기이다. 다가오는 죽음에 슬기롭게 대비하는 때이기 때문이다. 그래서 나는 약간 익살맞은 생각으로 노년의 건망증은 도인道人이 되고자 하는 과정이라고 말한다. 삶의 보다 큰 의미에 투철하게 집중하려면 일일이 현실을 기억하고 추리하고 따지는 세속의 관계를 버려야 할 것이다. 노인의 장점은 지식의 확대에 있기보다 젊은 세대에게 지혜를 전수하는 데 있다.

그러나 '치매'가 되면 기억력뿐 아니라 오랜 자기의 경험을 정리,분석하고 지혜를 끌어내는 사고기능이 침해된다. 장소나 사람을 알아보는 지남력, 계산, 학습능력, 언어와 판단력 등 대뇌피질기능에 장해가 생겨서 심해지면 씻고 옷 입고 식사하고 대소변 보는 일상생활 활동에까지 지장을 받게 된다. 대개 의식은 깨끗하지만 때로는 그렇지 못하며 헛소리, 환각, 지남력 상실 등 '섬망'이 함께 있는 경우가 있다. 주로 지적知的 기능의 장해가 생기지만 때로는 감정조절을 잘 못하고 전과 달리 흐트러진 행동을 하게 되는 경우도 있다.

치매가 아닌데도 치매처럼 행동이 느리고 생각이 안 돌아가고 기억을 못한다고 호소하는 경우가 있다. 우울증 때문에 그렇게 보이는 때가 있으므로 구별해야 하고 때로는 재판을 앞둔 피고소인에게서도 그러한 '가성假性치매'pseudo-dementia를 볼 수 있다.

치매는 위에 기술한 지적 기능의 장해가 있는 뇌의 만성 또는 진행성 질환 때문에 생기는 증후군을 말한다. 그러한 증후를 만들어 내는 질환 중 가장 많은 질환이 알츠하이머형 치매로서 전체 치매환자의 50~60%를 차지하고, 다음으로 많은 것이 혈관성 치매인데 15~30%를 차지한다. 알츠하이머형과 혈관성이 함께 있는 경우도 10~15%가 있고 그 밖의 1~5%의 질환은 두부외상, 알코올성, 뇌의 만성염증, 중추성 운동장애를 수반한 치매 등이다.

### 알츠하이머형 치매

1907년 독일의 알츠하이머가 처음으로 이 병을 기술하였는데 원인 미상의 대뇌질환으로 서서히 발병하고 수년에 걸쳐 진행한다. 해마海馬, 무명질, 측두정엽과 전두엽 등 뇌의 여러 부분에서 여러 가지 특이한 변화가 나타나는데 대뇌피질, 청반부青班部의 신경세포가 현저히 감소하고 쌍으로 된 나선형의 가는 실모양으로 이루어진 신경섬유의 엉킨 덩어리가 나타난다. 이것은 대부분 아밀로이드로 구성된다. 신경화학적으로는 아세칠콜린이 감소하고 그 밖의 신경전달물질이 감소한다. 65~70세에 발병하지만 40~50대에도 발병하는데 이 경우 초로初老성 발병의 알츠하이머병이라 한다. 여성과 두부외상을 입었던 사람에게서 더 흔하다.

염색체 이상으로 생기는 정신지체인 다운증후군 환자는 알츠하이머병을 일으킬 위험도를 지니고 있다. 알츠하이머병이 의심될 때 치매를 일으킬 수 있는 다른 뇌질환과 감별할 필요가 있다. 그런 질환은 다음과 같다.

갑상선기능저하증, 고칼슘혈증, 비타민 $B_{12}$와 나이아신 결핍, 신경매독, 후천성 면역결핍증, 정상뇌압의 수두水頭증, 뇌경막의 혈종血腫이 있는 경우와 감별해야 하고 발병 시 갑자기 정신을 잃었다거나 반신불수나 시야결손, 감각상실, 운동조절부전 등 뇌국소 손상에 관계된 신경학적 이상이 있을 경우에는 혈관성 치매가 아닌지 생각해 보아야 한다.

이 병의 원인은 모르지만 환자의 40%에서 가족 중 이 병이 발병한 경우가 있고 일란성 쌍둥이의 일치율도 높으며, 염색체 19번에 위치한 Apo E 유전자 중 입실론 4(ε4) 대립유전자가 많이 있으면 없는 사람보다 병의 발생률이 높아진다는 연구보고도 있으나, 결국 유전에 의해 발병하는 경우는 10% 미만이라 알려져 있다.

### 혈관성 치매

뇌의 여러 곳의 혈관질환으로 생긴다. 남자에게 흔하고 심장판막 등에서 생긴 혈전이 뇌의 작은 혈관을 막아서 뇌의 여러 곳에 병변을 만들어 치매를 일으킨다. 과거에 잠깐 동안의 의식장애, 잠깐 지나가는 마비 또는 시력상실 등 일시적으로 뇌에 피가 흐르지 않는 발작이 있었던 일이 있거나 큰 뇌졸중 뒤에 오는 수도 있다. 국소적인 신경 장애 징후가 있고 갑자기 발병하고 고혈압, 동맥경화증 등이 있으면 이것을 의심해 볼 수 있다. 그러나 자기공명단층촬영술로 눈에 띄는 증상이 나타나기 전에 이미 뇌경색이 있었음을 발견할 수 있게 되었다. 뇌경색 부위에 따라서 정서적으로 불안정하며 울거나 폭발적으로 웃고, 심하면 헛소리 등 의식혼탁이 온다. 인격은 손상 없이 보존될 수도 있으나 상당수에서 무감정, 억제력 소실 또는 자기중심주의적 편집성 태도를 나타내어서 가족들은 고집이 세졌다고 말한다.

혈관성 치매는 60~70세 사이에 가장 흔하고 남자에게 많다. 동맥 경화증을 예방하면 혈관성 치매도 예방되고 조기 발견하면 적절한 치료로 진행을 막을 수도 있다.

### 머리를 다친 것과 관계 있는 치매

권투 선수처럼 머리를 되풀이해서 많이 다친 경우, 복잡한 문제를 푸는 능력이 떨어지고 정서적으로도 불안정하며 성격이 변하는 경우가 있다. 눈에 띄지 않게 진행되며 최근 기억의 감소, 시간 · 장소 · 사람에 대한 지남력이 감소한다. 가족들에게 몹시 적대적이고 고집이 전보다 세고 쉽게 감정폭발을 일으키며 때로는 비관하여 자살 위험을 보일 수도 있다.

전체적으로 치매 환자의 상당수는 우울하고 불안하다. 폭발적으로 웃거나 우는 경우가 있을 수 있다. 3분의 1 정도에서 망상이 있는데 대개 피해성 망상이고 충동적이며 신체적인 공격과 폭력을 쓰므로 가족이 다루기가 어려워진다. 모든 치매 환자에게서 언어 및 운동장애 등 각종 신경학적 장애를 보인다.

환자는 스트레스를 받는 상황에서 자기가 사물을 구별하고 문제를 해결하는 능력이나 논리적 판단력과 같은 지적 능력에 결손이 있다는 것을 알아차렸을 때 보통 사람처럼 농담으로 얼버무리거나 화제를 바꾸지 않고 심하게 당황하여 흥분하는 경우가 있다. 주로 뇌의 전두엽前頭葉이 손상됨으로써 충동조절이 안 되기 때문이다. 가족은 환자가 고집이 세졌다든가 너무 비판적이라고 나무라지만 그것은 병 때문이니 환자도 어쩔 수 없는 것이다.

치매노인은 향정신병 약물에 매우 민감하다. 소량의 항불안제 벤조다이아제핀계의 약에도 많이 진정되는 경우가 있는데 과도한 진정상태에서 날이 어두워지거나 외부자극이 감소했을 때 졸음, 의식의 혼미, 운동실조, 쓰러져서 다치는 등의 현상이 일어나게 된다. 이것을 '일몰증후군'Sundowner Syndrome이라고 하는데 주의를 요한다. 적당한 빛과 자극, 무엇보다도 향정신병 약물의 선택과 용량 조절이 필요하므로 전문의에게 즉시 알릴 필요가 있다.

치매는 뇌의 손상을 바탕으로 생기는 증후군이지만 모든 신체질환 환자가 그러하듯 불안과 우울 등은 치매의 증상을 악화시킬 수 있고 병자의 지능이 높고 교육의 정도가 높을수록 지적인 결손을 대상하는 능력도 크다는 보고가 있다.

### 치매의 진단, 치료와 환자의 보살핌

#### ① 진단

앞에 열거한 증상과 증후, 뇌질환의 근거로 치매를 진단하게 된다. 치매의 여러 형을 구별하는 것이 치료에 꼭 필요하다. 병원에서 면밀한 진찰과 검사를 받아 전문의가 진단해야 한다. 회복 가능한 치매가 10~15%나 되기 때문이다. 뇌의 손상과 장애뿐 아니라 후천성 면역결핍증, 뇌매독 같은 병균에 의한 뇌의 염증 유무, 비타민 $B_{12}$의 결핍 여부, 갑상선 기능장애 여부를 확인해야 한다. 치매는 세계보건기구의 국제 정신 및 행태장애 분류의 제1호로 꼽히는 정신건강의학과의 병이다.

#### ② 약물치료

인지능력결손을 치료할 목적으로 여러 약물이 적용되고 있다. 아세칠콜린을 대사하는 효소를 억제하는 약들이 나와 있고 현재도 개발 중에 있다. 간 독성과 같은 부작용이 있는 것도 있으므로 약물치료는 반드시 전문의의 지시에 따라야 한다. 비타민 E도 시도되고 있고 단가아민 산화효소B 억제제가 인지기능의 저하를 줄인다는 보고도 있었다. 뇌혈류 촉진제 같은 것도 사용한다. 우울증이나 망상 · 흥분 등 정신병 증상에는 항정신병 약물이나 대사속도가 빠른 벤조다이아제핀계 약물을 쓰고 성욕이 지나치게 항진하여 문제가 클 경우 항안드로젠 약제를 쓸 수 있다. 수면제로서 바비탈제는 물론 벤조다이아제핀계 약물은 사용하지 않는 것이 좋다. 수면습관을 조절하고 약은 가급적 아껴 쓰는 것이 좋다. 아스피린, 멜라토닌, 은행잎 등은 공식 인정된 약이 아니므로 추천할 수 없다.

③ **보살핌**

가족이 할 수 있는 일은 가벼운 치매의 경우, TV나 달력을 이용, 적절한 자극으로 환자가 지남력을 가지도록 도와주고 우울이 어느 정도인지, 자살 위험이 있는지 주의 깊게 살펴야 하고 과도한 불안을 갖지 않도록 하는 일이다. 또한 치매 환자와 관련된 재정 및 기타 법적인 문제를 처리해 주도록 하고 그것을 도와야 할 것이다. 치매가 심하면 사고, 낙상, 화재 등의 우려가 있으니 조심해야 하고 운전은 절대로 금물이다. 아주 심해지면 옷 입고 식사하는 일상생활에서도 도움을 필요로 하며 내과적인 치료가 필요해지고 가족들이 다루기가 힘들어 진다.

우수한 두뇌의 인격자가 치매에 걸려 퇴행적인 행동을 하는 것을 보는 가족의 마음은 말할 수 없이 처참하다. 치매 환자의 간호를 가정 간호사나 다른 사람에게 부분적으로 맡기고, 가족이 이 어려운 과제에서 때때로 쉴 수 있도록 해야 한다. 가족 자신의 정신건강도 살펴야 하기 때문이다. 치매환자의 보살핌은 가족을 중심으로 사회 전체가 서로 돕는 협동체계에서 이루어져야 한다.

대한치매협회가 결성되어 치매의 조사, 연구, 신약개발, 임상진단과 치료, 사회적 양호체계의 수립 등 정부와 함께 활발한 활동을 하고 있으니 기대해 볼 만하다.

낮 동안 환자를 돌보는 주간 보살핌 센터는 환자 가족의 부담을 덜어주면서도 가족과의 관계를 유지할 수 있고 치료공동체의 보살핌이라는 점에서 매우 유익한 곳이다.

## 알코올중독

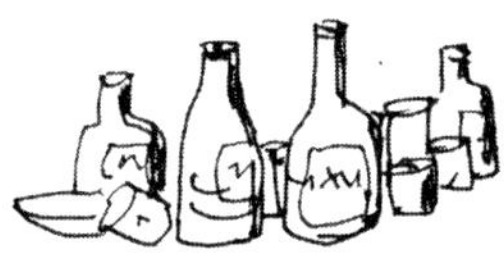

외국에서 주립정신병원 같은 곳에서 일했을 때 나는 거의 매일 한두 사람씩은 '알코올중독 환자'가 입원하는 것을 목격할 수 있었다. 이 사람들은 흔히 경찰조서나 동장洞長의 공문 같은 것을 가지고 거의 강제로 병원문을 들어선다. 그 두툼한 서류뭉치를 들추고 있노라면 그 당시 나의 상식으로는 도저히 상상할 수 없는 내용을 읽게 되는 경우가 많았다.

술 취한 아버지가 집에 돌아와 유리창을 깨자 부인이 경찰을 불러 남편을 병원에 보내거나, 아들이 아버지의 술주정을 동회洞會에 고발하여 동장이 법에 의하여 의사의 진찰을 받게 하고 정신병원으로 그를 입원시키는 등 얼핏 보면 '비인간적인' 처사처럼 보였다.

법이라 하면 공연히 두려움부터 앞서던 한국의 의사가 법이란 벌을 주기 위해서 만든 것이 아니라 사람들의 목숨을 보호하기 위해서도 만들었다는 사실을 이해하기까지 여러 해가 걸렸고, 아들이 아버지를 고소한 것이 결코 비인도적인 처사가 아니라 오히려 아버지의 병을 고쳐 주기 위한 눈물 어린 호소였음을 알게 되었다.

우리나라도 가정폭력 시 가족 스스로가 제소할 수 있는 법적 조치를 마련했으니 40여 년 전 법치국가 스위스에서 있었던 그런 일들이 새삼 생각이 난다.

유럽 대륙에는 알코올중독 환자가 그만큼 많고 이것을 고치고 예방하는 데 늘 각별히 신경을 쓰고 있다. 술을 팔지 않는 레스토랑이 많고 술집에서 고성방가高聲放歌를 하거나 흥에 겨워 식탁이라도 손으로 두드린다면 당장 쫓겨나는 술집이 많다. 그러한 기분을 너무 억압하기 때문에 알코올중독이 많아지지 않느냐는 의견도 있고, 동양 사람은 술을 일종의 의식儀式으로 생각하고 마시니까 수질水質이 나빠 포도주나 맥주가 거의 음료수처럼 되어 버린 유럽 사람보다는 알코올중독이 적을 것이라는 문화론을 펴는 사람도 없지 않다.

그러나 서구의 표준으로 통계를 내보면 한국에도 상당히 많은 알코올중독자가 '사람은 좋은데 주사가 있는 사람'으로 방임放任되어 있음을 알 수 있다. 물론 정신요양병원에 장기간 수용되어 있는 사람들도 있다. 그러나 병원치료를 받게 하지 못한 채 오늘도 매일 밤 알코올중독자로부터 매를 맞고도 호소할 데가 없어 울면서 참고 견디는 수많은 부인들과 아이들이 있을 것이다.

알코올중독의 치료는 정신건강의학과 의사 혼자서는 하기 어렵다. 이것은 가족과 사회가 함께 책임져야 하고 이에 대한 제도나 알코올중독자 전문치료기관을 만들 필요가 있으며 알코올중독자를 위한 사회사업가 등 보조치료자의 도움이 반드시 있어야 한다.

미국에서 가장 효과적인 치료방법으로 알려져 있는 것은 '익명 알코올중독자 단체(AA클럽)'의 금주운동이다. 과거에 알코올중독이었던 사람들이 모여 서로 격려하고 위로하면서 술에 대한 유혹을 보다 건전한 사회활동으로 승화시키는 방법이다. 그러나 알코올중독이 되는 동기는 여러 가지가 있어서 우울증이나 그 밖의 노이로제의 괴로움을 이기기 위해서 술을 먹기 시작한 사람들에게는 우선 노이로제를 고쳐 줄 필요가 있고 가족관계에 문제가 있거나 직업상의 갈등이 있으면 그것을 조절해 주어야 한다. 우리나라에도 알코올중독자 익명 클럽(Alcholics Anonymous Club: AAClub)이 있고 몇몇 정신병원에 알코올중독 치료 프로그램이 있다.

항간에 술을 끊게 하는 약이라 하여 아무나 약방에서 사다 먹이는 수가 있는데 이것은 매우 위험한 일이다. 왜냐하면 약에 따라서는 알코올중독자가 이것을 먹으면서 술을 먹으면 간혹 죽는 수도 있기 때문이다. 아무에게나 이 약을 먹인다고 술을 끊는 것은 아니고 자기가 꼭 끊겠다고 각오한 사람이어야 하는데 정신건강의학과 의사의 지시와 감독 아래 사용해야 한다.

술은 어머니와 같아서 인간은 때때로 어린애처럼 그녀의 품에 기대어 취하고 싶을 때가 있다. 그러나 참아야 할 때는 참고 깨어 있어야 할 때는 깨어 있어야 한다. '술주정꾼'을 '주폭酒暴'이라 부르면서 엄격하게 처벌해야 한다고 주장하는 사람들도 있으나 이 '주정꾼'은 환자다. 형무소에 보내기보다는 병원에 보내 강제로라도 치료를 받게 해야 한다.

## 약물남용과 의존 1

20세기 후반의 세계 질병사에서 특기할 만한 사건 두 가지가 있다. 하나는 1960년대 후반에 히피족들의 대마초 흡연으로 시작하여 지금에 이르고 있는 청소년들의 환각제 남용이고, 다른 하나는 1980년대에 만연하기 시작한 후천성 면역결핍증이다. 두 가지가 다 현대 물질문명과 도덕적 황폐와 밀접한 관계를 가지고 있다는 점에서 흥미롭다.

히피족은 정의와 자유를 내건 미국의 패권주의자들이 전쟁을 일으키는 데 염증을 느낀 청년들의 평화운동이며 기존 사회의 권위주의와 도덕규범에 반항하여 일어난 일종의 신문화운동이었다. 고대 중동아시아의 예수님과 마리아처럼 남루한 옷을 입고 머리에는 꽃을 꽂고 해변가에 천막을 치고 남녀가 자유롭고도 평화롭게 혼숙하며 요가를 하거나 마리화나(대마초)를 피우며 명상하는 선남선녀들을 1970년대 미대륙을 비롯하여 유럽 대륙의 여러 도시에서 만나는 것은 어려운 일이 아니었다.

후천성 면역결핍증은 동성애 간의 문란한 성관계에서 비롯되었다는 초기의 보고들에 입각하여 세기말적인 천형天刑의 질병으로 간주되었다. 반드시 성적으로 문란하지 않아도 걸리는 병임이 뒤에 밝혀지기는 했으나 그것은 현대인의 성적 탐닉에 경고를 주기에 충분했고 그런 면에서 성 질서를 회복하는 데 기여하였다.

시대가 바뀌어 이제 히피족은 볼 수 없게 되었으나 약물남용은 여전히 남아 기승을 부리고 있다. 이제 사람들은 대마초 대신 필로폰(암페타민), 코카인 기타 여러 신약에 손을 대고 있다. 히피족이 물러간 유럽 공원에는 약물중독에 걸린 청년들이 모여들었었다. 그러나 초등학교 때부터 환각제 남용의 해악을 열심히 교육시킨 결과 약물남용자의 발생률이 현저히 낮아지기 시작했다.

우리나라의 실태는 어떤가? 모든 것이 많은 사람 속에 섞여서, 또는 어둠 속에서 일어나고 있으니 제대로 된 통계가 나올 수도 없다. 점점 늘어나고 있다는 것만은 틀림없다. 우리나라 청소년을 결코 선진국 청소년과 같은 그런 약물남용 위험에 방치해 두어서는 안 된다는 절실하고도 긴급한 소리가 높다. 벌써 오래전에 법무부 산하에 약물의존을 위시하여 범법환자를 치료하는 치료감호소를 설치했고 검찰에는 마약 등의 유입을 강력하게 통제하고 있는 담당부서가 있다. 대마초 흡연조차도 벌로써 다스리고 있다. 그러나 약물남용의 해악에 대한 청소년 조기 교육이 어느 정도로 이루어지고 있는지는 잘 알려져 있지 않다.

## 약물남용과 의존 2

약물남용과 의존은 정신질환의 '정신활성물질 복용으로 생긴 정신 및 행태 장애'라는 범주에 들어 있다. 여기에는 아편, 대마초, 진정 · 수면제, 코카인, 환각제뿐 아니라 카페인 포함 흥분성 음료, 니코틴, 알코올, 휘발성 용매 흡입제에 이르는 많은 물질의 남용과 의존을 포괄하고 있다.

'물질남용'이란 그 물질을 자주 섭취함으로써 잦은 결근 등 사회적 역할 수행에 큰 지장이 있고 정신적 · 신체적으로 건강을 크게 해치는데도 계속 그 물질을 섭취하게 되는 경우이며, '물질의존'이란 생리적으로 그 물질을 섭취하려는 욕구를 도저히 참을 수 없게 된 상태이다.

물질복용을 줄이거나 중단하면 금단증상을 일으켜서 그것을 없애기 위해 그 물질을 다시 쓰는 상태에 이르게 된다. 또한 물질에 대한 내성이 생겨서 보통 사람보다 더 많은 양을 섭취하게 되며 모든 기쁨이나 흥미는 오직 물질복용에 있고 그 밖의 것에 대해서는 아무런 의미도 부여하지 못하는 상태가 된다. 금단증상은 물질에 따라 다르지만 불안, 우울, 공포, 몸을 떨고 환각을 보고 주위에서 일어나는 일을 분간하지 못하는 섬망 상태가 된다. 약한 자아기능과 우울증은 많은 경우에 알코올이나 약물남용의 동기가 된다. 정신의학계에서는 현재 유전적 소인, 뇌 신경 생리적 변화, 신경전달물질과의 관계를 연구 중이다.

약물남용과 의존의 치료는 약을 끊는 것이다. 알코올의 경우도 예외가 아니다. 조금씩 적당히 섭취한다는 것은 거의 불가능하다. 끊기 위해서는 입원치료가 적합하다. 병원 밖에는 유혹이 너무 많기 때문이다. 물론 입원을 하지 않고도 술이나 약물을 끊는 용감한 환자와 가족도 있다.

약물로 망가진 신체기능을 회복시키고 정신적 장애를 고쳐 주며 직장 및 가정에서의 대인관계를 조절하는 것은 중요한 치료 중 하나이다. 가족의 협동이 무엇보다 중요하다. 환자들은 사회에서 백안시되고 고립되어 있다. 범죄자로서가 아니고 환자로서 치료해야 하고 사회적인 지지를 해줄 수 있는 체계가 필요하다.

알코올의 경우 알코올중독자 익명 클럽의 효과가 크다. 그러나 환자는 모두 저마다 사정이 다르다. 성격도 다르고 갈등의 성질도 다르므로 그 개인에 맞는 각종 정신치료가 필요하며 물질의존의 위험성에 대한 환자, 가족 및 일반 교육을 소홀히 하지 않도록 해야 할 것이다.

인간은 태초부터 망아경(忘我境, 엑스터시)에 들어가는 것을 희구해 왔다. 그것은 최고의 기분이었기 때문이다. 샤머니즘에서는 엑스터시 중에 샤먼의 혼이 하늘로 올라가 하늘의 신령을 만난다고 믿는다. 그것은 끊어진 하늘과 땅을 잇는 체험, 현대적 언어로 표현하면 의식과 무의식을 하나로 통하게 하는 체험이다. 그래서 샤먼은 엑스터시에 이르는 마력을 얻으려고 갖은 고행을 거듭한다. 그들은 샤먼이 되기 위한 이니시에이션(Initiation, 입문)의 과정, 곧 성인화成人化 과정에서 죽음의 고통을 겪고 다시 태어나야 한다. 우리나라 무당이 영력을 얻기 위해 신병을 앓는 것과 같다.

그런데 물질주의가 팽배한 현대 기술문명의 청소년 환자는 그러한 시련의 고통 없이 공짜로 엑스터시를 느끼려고 한다. 또한 샤먼의 역할은 엑스터시 중에 잃어버린 영혼을 찾아서 환자에게 되돌려주는 적극적인 치유의 기능을 수행하는 데 있지만 현대 청소년 환자나 중장년 중독 환자는 그저 황홀경에 머물러서 모든 것을 잊으려고 한다. 그 쾌락에는 의미가 없다. 그러므로 그 쾌락으로는 채워질 수 없는 공허감이 남고 그 공허감을 채우기 위해 계속 약물이나 알코올에 손을 대지만 그것은 끝없는 허무를 불러들일 뿐, 그동안에 뇌는 죽어가고 사람은 폐인이 되고 마는 것이다. 약물복용은 결코 항상 쾌락만을 주는 것도 아니다. 나중에는 오히려 고통을 못 이기고 자살충동을 일으키기 쉽다.

약물남용과 의존은 알코올 의존과 마찬가지로 한 개인의 임상정신병리적 문제일 뿐 아니라 한 사회의 삶의 태도의 문제와 직결된다. 역사는 우리에게 가르쳐 준다. 고통의 시련을 겪지 않은 감흥 그 자체는 허무한 것이라는 것을. 더욱이 다른 사람을 위한, 이웃을 위한 사랑의 의미가 없는 쾌락 또한 공허한 것임을—.

그러므로 나는 주장한다. 청소년에게 의미 있는 고통이 무엇인지를 경험하게 하라고. 보람 있는 일이 무엇인지를 가르쳐라. 그러면 마리화나나 각종 환각제, 마취제는 아무 매력도 발휘하지 못할 것이다.

마약, 각성제 등의 남용과 의존의 예방은 이와 같은 청소년 교육의 혁신, 해로운 물질복용에 대한 계몽, 마약 등을 불법으로 유통시키는 어른들에 대한 강력한 처벌이 뒤따라야 한다.

## 병적 도박과 사회병리

카드나 화투놀이 등 인간이 만들어 낸 놀이는 그 자체가 해롭거나 나쁜 것은 아니다. 계산능력과 직관, 배짱, 기억력, 추리력 때로는 해롭지 않은 속임수에 이르기까지 그것은 지략과 직관을 동원한 지적 놀이이자 우연성을 대상으로 한 놀이이기에 사람의 흥미를 자극하고, 직업생활에서 오는 긴장, 단조로운 일상사에서 오는 권태를 풀고 사람들을 인류의 유년기 체험으로 되돌려서 기분전환을 시켜 준다.

그러나 이것이 내기가 되고 내기의 액수가 점점 커지다 보면 삶의 일시적인 탈출구이던 놀이가 삶의 목적이 되어 버린다. 도박은 엄청난 힘으로 그 사람의 삶을 지배해 버린다. 그의 인생에는 도박을 대신할 만한 그 어떤 것도 없다.

도박이 반드시 즐거운 것만은 아니다. 도박으로 돈을 잃어 괴로워도 도박을 하지 않고는 못 배기는 상태가 된다. 모든 문제는 돈 때문이고 돈으로만 해결할 수 있다는 생각을 가지고 있다. 눈앞에 항상 도박하는 장면이 어른거리고 도박 생각이 머리를 떠나지 않으며 도박하고자 하는 충동을 막지 못한다. 도박에 붓는 돈이 떨어지면 회사돈이든 은행돈이든 불법적으로 돈을 끌어들이는 것도 주저하지 않는다. 집을 날리고 엄청난 빚을 지고도 도박 생각을 버리지 못한다. 조금만 잘하면 큰돈이 굴러들어 올 것 같기 때문이다. 이것이 병적 방화, 병적 발모증拔毛症과 함께 정신질환 중 '충동조절장애'의 하나인 '병적 도박'이다.

어떤 사람이 병적 도박증에 걸리는가? 환자의 부모를 살펴보면 정상적인 부모보다 병적 도박증에 걸렸거나 알코올중독자인 경우가 많다고 한다. 또한 알코올중독자도 늘 집에 없는 남편을 둔 부인들에게서 많이 나타난다고 한다. 성장과정에서 환자가 15세가 되기 이전에 부모가 죽거나 이혼 또는 환자를 버린 경우, 부모의 도덕적 규율성이 없거나 아니면 너무 가혹하거나 그 기준에 변동이 심한 경우, 가족이 돈과 물질의 중요성을 강조하면서 아끼고 계획성 있게 돈을 쓰는 일에 대해서는 전혀 교육하지 않은 경우 병적 도박을 일으키기 쉬운 소인이 된다고 보고 있다. 병적 도박은 또한 우울증의 표현일 수도 있다.

병적 도박은 사회성 도박과 구별해야 한다. 사회성 도박은 친구나 친지와 함께 특수한 경우에만 하고 감당할 만한 금전상실의 한계 안에서 하며 병이라고 할 수 없다.

병적 도박은 고치기 어렵다. 본인도 노력하고 치료자와 가족이 노력해도 쉽게 낫지 않는 경우가 있다. 입원을 시켜 도박 환경과의 접촉을 잠시 끊은 상태에서 치료하는 경우에 효과적일 수도 있다. 우울증이 함께 있을 경우에는 우울증 치료를 한다. 가장 효과적인 방법으로 알려진 것은 알코올중독자 익명 클럽처럼 도박자 익명 클럽(Gamblers Anonymous Club: GAC)의 도움이다. 우리나라에는 아직 잘 알려져 있지 않은 것 같다. 과거에 병적 도박을 앓고 그것을 고친 사람이 환자의 동료가 되어 도박에 손을 대는 것을 막아주는 역할을 한다. 3개월간 도박을 끊을 수 있으면 그 뒤부터 통찰정신요법을 할 수 있다는 견해도 있다. 약물치료가 도움이 되는지는 불확실하지만 부수적인 강박증상, 우울증상이나 불안을 해소시키기 위해 약물을 쓰는 방법도 있다.

돈이면 다 된다, 돈만 벌면 된다는 황금만능주의 의식이 병적 도박을 일으키는 중요한 소인이라면 우리 사회 전체를 휩쓸고 지나간 요즘의 '경제발전' 이념은 병적 도박자의 심리와 다를 게 없을 것이다. 나중에는 어떻게 되든 저질러 놓고 보자는 식이다. 앞뒤 안 보고 남의 나랏돈을 빌려 쓰고 또 빌려 쓰고 계산도 없이 사업을 확장해서 망해 버린 기업주들의 심리와 병적 도박자의 심리가 어떻게 다르겠는가.

병적 도박에는 하룻밤에 큰돈을 노력 없이 만져보겠다는 심리가 있다. 이들은 일찍이 근검절약과 계획성 있는 재정지출이라는 건전한 서구 자본주의의 윤리의식을 배운 바가 없다. 오히려 정치꾼들의 돈놀이와 부동산 투기로 일확천금을 버는 삐뚤어진 투기의 '성공사례'만이 시대의 영웅으로 비춰질 뿐이다.

병적 도박은 개인의 정신병리현상일 뿐 아니라 사회의 정신병리현상이기도 하다. 이 시대에 병적 도박이 성행하는 이유를 알아야 하고 넓은 의미의 병적 도박증은 우리 국민의 의식 구석구석에 그 검은 손을 뻗치고 있다. 그러므로 개인의 치료에 앞서 사회병리의 치료로서 병적 도박을 추방해야 할 것이다. 그러자면 가정에서의 자녀교육부터 고쳐 나가야 한다. 돈 한 푼을 아끼며 살고 있는 우리보다 몇 배 부자인 나라들의 아이들처럼 스스로 노력하고 피땀 흘려 버는 돈만이 가치 있는 돈이며 그러한 삶이 평가받는 사회가 되도록 노력해야 한다.

## 성격장애

노이로제도 아니고 정신병도 아닌 제3의 정신질환에 성격장애가 있다.

성격장애라 하면 사람들은 보통 병이 아니라고 생각하는 버릇이 있다. 몇 해 전 이야기이지만 어떤 청년 환자가 왔는데 진찰을 해보니 성격장애였다. 진단서를 써달라고 해서 써주었더니, 며칠 뒤 형사가 찾아와서 그 청년을 자기가 폭행죄로 기소했는데 진단서 때문에 석방이 되었다면서 나더러 허위진단서를 쓴 것이 아니냐고 따졌다. 하도 기가 막혀서 멍하니 있다가 석방된 경위야 내가 알 까닭이 없고 그 환자가 성격장애인 것은 틀림없는 사실이라고 성격장애에 관하여 누누이 설명을 했다. 결국 오해는 풀렸지만 그 뒤부터 나는 진단서를 써달라 하면 상대방을 경계하는 습관이 생겼고, 성격장애 환자인 경우에는 더욱 조심하게 되었다.

성격장애는 성격형성 과정에서 여러 가지 장애를 입어 병적인 행동을 오랫동안 계속적으로 하게 되는 경우이며, 정신병처럼 심한 성격의 와해瓦解는 없고 노이로제의 특징적인 증상도 없다. 병이란 물론 겹치게 마련이므로 성격장애를 바탕으로 해서 다른 이상이 그 위에 생기는 경우도 있다.

성격장애에는 여러 종류가 있는데 학자에 따라 조금씩 다르게 분류한다. 간단히 말해서 의심이 많고 고집이 센 망상적 성격, 기분이 좋았다 나빴다 잘 바뀌는 순환성 성격, 사람과의 접촉을 싫어하고 늘 혼자 있으려고 하는 분열성 성격, 감정 억제를 못 하고 작은 일에도 화를 잘 내고 물건을 부수거나 사람을 때리는 폭발성 성격, 강박적 성격, 경박하고 남의 동정을 바라고 자기를 내세우려는 히스테리성 성격, 건강은 괜찮은데 늘 기운이 없는 무력성 성격, 머리는 나쁘지 않은데 사회적응이 안 되어 실직자처럼 무위도식하는 무능한 성격, 그리고 다른 사람의 기분이나 고통은 느끼지 못하고 죄책감없이 범법행위를 하는 반사회적 성격 등이 여기에 포함된다.

독일의 슈나이더 교수는 성격장애에 대해서 그 나름대로 분류하였는데, 가령 광신적 정신병질자라든지 권세욕구성權勢欲求性 정신병질자, 감정상실성 정신병질자, 의지상실성 정신병질자 등 여러 다른 명칭을 내세우고 있다.

권세나 명예를 필요로 하는 정신병질자에는 '내가 유명한 사람의 자손'이라는 등의 허황된 거짓말을 떡 먹듯이 하는 이른바 환상적 허언증幻想的虛言症이라는 것이 포함되는데 아마 희대稀代의 사기꾼이라고 신문에 떠들썩한 사람 가운데 이런 환자를 찾아볼 수 있을 것이다.

이런 거짓말쟁이를 반사회적 성격에 포함시키는 사람도 있는데 이 성격장애는 신문지상의 '반사회적 기업인'이니 하는 것과는 상관이 없는 것으로 허언증 환자는 만성적으로 사회규범을 지킬 능력이 없는 사람이다. 이런 사람들은 쉽게 불만을 터뜨리고 충동적이며, 즉각적인 만족을 요구하고 책임감이 없으며, 벌을 받아도 뉘우칠 줄 모르고 자기의 잘못을 언제나 남의 탓으로 돌리는 경향이 있다. 총기銃器사건, 그 밖의 폭력사태 등 굵직한 사건이 이런 사람에 의해서 저질러질 수도 있으나 그렇다고 모든 범죄자가 반사회적 성격장애자인 것은 아니다.

성격장애의 원인은 타고난 성격에도 관계되지만 무엇보다도 성장과정에서 부모 자식 사이의 의사소통이 잘 안 되는 데서 생긴다. 그러므로 그 치료는 정신건강의학과 의사가 가족관계를 잘 조절해 주든지, 병든 가족관계를 대신할 만한 다른 좋은 환경에 환자를 살게 하면서 치료하는 것이 바람직하다. 또 이들이 범죄를 저질렀다 하더라도 형무소가 아닌 병원에서 치료받게 하는 것이 원칙이다. 그러나 이 치료는 어렵고 긴 시간을 요한다.

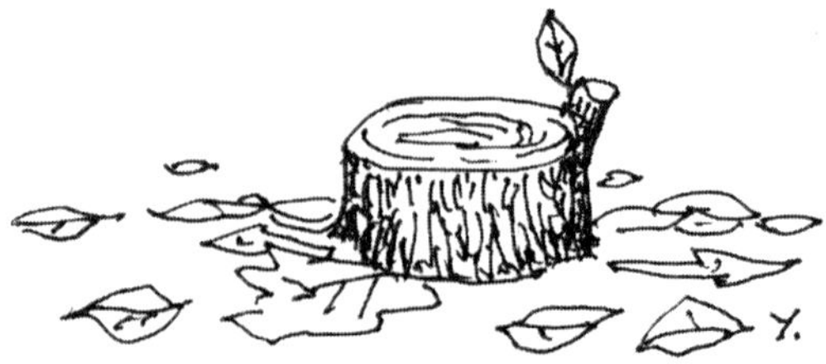

# 기분의 병

## 기분장애의 여러 가지

대부분의 사람들은 기분도 병이 된다는 것을 모르고 있다. 기분 나쁘고 우울하고 좋고 하는 것 등은 그저 보통 누구에게나 있는 것이므로 외부에 신경 쓸 일이 있어서 그렇게 되었을 경우에는 대수롭지 않게 본다. 그러다가 갑자기 자살 기도라도 하면 그제서야 문제가 심각하다는 것을 알게 되는 경우가 있다.

바라던 대학의 입학시험에 떨어졌다. 우울하고 실의에 빠지는 것은 당연하다. 며칠 간 밥도 안 먹고 우울하게 지내다가 가족들의 위로와 격려로 나아졌다고 하자. 이것은 정상반응이거나, 그 기간이 6개월을 넘지 않으면 우울을 수반한 적응장애 또는 1개월을 넘지 않으면 단기 우울반응이다.

그러나 그것이 낫지 않고 오래 갈 뿐 아니라 살기 싫다, 죽어야겠다는 마음이 일어나고 매사에 흥미를 잃고 몸까지 쇠약해졌다면 그것은 미국정신의학회의 정신질환 진단 및 통계편람(DSM)분류로 큰 우울증(Major Depression)이라고 할 수 있다. 전문의의 치료를 받아야지 이성적인 설득이나 따뜻한 위로만으로는 회복되지 않는다. 가족의 사별死別 이후 2개월 이내의 우울반응은 정상적인 애도반응으로 큰 우울증이라 단정할 수 없다는 예외기준이 최근 DSM-V에서 배제되었다. 그 사이에도 비정상적으로 우울하면 우울증으로 진단하기로 한 것이다.

### 종류

기분의 병에는 여러 가지가 있다. 기분이 매우 좋아서 정신적 · 신체적으로 활력이 넘치고 활동이 많아지는 조증이 있고 또한 조증 우울증이 번갈아 있거나 조증이 최소한 한 번 있는 양극성 정감장애, 우울증상만 반복되는 반복 재연성 우울장애가 있는데 둘 다 회복기에는 정상상태가 된다. 이와는 달리 기분이 좋고 나쁜 동요의 정도가 양극성 장애처럼 심하지는 않으나 지속적으로 계속되는 기분순환증Cyclothymia과 지속적으로 불쾌하고 우울한 기분에 사로잡혀 있는 기분부전증Dysthymia을 포함한 지속성 기분장애가 있다.

### 증상

양극성 정감장애에서 조증기에는 환자가 자기가 처한 상황에 어울리지 않게 들뜨고 쾌활해지고 흥분한다. 말이 많아지고 익살스러워지며 여기저기에 전화를 걸어 약속을 잡고 돈을 낭비하거나 옷을 화려하게 입는다. 또한 사랑이 넘쳐흐르고 성적으로도 항진되어 호색적인 행동을 보이기도 하며, 계획이 많고 너무 할 일이 많아서 잠을 잘 수 없다며 잠을 안 잔다. 하고 싶은 것을 못 하게 하면 화를 내고 공격적인 언사도 서슴지 않는다. 정도가 심해지면 말의 비약이 있고 한 가지 일을 꾸준히 하기 어렵기 때문에 일에 비해 성과가 없다.

우울기에는 큰 우울증처럼 우울증의 전형적인 다음의 증상이 생긴다:

① 집중력과 주의력의 감소

② 자존심과 자신감의 감소

③ 죄의식과 쓸모없다는 느낌

④ 미래를 황량하고 비관적으로 보는 경향

⑤ 자기 자신을 해치거나 자살행위 또는 자살생각

⑥ 수면장애(잠을 깊이 못 자고 일찍 깨거나 너무 많이 잔다)

⑦ 식욕, 성욕 등의 감퇴

조증기나 우울기에 과대망상 또는 우울성 망상, 환각 등 정신병의 증상이 함께 있을 수도 있고 없을 수도 있다. 대체로 기분에 어울리는 망상과 환각을 갖는다. 조증기에는 과대망상을, 우울기에는 '돈이 한 푼도 없다', '불치의 병에 걸렸다', '큰 죄를 저질러서 죽어 마땅하다'는 망상과 그런 내용의 환각을 경험한다.

우울증상은 몸이 피곤하고 매사에 흥미가 없으며 즐겁지 않고 주의집중이 안 되는 경증 에피소드에서 일상적인 업무, 가사를 돌보는 데 상당한 어려움을 겪는 중등도中等度 우울증 에피소드, 우울성 망상, 환각과 생각의 흐름과 몸의 동작이 매우 느리고 말없이 꼼짝 않고 누워 있는 우울성 혼미가 있다.

그러나 우울한 기분이 불안, 초조감과 겹치면 안절부절못하고 왔다 갔다 하면서 모든 것이 자기의 잘못이라고 울부짖고 머리카락을 쥐어뜯는 광조증狂躁症, agitation이 생기는 경우도 있다. 이 경우는 매사가 느린 우울증보다 자살위험성이 오히려 더 높다. 또한 청소년들의 우울증처럼 전혀 우울한 것처럼 보이지 않으나 우울한 기분을 바탕으로 알코올 남용, 폭행, 기물파괴 등 반사회적 행동으로 나타나는 우울증이 있는데 이를 가장假裝된 우울증이라 한다.

## 원인적 요인

본래 우울한 성격을 타고난 사람이나 순환성 기질의 사람도 있다. 그러나 발병 초에는 자기에게 소중한 것을 잃었을 때 병이 유발되는 계기가 된다. 가까운 사람과의 이별 또는 사별, 실직, 지위와 명예, 재물을 잃었을 때와 같은 경우이다. 드물게 바라던 것을 획득했을 때 허전하고 우울해지는 성공우울증도 있다. 그러나 발병 시에 그러한 상실이나 그 밖의 스트레스가 별로 눈에 띄지 않는 경우도 있다.

생물학적 요인에 관해서는 유전, 여러 가지 신경전달물질, 특히 세로토닌과 노르에피네프린, 그 밖에 내분비계의 변화, 뇌파의 이상, 뇌 영상에 관한 연구 등 각 방면의 연구가 진행되고 있으나 기분장애의 원인으로서 일치된 정설은 없다. 다만 양극성 장애나 단극 반복성 우울증의 환자의 가계에서 그렇지 않은 경우보다 이 병의 발병률이 2~3배 높다는 결과나, 일란성 쌍둥이에서 일치율이 69%로서 19%인 이란성 쌍둥이보다 높다는 사실은 기분장애가 유전적 소인을 가지고 있음을 증명해주고 있다. 이 결과는 동시에 환경적 요인도 작용하고 있다는 것을 암시하고 있다.

### 약물치료

둘 다 일차적으로 약물치료를 하지만 가족의 보살핌, 전문가와의 정신치료적 대화도 이에 못지않게 중요하다.

심한 우울증을 속히 해소시키기 위해 전기충격요법을 수차례 실시하여 극적인 효과를 거두는 경우가 있다. 그러나 대개는 여러 가지 항우울제를 쓰게 된다. 삼환계 항우울제, 단가아민 산화효소 억제제, 최근에 나온 선택적 세로토닌 재흡수 억제제(SSRI), 세로토닌과 노르아드레날린에 동시에 작용하는 약(SNRI) 등이 계속 개발되고 있고 상태에 따라 전문의가 적절한 처방을 내리게 된다.

환자나 가족은 약 복용 시 입이 마른지, 가슴이 두근거리는지, 소화가 안 되는지 갑자기 안절부절못하게 되었는지 등 약 복용 뒤에 일어날 수 있는 부작용 유무를 관찰하여 의사에게 보고해야 한다. 자살 위험이 있는 환자는 처방된 약을 모아 두었다가 한꺼번에 먹는 경우가 있으므로 의사는 대개 장기간의 처방보다 단기간분의 처방을 하지만 약을 환자가 아닌 가족이 보관하도록 하고 투약을 도와줄 필요가 있다.

양극성 장애의 조증에는 항조증 약제를 쓴다. 각종 항정신병 약물들을 쓰지만 기분이 좋고 나쁜 양극단적인 감정의 기복을 안정시키기 위해서 리튬, 카바마제핀, 발프로에이트 등 기분조절제를 여러 가지로 결합하여 쓰는데 약물 상호작용에 유의하여 용량을 조절하여 쓰게 된다.

리튬은 혈중농도에 따른 독성이 있어 유효 용량을 유지하려면 혈중농도를 측정하면서 사용하고 태아의 심장기형을 유발할 수 있어 임산부나 젖을 먹이는 어머니에게는 쓰지 않는다. 카바마제핀도 과립혈구감소증의 위험과 간에 독성이 있는 경우가 있어 정기적으로 혈액검사를 하게 된다.

항우울제 사용으로 조증이 생기는 수도 있어 기분조절약을 함께 쓰기도 하고 조증이 덜 유발되는 항우울제를 쓸 수도 있다. 이러한 약물의 처방은 환자의 상태에 따라 다양하게 조절하기 때문에 환자나 가족이 너무 미리부터 약에 대해 걱정하지 말고 반드시 신경정신과, 정신과, 정신건강의학과 전문의의 처방에 따라 약을 복용하고 궁금증은 전문의와 상의하여 풀도록 해야 한다.

### 경과

우울증이나 양극성 정감장애는 단 한 번의 발병 뒤 약물치료로 깨끗이 나을 수도 있고 재발할 수도 있다.

양극성 장애를 치료하지 않고 내버려 둘 경우, 조증이든 우울증이든 한 에피소드가 4개월에서 13개월 가량 지속되는 등 개인차가 크다. 치료할 경우 회복된 뒤 9개월 이내 재발이 많다. 최소한 9개월은 약물치료를 받아야 한다. 약의 용량을 줄여서 유지요법을 하는 것은 재발을 막기 위한 예방조치인데 보통 2년에서 5년을 한 구간으로 하며 병의 주기가 자주 있으면 있을수록 유지요법의 기간을 길게 잡아야 한다. 세 번 이상 재발한 경우에는 평생 유지치료도 생각해 보아야 할 것이다. 장기 유지치료로 리튬, 카바마제핀, 발프로에이트 등을 쓰는데 약물에 대한 내성이 생긴다는 보고도 있다. 리튬 용량을 줄일 때는 갑자기 중단하기보다 천천히 줄이는 경우 재발이 적다고도 한다.

## 정신치료와 재활

양극성 장애는 머리가 매우 우수하고 사회적으로도 공헌이 큰 사람들에서 발병하는 경우가 적지 않다. 조증이 심하지 않은 경조증 때는 창의력이 왕성해서 여러 가지 창조적인 기여를 하게 된다. 양극성 장애는 반복적으로 조증과 우울증을 번갈아 겪으며 재발을 하더라도 인격의 황폐나 지적 기능의 저하는 없다고 생각되지만 개중에는 활동성이 전체적으로 떨어지는 경우도 있다.

재발이 잦으면 무엇보다도 본인의 가족이 고통을 받게 된다. 조증기에 환자가 기분이 좋아서 여러 가지 일을 벌인다고 옆에서 격려하고 추켜세우는 것은 불씨에 기름을 붓는 격이다. 듣기 싫지 않을 만큼 가볍게 견제하고 돈의 낭비 등을 막아야 하며 일찍 전문의를 찾도록 해야 한다. 우울기에는 자살 위험에 주의해야 한다. 따뜻한 위로, 격려가 필요하고 충분한 영양섭취에 신경을 쓰고 약물 및 정신치료를 받도록 한다. 자살은 오히려 심한 우울증에서 회복될 무렵에 흔하다는 사실에 유의할 필요가 있다.

우울증 때는 모든 것이 회색으로 보인다. 그러므로 모든 사회적 활동에서 물러서려고 한다. 이것을 그대로 받아들이면 안 된다. 조증기도 그렇지만 우울증 상태에서는 경제적으로나 사회적으로 중요한 결정은 내리지 않는 게 좋다. 그것은 대개 잘못된 판단에서 나온 것이기 때문이다. 치료를 통해서 기분이 정상이 된 뒤로 미룬다. 가족이 이 점을 유의해서 도와주어야 한다.

우울장애는 각 장애의 종류에 따라, 또는 개인의 성격과 갈등의 성질에 따라 다르게 치료해야 한다. 정신분석에서는 밖으로 향한 분노가 자기 자신으로 향한 것이 우울증이라고 보고 있다. 우울한 사람으로 하여금 화를 내게 해서 치료한 사례도 있다. 그러나 모든 경우에 똑같은 방법이 도움이 되는 것은 아니다.

대외활동에 치중해 온 사람이 우울해진 경우, 그것은 대개 바깥세상의 가치보다 내면의 가치를 살펴보는 기회가 된다. 의식의 에너지를 다 써 버린 반면, 무의식의 에너지가 축적된 상태라 할 수 있다. '빈곤망상'은 의식의 고갈을 상징적으로 암시한다. 그러나 무의식은 상대적으로 그동안 사용되지 못한 에너지로 넘쳐흐르고 있다. 꿈을 보면 의외로 지금까지는 돌보지 않던 분야에서 많은 활동을 하고 있다. 분석적 치료는 바로 무의식의 창조성을 발견하고 그 사람이 지금까지와는 다르게 자신의 삶을 재구성해 나가는 데 목적을 둔다. 인생에 임하는 자세를 창조적으로 바꾸어 나가는 것이다. 이러한 작업을 통해서 병들기 전보다 더욱 풍부하고 그 사람 자신에게 걸맞은 삶을 살 수 있게 된다. 그림, 조각, 음악, 몸의 운동, 춤, 연극 등 인간의 합리적인 이성이 가지고 있지 않은 예술적 창조작업은 감정의 표현, 무의식적 창조성의 경험으로 우울한 기분을 해소하는 데 큰 기여를 할 수 있다.

간단한 서랍정리부터, 청소, 채소 가꾸기, 진흙으로 물건 만들기, 기타 규칙적인 신체적 노동은 그 사람의 취미 여하에 따라 모두 우울의 늪을 빠져 나오는 데 도움을 준다.

북유럽 같이 밤이 길고 음산한 겨울 날씨에 걸리는 계절성 우울병에는 방에 환한 등을 아침 일찍부터 켜 놓는 빛요법도 효과적인 것으로 알려져 있고, 우울증으로 너무 많이 잘 때는 수면시간을 단축시킴으로써 일시적으로 우울한 기분을 해소시킬 수 있다.

우울증의 잘못된 관점과 생각을 체계적으로 수정해 주는 인지치료도 도움이 될 것이다. 우울을 견디는 힘, 그것을 통하여 자기 자신을 발견하는 심층적 분석을 택할 것인지의 여부는 치료자의 철학과 환자의 태도 여하에 달려 있다. 그러나 증상의 고통을 여러 가지 방법으로 해소시키면서 동시에 삶의 양식을 검토하고 바꾸어 나가는 심층적 작업을 하는 것이 환자에게 유익할 것이다.

### 우울증은 인생에 대한 자세를 고치는 기회이다

어둠이 있기에 빛의 고마움을 알고 밤이 있기에 새벽 먼동이 트는 동녘 하늘과 닭 울음소리의 뜻을 이해할 수 있다. 아침이란 언제나 밤을 통해서 있게 마련이라면 우리는 때때로 아침이 오기까지 어둠의 시간을 조용히 소모하며 기다려야 한다.

우울증 환자에게 기분전환을 시킨다고 여기저기 데리고 다닌다든지 웃기려고 애를 쓰는 것만으로는 대개 큰 효과를 얻기 어렵다. 그는 남들이 다 저렇게 애써 주는데 나는 왜 이런가 생각하며 죄책감을 느끼며 더욱 우울해질 것이다.

슬픈 사람으로 하여금 슬프게 하라. 그에게 억지웃음을 웃게 하지 말라. 차라리 그의 슬픔을 같이 나누되 그가 무사히 '요나의 암야행(暗夜行)'을 끝마치도록 그를 부축해 주라. 정신치료자와 정신건강의학과 의사는 환자와 같이 어둠의 길을 함께 걸어가는 동반자이다. 그 슬픔과 암야의 고행은 부질없는 병적인 증세에 지나지 않는 것이 아니라 '뜻'을 내포하고 있는 현상이기 때문이다.

일생에 한 번도 슬퍼해 보지 않은 사람이 있다면 그는 이상한 사람이다. 가까운 사람과 헤어지거나 저승으로 그들을 보냈을 때, 아이를 잃거나 유산했을 때, 자기 몸의 일부를 잃었을 때, 돈을 잃었을 때, 아끼는 물건을 잃어 버렸을 때, 그리고 명예를 잃거나 사회적 지위를 잃었을 때 사람은 누구나 '상실감'에 사로잡힌다.

마음은 우울하고 아무것도 하고 싶지 않고 무언가를 하려고 해도 생각이 느려 뜻대로 움직여지지 않으며 대수롭지 않은 남의 말에도 공연히 서글퍼지는가 하면, 머리가 멍해서 사람들의 말이나 동작이 마치 멀리 떨어져 있는 것 같이 느껴지는 때도 있고, 자기 자신이 존재하고 있는 것조차 실감을 못 하는 경우가 있다. 잠은 대개 얕게 들어 자주 깨고 입맛은 떨어지고 곧잘 변비가 된다. 이런 우울증상을 오래 끌게 되면 그것은 치료의 대상이 된다.

이와 같이 현실적인 이유가 있고 병세도 그다지 심하지 않은 경우의 우울증이 있고 이보다 중한 우울정신병이 있다. 가벼운 우울증은 가족관계가 나쁘지 않는 한 우울정신병과는 달리 꼭 입원시켜 치료할 필요는 없고 병원에 다니면서 전문의와의 치료적 대화나 약물치료로 어렵지 않게 증상을 없앨 수 있다.

그러나 우울증은 흔히 인생에 대한 그 사람의 자세를 근본적으로 고치도록 촉구하는 것이기 때문에 그것을 목적으로 하는 전문적인 정신요법을 필요로 하는 경우가 많다. 자기가 자기 자신을 위해서 해야 할 것을 안 하고 있기 때문에 약만 먹는다고 우울증이 나을 까닭이 없다. 타고난 성격에 따라 다소 그 정도가 다르기는 하지만 누구의 인생이든 밖으로 향해 활동하는 외향기外向期와 자기 자신에게 충실하는 내향기內向期가 서로 교차하고 있다.

우울증이란 때때로 지나친 외향에 대한 반작용으로 나타난다. 밖으로 향한 눈을 안으로 돌려야 하는 때인 것이다. 소위 성공成功 우울증의 경우처럼 권세와 재물과 명예를 얻기 위하여 평생을 투쟁하다가 그것을 얻은 순간 우울증에 빠지는 것은 그가 그동안 너무 외부적인 것에 매달리는 나머지 자기를 잃어버렸기 때문이다. 그런데 사람들에게는 마음속 깊이 도사리고 있는 우울한 자기의 모습을 보지 않으려고 공연히 이것저것 꾸며내서 더 바쁘게 돌아다니는 버릇이 있다.

## 갱년기의 우울

갱년기의 여성은 여러 가지 어려움을 겪는다. 첫째로 그녀는 생리적인 변화를 인식하게 된다. 폐경기閉經期가 됨에 따라 몸에 이상이 생긴다. 둘째로 그녀는 마음의 변화를 느낀다. 이미 지나간 청춘, 시들어진 여인의 매력 등에 고민하는 사람이 있는가 하면, 새삼 자기가 지금까지 무엇 때문에 살았는가를 생각하며 때때로 말할 수 없는 고독과 불안, 초조한 마음에 사로잡힌다.

누구나 갱년기에는 심신의 고통이 있게 마련이다. 그것은 인생의 황혼을 맞이하는 또 하나의 관문關門이며 과도기이기 때문이다. 진실로 보람된 삶을 산 사람은 죽음을 생각해야 하는 삶의 저녁을 유연한 자세로 맞이할 수 있다. 그러나 진실로 살지 못한 사람은 진실로 죽을 수도 없다. 여기에 불안이 싹트게 된다.

갱년기 우울증 환자의 발병 전 성격은 대개 사회규범에 착실히 맞추어 살며 알뜰한 주부상主婦賞이라도 받을 만큼 철저하고 꼼꼼한 특징을 보인다. '주부'와 '부인'과 '며느리'와 '어머니'의 역할에 충실하게 순응하여 살다 보면 갱년기에 이르러 어느 날 갑자기 가슴속에 숨어 있는 것이 불쑥 고개를 든다. '나는 무엇인가.' 걷잡을 수 없는 불안과 초조가 엄습한다. 돈을 잃었다, 남편이 바람을 피운다, 아들이 집을 나갔다 등등의 사건이 발병의 계기가 되지만 그 병은 이미 그 이전부터 준비되어 온 것이며 '억눌린 자기'를 찾으려는 몸부림이다.

보통 심한 우울정신병에 걸리면 말이 적어지고 얼굴 표정이 굳어지며 동작도 느리고 누가 무엇을 물어도 자그마한 목소리로 그것도 한참 뒤에 대답하는 것이 보통이지만, 갱년기 우울증에서는 무척 불안해서 안절부절못하는 것이 특징이다. 모든 것이 내 탓이라고 울고불고 머리를 쥐어뜯으며 비관하고 잠을 자지 못하며 잠시도 가만히 있지 못한다.

우울증은 갱년기에도 장년기에도 나타난다고 해서 갱년기 우울증이라는 말을 따로 쓰지 않은 지 오래되었다. 또한 안절부절못하는 것은 우울증상의 하나이고 갱년기에만 볼 수 있는 것은 아니라는 견해가 우세하다. 그러나 '갱년기 우울증'이라는 말은 우울증의 심리역동心理力動을 이해하는 데 매우 실제적인 뜻을 가지고 있다.

우울신경증과는 달리 우울정신병에서는 자살위험이 크다. 환자가 "살아서 무엇 하나. 죽고 싶다"고 말할 때 그 말을 가볍게 들어서는 안 된다. 자살 위험이 보일 때는 즉시 정신건강의학과에 입원시켜 치료하는 것이 좋다.

우울증을 치료하기 위한 약물로는 여러 가지 항抗우울제가 있는데 불안을 완화시키는 약을 함께 사용하면 2, 3주 안에 증상은 많이 없어지는 것이 보통이다. 자살 위험이 있을 정도로 우울증이 심하면 전기충격요법을 하는 경우도 있는데 2, 3회 실시 후에 울상이던 사람의 표정이 극적으로 밝아지기도 한다. 전기충격요법은 전기를 사용한다는 점과 일시적으로 치료 당시의 기억이 나지 않는다는 점 때문에 겁을 내는 사람이 있지만 조금도 해롭지 않은 치료방법이고 기억은 모두 되살아나게 된다. 또한 마취과 의사의 도움으로 개량된 방법을 쓰면 부작용이 거의 없이 같은 효과를 얻을 수 있다. 약 없이도 괜찮을 만큼 건강해지려면 역시 일정 기간이 필요하고 정신요법을 함께 해서 인생에 대한 환자의 지금까지의 태도를 바꾸어 주는 것도 바람직한 일이다.

갱년기 우울증의 호르몬요법은 얼굴이 화끈 달아오르는 등 폐경과 관계되는 혈관 운동성 장애를 일시적으로 없앨 수 있고 우울증상에도 효과가 있다고 해서 산부인과에서 상용하는 듯한데 약물에 의한 부작용도 고려해야 하기 때문에 주의를 기울여야 한다. 갱년기 우울증은 불안장애나 뇌동맥경화증 때 일어나는 정신병 등과 비슷해서 이것을 구별하려면 정신건강의학과 전문의의 진단을 받아야 한다. 때로는 우울 증상뿐 아니라 남편을 의심하거나 남이 나를 해치려 한다는 등 망상을 나타내는 수도 있기 때문이다.

## 스마일(미소) 문화와 슬픔의 현상학

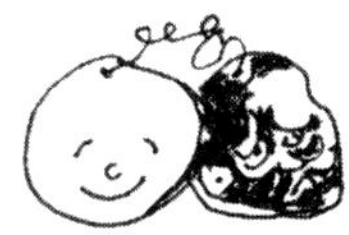

하와이에 있을 때의 이야기이다. 내가 살던 아파트에서 대학의 연구소에 이르는 길을 나는 곧잘 생각에 잠겨 걸었다. 아침에 나갈 때와 저녁에 들어올 때 이 15분간의 보행步行은 연구에 관한 구상도 하고 자료에 관한 생각도 정리하는 데 안성맞춤이었다.

어느 화창한 아침 아열대亞熱帶 수목들의 그림자를 밟으며 보통 때처럼 이것저것 궁리하며 걸어 올라가려니까 등 뒤에서 빠른 샌들 끄는 소리가 나더니 느닷없이 여자 목소리가 들렸다. “안녕하십니까. 웬일이시오. 스마일 스마일(웃으시오 웃으시오) 당신 미쳤소.” 되돌아보니 중로中老의 깡마른 여인인데 손에는 낡은 트렁크를 들고 있었다. 첫눈에도 그 행색이나 두서없는 말씨로 보아 꼭 정신병원에서 갓 나온 사람이거나 어느 괴상한 종파에 속하는 광신자임이 틀림없었다.

나는 이 무례한 말에 화가 나서 당신이야말로 이상한 여인이라고 했더니 악착같이 달라붙어 웃으라고 강요하던 그녀도 마침내 투덜투덜하며 떨어져 나갔다. 아침의 명상은 깨지고 기분도 다소 좋지 않았으나 이 ‘사건’에서 나는 문화정신의학의 평범한 진리, 즉 문화가 다르면 엉뚱한 사람도 병적인 사람으로 오해받을 수 있다는 사실을 새삼스럽게 깨달았다.

미국에 초청을 받은 어느 스위스 정신의학자가 강연 세미나 등 그를 위해 만든 각종 행사에서 빠져나와 하루는 뉴욕의 어느 거리를 혼자 걸어 다녔다. 길 건너편 신호등이 '건너가라'는 청색신호로 바뀌었는데도 그냥 서 있으니까 동양계 미국인으로 보이는 웬 남자가 "빨리 건너가시오, 무엇을 머뭇거리시오"라고 그를 재촉했다. "글쎄 생각 좀 해보고……." 정신과 의사가 그러고 있으니까 그 남자가 소리를 질렀다. "뭐요? 생각을 해요? 이 뉴욕 바닥에서 생각하는 사람을 만나다니." 그는 반갑게 그의 손을 잡더니 점심이나 같이 하자고 했다고 한다.

중국인과 미국인에게 '슬픔'에 관한 여러 현상을 적은 것을 읽게 하고 우울증의 진단을 붙이게 했더니 미국인이 우울증으로 진단하는 경향이 훨씬 높더라는 연구가 있다. 항상 스마일(미소) 하며 무엇에든지 관심을 표시하고 밖으로 표현하며 행동하는 것을 강조하는 문화권에서는 슬픔이란 부질없는 낭비이며 의지박약의 표현이다. '생각하는 일'조차 병적인 현상이다. 그러나 '눈물의 부산항구'로부터 저 흔한 텔레비전 통속극의 엿가락 당기는 듯한 넋두리와 통곡에 익숙하다 못해 체해 버린 동양인에게 슬픔이란 그저 우리 인생에 흔히 깔려 있는 일상적인 현상에 지나지 않는다.

그런데 슬픔을 죽이고, 아니 슬픔이란 아예 없는 것처럼 사는 '스마일 문화'微笑文化의 사람들이 그렇게 많이 자살을 하고 높은 폭력범죄율을 보이는 것은 무엇을 말하는가. 우리도 현재는 그 당시 그들처럼 자살, 폭력 우세 국가가 되었다. 억지 미소의 탈 뒤에 억압되는 온갖 증오감이나 그 밖의 부정적인 감정이 그 자신을 파괴하거나 남을 해칠 만큼 마음속에 쌓이기 때문이다. 그렇다고 해서 슬픔을 과장하고 무한정 남의 동정을 바라는 '비수문화적悲愁文化的'인 습성이 건강한 태도라고는 할 수 없다. 양쪽 다 너무 일방적이다.

근대화와 더불어 한국 문화의 전통적인 가치규범이 과거의 '비수문화적'인 자기 학대에서 '홍소哄笑(크게 웃음)문화적'인 자기 팽대膨大로 줄달음치려는 가운데 심한 갈등을 거듭하고 있다. 슬픔과 기쁨은 헤어질 수 없는 친구로, 우리는 항상 기쁠 수도 없고 항상 슬퍼할 수도 없다. 우리에게 찾아오는 감정을 두려워 말고 자연스럽게 받아들이는 자세가 필요하다.

## 자살을 왜 하는가

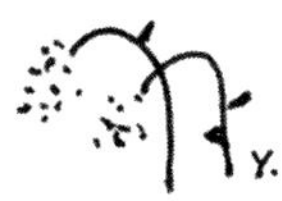

살아야 한다. 자살을 왜 하는가. 빚쟁이가 폭언을 퍼부으며 매일 빚 독촉을 한다고 해도, 회사가 부도나서 직원들에게 월급도 못 주고 자기는 도망다닌다 해도, 모든 것이 자기 탓이라 생각이 들어 극도로 괴롭고 이렇게 사느니 죽는 게 편하겠다는 마음이 든다고 해도 죽어서는 안 된다. 회사가 망해 하루아침에 길거리에 나앉아 가장으로서 면목이 없고 늙은 어머니, 원망하는 아내와 철없이 칭얼거리는 아이들을 볼 수 없다고 해도, 이 세상에 아무도 나를 도울 사람이 없고 막다른 골목에 다다랐다는 절망이 검은 날개처럼 자기를 엄습해 온다고 해도 죽어서는 안 된다. 나에게 잘못한 사람에게 복수한다고 홧김에 그들을 저주하며 죽어 버릴까 하는 충동을 느낀다 해도 자살은 안 된다.

밤낮 구박하고 술 먹고 폭언하고 폭행하는 남편이 미워서 아이들까지 데리고 동반자살을 한다면 그것은 자살이 아니고 친족살인의 중죄를 짓는 것이다. 남이야 아무래도 좋다, 죽으면 지금 겪고 있는 수모를 겪지 않아도 되지 않느냐 생각된다 해도, 저 세상으로 가면 먼저 떠난 나의 사랑하는 자식과 아내를 만날 수 있다고 죽은 자들이 어서 이리로 오라 손짓하며 당신을 유혹한다고 해도 죽어서는 안 된다. 내 한 몸 죽어 이 나라가 구원되고 가문의 명예가 회복된다는 그럴싸한 명제가 앞에 어른거린다 해도 다시 한번 생각해 보라. 어차피 죽을 병에 걸렸는데 이 고통을 언제까지 견뎌야 하나, 늙고 병들고 자식들에게 폐를 끼치기 싫으니 죽겠다는 마음이 들더라도 죽어서는 안 된다.

당신은 자기 마음대로 목숨을 끊을 권리가 없다. 그 목숨은 자기의 소유물이 아니기 때문이다. 그 목숨은 우주의 섭리에서 태어났고 우주의 섭리 대로 살아야 하는 것이다. 당신의 목숨은 당신 개인의 소유물이 아니다. 그것은 부모의 목숨, 자식의 목숨, 남편과 아내의 목숨, 모든 친지와 이웃, 당신과 관계를 맺고 있는 모든 사람의 목숨이다. 당신이 스스로 목숨을 끊음으로써 당신은 그 많은 사람의 목숨을 빼앗고 상처 입히게 된다.

내게는 아무도 없다. 내가 죽은들 누가 슬퍼하겠는가 하고 항변할 것이다. 그렇다고 치자. 신문이나 TV에 나온 당신의 자살기사는 그것을 읽는 사람, 듣는 사람에게 크고 작은 파문을 던진다. 그것을 보고 당신 비슷한 사람이 비슷한 방법으로 자살을 시도할 때 당신은 무엇이라 변명할 것인가? 신문에도 안 나고 당신의 죽음에 아무도 흔들리지 않았다고 치자. 당신은 죽기를 싫어하는 몸을 일시적인 잘못된 판단으로 죽이려 들고 있다. 당신의 몸은 있는 힘을 다해서 살고자 할 것이다. 몸이 가진 생명 본연의 과제로서—. 당신에게 아무도 없는 것이 아니다. 당신의 몸이 당신의 귀한 반려자이며 또한 당신 무의식속에 많은 친구들이 있다. 내일에 희망을 걸고 있는 당신 마음속의 친구들은 당신이 목숨을 버리면 어디로 가겠는가?

저승에 가면 만사 편안할 것이다, 저승이란 아예 없다, 죽으면 그만이다라고 죽는 사람들이 스스로 장담해도 인류에게는 오랜 신화가 있다. 억울하게 죽은 자, 원한을 가지고 죽은 자의 원혼에 대한 신화가 있다. 자살 귀신은 그중에서도 위험한 귀신으로 알려져 있다. 이들은 저승과 이승 사이를 배회하며 저승으로 편안히 가지 못한다. 살아 있는 사람의 혼을 데리고 가든지 해를 끼친다는 믿음이 있다. 그것이 황당한 미신이라고 웃어 넘길 것인가?

신화가 만들어진 데는 이유가 있는 법이다. 신화는 인류에게 스스로의 병을 고치도록 만들어 준 신의 계시와도 같은 것이다. 신화에는 수백만 년을 지구상에 살아오면서 인류의 거듭된 고통과 희망과 인내와 환희의 삶에서 나온 보편적인 지혜가 담겨 있다. 이 지혜를 무시해서는 안 된다. 그것은 우리 정신의 뿌리가 되어 있기 때문이다.

"하늘이 무너져도 솟아날 구멍이 있다"고 했다. 죽기 아니면 살기로 견뎌 보자. '막다른 골목'이라는 한계의식은 매우 주관적인 것이다. 우울할 때, 절망할 때 그 한계는 매우 좁아 보인다. 모든 것은 어둡고 앞이 보이지 않고 다 끝났다는 생각뿐이다. 그러나 날이 개면 안 보이던 수평선과 아름다운 산과 들이 보이듯이, 우울한 감정이 걷히면 내가 왜 그렇게 모든 것을 절망적인 시선으로 보았던가 놀라게 될 것이다.

앞이 캄캄할 때는 가만히 기다리는 것이 최상의 방책이다. 섣불리 잘못된 기분에 따라 판단하고 결정하여 행동하지 말아야 한다. 목숨을 버리면 이승에서 아무 일도 바꾸어 보지 못한다. 내일이면 희망이 나에게 손짓할지도 모르는데 오늘 내가 죽으면 그 한은 죽은 사람뿐 아니라 살아남은 사람의 가슴속에 뼈아픈 상처를 남기게 될 것이다.

살아가노라면 고통이 있게 마련이다. 고통이 있기에 편안함이 있다. 고통과 시련은 인간을 강하게 만든다. 결코 좌절하지 말자. 약해지지 말자. 이 어려운 시대에 우리가 우리에게 부과된 고통을 시련으로 알고 받아들여 그것을 겪고 끈질기게 이겨 나가면 우리는 우리 자신과 이 시대에 가장 값진 공헌을 하는 셈이다.

## 자살을 예방하려면

자살은 인류의 고대사회부터 있어 온 인간의 문제행동으로서 수많은 사회학자, 심리학자, 정신의학자에 의해 연구되었고 정신의학은 특히 그 대책에 부심하였다. 자살 기도나 자살 자체가 모두 정신질환인 것은 아니다. 정신질환에 걸리지 않은 사람도 사람을 죽이거나 자기를 죽인다. 그러나 보통 사람이 생각하는 것보다 훨씬 많은 경우에 자살과 자살 기도는 정신질환의 직간접적인 결과로 나타난다.

## 자살 기도와 정신질환

외국의 경우 자살을 기도하는 사람의 95%가 정신질환으로 진단될 수 있으며 그중에서 우울증이 80%, 조현병이 10%, 치매나 섬망이 5%, 또한 알코올중독이 겹쳐 있는 경우가 25%라는 통계가 있다. 그리고 30세이하의 자살 기도자에게서는 약물남용, 반사회적 성격장애가 가장 많고 30세 이상에서는 기분장애, 치매, 섬망 등 인지장애가 가장 많았다는 통계 결과가 있다.

우리나라의 경우는 신뢰할 만한 자살 통계가 거의 없지만 신문지상에 생활고, 실직, 사랑의 실패, 가정불화, 입시실패 등의 이유로 자살한 사람의 상당수가 우울증에 걸린 경우가 아닐까 생각된다. 그러므로 정신질환을 잘 치료하면 그로 인한 자살을 많이 예방할 수 있게 된다.

우울성 장애에서는 발병 초와 회복기에 자살 기도가 많고 중장년의 사회적으로 고립된 독신 남자의 경우에 많다. 우울증 치료를 중단하거나 불규칙하게 치료받는 경우, 약을 충분히 먹지 않을 때 자살 기도가 일어날 수 있다. 그리고 입원치료로 우울증이 회복되어 집에 간 뒤의 수개월 동안이 오히려 자살위험도가 높기 때문에 이 시기를 특히 조심해야 한다.

조현병은 우울증보다는 적지만 상당수(10%)가 자살로 사망한다. 미혼이면서 과거에 자살을 시도한 경우가 많다. 알코올중독의 경우도 독신, 사회적 고립, 중년에 주로 자살 시도가 있다. 약물중독인 경우에 약물중독으로 인해 기분이 나빠지고 우울할 때 자살을 시도하는 경우가 많으며 청소년, 여자의 경우 특히 위험하다. 알코올이나 약물남용 그 자체가 음성적인 자살 기도의 수단인 경우도 있다.

### 자살위험도의 예측

자살위험도를 어떻게 알아낼 수 있을까? 여러 가지 척도가 있지만 일반 사람이 알아내기는 쉽지 않다. 최근에 사랑하는 이와 이별(혹은 사별)했을 때, 몸을 다쳐서 신체에 결손이 생겼을 때, 큰 사고 뒤에 외로이 혼자 살아남았을 때, 해고당하거나 퇴직당했을 때 사람이 우울해지는 것은 당연한 일이다. 그러므로 사람들은 그런 경우의 우울을 그저 그러려니 하고 대수롭지 않게 생각하는 경향이 있다.

그러나 여기에 복병(伏兵)이 대기하고 있다. 말수가 적어지고 아무것도 하기 싫다 하고 무엇을 해도 소용없다며 허무한 생각에 사로잡히고 전혀 도움을 청하지도 받아들이려 하지도 않을 때에는 주의해야 한다. 여기에 잠도 못 자고 안절부절못하고 소화도 안 되고 머리가 무겁고 변비에 걸리는 등 신체적인 불편이 생기고 살고 싶지 않다는 말을 하면 우울증이 진행되었다고 의심하고 속히 정신건강의학과 전문의를 찾아야 한다.

자살한 사람 10명 중 8명은 자살 의도를 미리 다른 사람에게 알린다는 보고가 있다. 죽고 싶다고 하다가 전보다 조용하고 차분해지면 이미 자살을 결심하고 있는 것이므로 자살이 임박했다고 생각할 수 있다. 이전에 자살 기도를 한 일이 있고 정신건강의학과에 입원치료를 받은 일이 있으면 자살위험도는 더 높다. 어느 경우에나 자살 시도의 위험성이 높은 시기는 첫 시도 후 3개월 이내이다. 가족들은 한번 자살을 시도했으나 성공하지 못하고 살아났다고 안심하지 말고 계속해서 세심한 배려를 해주어야 한다.

### 위기의 대처

병원에 가기 전에 가족이 할 수 있는 일은 24시간을 환자 가까이에서 함께 있으면서 지켜보고 위험한 물건을 치워 두고 대화를 유도하는 일이다. 화나는 일, 우울하게 하는 일, 죽고 싶은 감정을 말로 표현하게 하는 것이 좋다.

자살위험이 높으면 그 동기가 정신질환에 있든 다른 데 있든 대개 정신건강의학과에 입원시킨다. 가급적 본인의 동의를 얻는 게 좋겠지만 본인의 의사에 반해서 입원시켜야 하는 때도 있다. 정신병동이라 해서 물론 안전한 곳은 아니고 자살하고 싶다는 말 한마디로 모든 사람을 입원시켜야 하는 것도 아니다. 자해 · 타해의 위험이 있다고 판단할 때 입원시키는 것이니 판단은 전문의에게 맡기는 게 좋겠다.

입원은 환자를 집중적으로 관찰 보호하고 약물치료 또는 물리치료를 신속히 할 수 있으며 자살 기도 시에 신체손상을 다른 진료과의 협조로 회복시킬 수 있다는 이점이 있다. 외국에는 중환자실처럼 정신병동 안에 24시간 집중관찰실(깨어 있는 방, Wachsaal)이 있어 간호사가 그곳에 상주하지만 우리나라에는 그런 체계가 아직 없고 가족이나 간병인의 도움을 받거나 TV로 관찰하는 보호실을 사용하는데 집중관찰실만은 못하다.

응급처치법을 가족들이 배워 두면 자살 기도가 일어났을 때 크게 도움이 될 것이다. 정신건강의학과 응급처치법으로 훈련된 119구조대가 좀 더 신속하게 활동할 수 있는 조직화된 응급진료 체계가 전국적으로 세워지길 바란다. 우리나라에도 있는 '생명의 전화'는 주로 자살 기도자들의 핫라인이다. OECD 국가 중 자살률 1위라는 부끄러운 현실에 직면하여 그동안 자살 예방을 위해 정부와 민간에서 다방면으로 대책을 수립하고 활동해오고 있다. 정신건강문제에 대한 국민 전체의 관심이 요구되는 때이다.

중요한 것은 팀 접근이다. 병원에서는 항우울제 · 항불안제를 중심으로 한 우울증 치료를 신속히 시작하게 된다. 전기충격요법은 효과가 빨라 급성 우울 시에 즐겨 쓰는 사람이 있다. 그러나 흔히 약물치료와 동시에 적극적인 정신치료를 실시하고 환자에게 스트레스를 주는 환경을 조절하며 가족 · 친지의 감정적 지지를 구하고 환자가 호소하는 현실적인 문제도 처리하도록 노력해야 할 것이다. 정신건강의학과 간호사, 임상심리사, 정신의료사회복지사, 작업치료사, 예술요법사, 가족, 친구 모두가 치료진이 될 수 있고 정신건강의학과 전문의는 그 관계를 총체적으로 파악하고 조절하는 능력을 갖추고 있어야 한다.

### 자살 관념의 전염성과 대중매체가 조심해야 할 점

자살은 무의식의 원형적 조건에 관련된 사건이다. 원형archetype은 강력한 에너지를 가지고 있고 보편적으로 인간의 마음의 바탕을 이루고 있으므로 그것이 활성화되면 무서운 전염성을 발휘할 수 있다. 신문 · 텔레비전의 자살보도 뒤에 연거푸 자살 사례가 생긴다든가, 집단 동반자살의 참극이 벌어지는 이유가 여기에 있다. 신문을 비롯한 대중매체, 특히 텔레비전, 인터넷의 살인과 자살에 관한 보도는 매우 신중해야 한다. 결코 시청자의 공포심리를 자극하고 흥분시키는 목적으로 과장 보도해서는 안 된다. 그러한 보도 태도는 상처입기 쉬운 사람들에게 살인 및 자살 성향을 전염시키는 데에 한몫을 하게 된다는 것을 알아야 한다. 그러한 자살사건보도는 가능하면 하지 말거나 한다면 작은 활자로 간단히 하고 자살 예방대책을 함께 보도하는 등 교육적인 방향으로 보도해야 할 것이다. 자살방법, 자살한 장소 등을 암시하는 사진 같은 것은 절대로 삼가도록 해야 한다.

### 자살 동기의 분류

사회학자 뒤르켐의 고전적 분류에 의하면 자살은 ① 이기적 자살, ② 의타적(依他的) 자살, ③ 아노미성 자살로 분류된다.

요즈음 보도되는 자살은 가히 아노미성 자살이라 할 수 있을지 모른다. 사회적응과 통합기능이 차단되거나 와해되어 행동기준이 일시적으로 상실된 경우라 할 것이다.

구체적인 자살 사례를 동기별로 분류해 보면,

① 복수하고 남에게 벌주거나 남을 꼼짝 못하게 지배하려는 욕구

② 희생과 속죄의 욕구

③ 고통으로부터 도피하려는 욕구

④ 죽어서 저세상에서 만나고 후세에 다시 태어나고 싶은 환상적 욕구

등이 있다. 그런데 결코 잊어서는 안 될 것은 자살 충동에는 무의식적 목적이 숨어 있다는 사실이다. 그것은 인격의 '창조적 변환'이다.

### 창조적 변화의 충동으로서의 자살

생명체는 항상 죽고 항상 새로 태어난다. 다시 말해서 낡은 자아의 죽음을 통해서 새로운 자기로의 창조적 변신이 필요할 때 인간은 자살을 생각한다. 그러나 그러한 자살환상이 창조적 변환으로 이어지지 않고 끔찍한 구체적 자살로 귀착한다면 모처럼 기회를 얻은 창조적 변환을 이룰 수 없게 된다.

그러므로 자살위험을 방지하면서 동시에 해야 할 일은 청소년이든 노인이든 낡은 자아를 과감하게 버리고 새롭게 태어나기 위한 작업을 도와주는 일이다. 삶의 보람을 느낄 수 있는 일을 적극적으로 개발하여 보다 성숙한 의지를 지닌 사람이 되도록 해야 한다. 청소년으로 하여금 창조적 변화를 이룰 수 있도록 도와주는 것, 그들이 마음껏 호흡하여 기를 펼 수 있는 것이 무엇인지 교육계나 사회가 모색해 보아야 할 것이다.

항우울제는 때로는 그러한 재생의 의지와 용기를 북돋아 줄 수 있는 수단이 될 수 있을 것이다. 단지 기분이 좋아지는 것만으로는 부족하다. '창조적 변환'이 일어나도록 치료자와 환자가 함께 노력해야 한다.

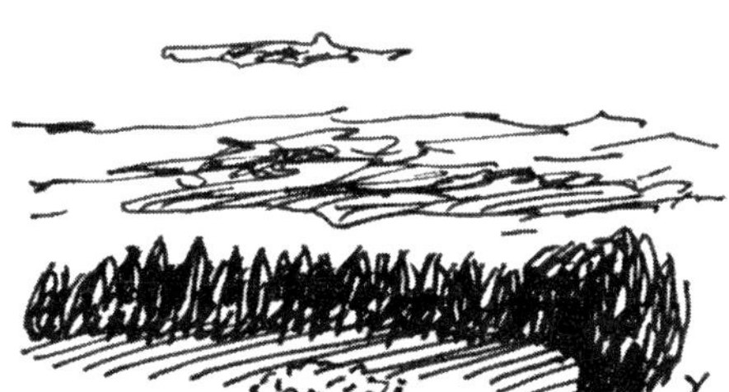

# 조현병調絃病(정신분열병)을 알고 이기는 법

## 조현병調絃病이란 무엇인가?

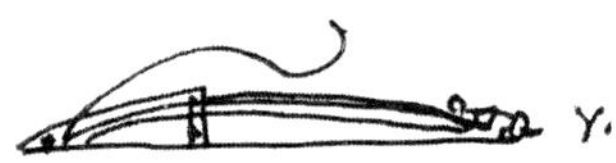

1883년 독일의 유명한 정신의학자인 크레펠린 박사는 독일 사람답게 조직적인 머리로 지금까지 비교적 산만하게 보아 온 정신병의 증상과 경과를 과학적으로 관찰하여 여러 가지 종류의 병을 분류하고 이를 책으로 엮어 냄으로써 정신의학사에 아주 중요한 업적을 남겼다. 그가 가장 중요한 정신병이라고 생각한 병 가운데 '조발성 치매'早發性 癡呆, dementia praecox라고 부르는 병이 있다. '일찍 바보가 되는 병'이라는 말이다. 이것이 오늘날 '조현병(정신분열증, schizophrenia)'이라는 병이다.

조발성 치매를 정신분열증Schizophrenia으로 이름을 바꾼 것은 1911년 스위스 취리히 의과대학 정신과 주임교수였던 오이겐 블로일러 교수였다. 그는 같은 종류의 병을 자세히 관찰한 결과 그 병이 반드시 바보가 되는 것이 아니라 단지 정신기능이 분열되어 서로 연관성을 잃은 상태라는 것을 알게 되었다. 근년 '정신분열증'을 한국 정신의학계에서는 '조현병'이라 바꾸어 부르기로 했는데 그것은 '정신분열'이라는 말이 사람들에게 너무나 공포스런 표현으로 들린다고 보았기 때문이다. 조현調絃이란 악기의 현을 조율한다는 뜻인데 여기에 병이 생겼다고 해서 '조현병'이라 지은 것이다. 심리적 기능이나 뇌의 신경회로 간의 균형이 깨진 상태라고 이해할 수 있다.

오랫동안 조현병을 앓는 사람들을 보면 사실 얼굴 표정도 멍청하고 아무 일도 못하는 것을 볼 수 있다. 겉으로 보기에도 바보 아니면 폐인처럼 보인다. 환자 자신도 곧잘 머리가 나빠졌다거나 생각이 안 난다, 기억력이 나빠졌다고 걱정하는 것을 볼 수 있다. 경우에 따라서는 약을 먹어서 머리가 나빠졌다느니, 전기충격요법을 받아서 그렇다는 등 애꿎은 치료법을 두고 원망하지만 이것은 기우에 지나지 않는다.

조현병 환자의 지능은 아무리 그 병을 오래 앓아도 떨어지지 않는 것이 보통이다. 책을 볼 때 생각이 잘 진행되지 않고 기억이 잘 나지 않는 경우가 있을 수 있다. 그러나 그것은 환자가 바깥일에 주의집중을 하기에는 너무나 엄청난 생각에 사로잡혀 있기 때문에 책이 머리에 안 들어오고 따라서 기억도 잘 안 나는 것이다. 멍청하고 아무 일도 못하는 것은 그가 바보가 되었기 때문이 아니라 현실에 대하여 극도로 무관심해졌기 때문이다.

아무 말도 하지 않고 어느 정신병원 구석진 침대에 누워서 멍하니 천장만 보며 여러 해를 지내던 환자가 있었다. 그러던 어느 날 갑자기 말을 시작하고 지나온 과거의 병동생활을 하나하나 엮어 내는데, 특히 환자 앞에서 환자가 아무것도 모르는 줄 알고 환자에게 좋지 않은 말을 했던 사람들 이야기를 꺼내서 이들이 매우 당황했다는 일화가 있다. 조현병 환자는 남의 일에 관심이 없고 자기만 아는 경험세계에 집착하는 것이 특징이기는 하지만 그렇다고 해서 주변에서 무엇이 일어나고 있는지를 모르고 있는 것은 아니다.

조현병 발생에 기여하는 요인은 여러 가지이다. 유전적, 환경적, 심리사회적 요인이 복잡하게 얽혀서 발병한다.

조현병은 여러 가지 양상으로 증상을 나타낸다. 전혀 드러난 망상이나 환각 없이 차차 현실에서 멀어져서 방 안에 혼자 있게 되는 경우부터 흥분하고 날뛰고 울고 웃고 하는 경우에 이르기까지 다양하다. 조현병은 단일질환이 아니고 원인도 다르고 경과도 다르지만 비슷한 증상을 가진 증후군이라고 보는 견해가 우세하다.

평생에 한 번 조현병에 걸리는 비율은 100명에 한 사람이니 조현병은 비교적 흔한 병이라 할 수 있다. 청소년기에 많이 발병하나 40세 이후에도 발병할 수 있다. 치료하면 잘 낫는 병이지만 재발하기 쉽고 만성으로 이행되기 쉬우므로 그렇게 되지 않도록 치료를 잘 해야 한다.

## 조현병은 어떻게 시작되며 어떻게 나타나는가

학교 다니며 잘 지내던 아이가 갑자기 횡설수설하고 이상해지는 수도 있고 별로 눈에 띄는 이상은 없는데 친구들을 멀리하거나 혼자 있기를 좋아하고 밤에 잠을 못 자고 머리가 아프다든가 주의집중이 산만해지면서 차츰 성적이 떨어지기 시작하다가 어느 날 눈에 띄게 이상한 행동이 나타나는 수도 있다. 자세히 보면 가족들이 이상하다고 병원에 데

려오기 전에 상당 기간 혼자 생각에 골몰하는 경향이 있고 노이로제 증상같이 불안하고 우울하고 때로는 세상이 자기와는 멀리 떨어져 있는 듯 실감을 못 느끼는 등의 경험을 한다.

조현병이라는 진단을 내릴 수 있는 특이한 증상을 들어보자.

### 환각Hallucination

환각幻覺이란 아무런 외부자극이 없는데 있는 것처럼 확신하게 되는 잘못된 지각知覺을 말한다. 외부자극이 있고 이를 잘못 지각하는 착각錯覺, Illusion과는 다르다. 환각은 우리의 다섯 가지 감각기관에 걸쳐 모두 있을 수 있다. 즉, 청각 · 시각 · 촉각 · 미각 · 후각에서 환상적인 지각을 일으킨다. 이것을 환청 · 환시 · 환촉 · 환미 · 환후라 부른다. 환각의 내용은 여러 가지이고 잠깐씩 번개처럼 지나가는 환각도 있고 집요하게 지속되는 경우도 있다.

조현병에서 가장 흔한 환각은 귀에서 사람의 말소리가 들리는 환청이고, 특히 그 소리가 자기의 행동을 간섭하거나 둘 이상의 사람들이 자기를 빗대 놓고 서로 흉보거나 욕하는 내용이다. 환자는 그 소리가 정말인 줄 알고 괴로워하고 때로는 아는 친구의 목소리로 들리는 수도 있기 때문에 그 친구를 오해하거나 미워하기도 한다. 욕하는 소리가 환자가 그 소리에 대항해서 말대꾸를 하는 수가 있어 심해지면 혼자 중얼거리고 소리의 내용에 따라 얼굴을 찡그리거나 웃거나 해서 남의 눈에 띄게 된다. 허깨비 같은 환시를 보는 수도 있으나 흔하지 않다. 밥맛이 이상하다, 독을 넣은 것 같다, 독가스 냄새가 난다. 또는 환촉이 있어서 아무도 없는데 누군가가 성적으로 자기를 자극한다고 안절부절못하는 경우도 있다.

## 망상

환각 · 망상은 모든 정신병적 장애에서 볼 수 있는 것이지만 조현병에 흔히 있는 망상은 '나'(자아)와 '나 밖의 세계' 사이의 경계가 무너져서 알 수 없는 힘이 '나'의 자유를 빼앗거나 제약한다는 내용을 가지고 있다. 예를 들면 내 생각이 내 머리에서 빠져나가서 남들이 다 알고 그것을 방송하고 있다는 망상, 어떤 알 수 없는 세력이 내 몸에 도청장치를 설치해서 항상 염탐하고 있다는 망상, 그리고 그런 세력이 나의 행동 하나하나를 조정해서 나로 하여금 어떤 행동을 하게 한다, 나는 그들이 조종하는 조작인형에 불과하다는 조종망상 등이 특징적이다.

그 밖에도 흔한 것은 남들의 표정이나 말, 손짓이 나와 관계가 있다는 관계망상, 누군가가 음식에 독을 넣어서 나를 말려 죽이려 한다는 독물망상, 또는 태극기를 달고 지나가는 택시를 보고 저것은 전쟁이 났다는 신호이다, 빨리 피난해야 한다고 무서워하는 등의 정상적으로 지각했으면서 이상한 해석을 내리는 망상지각도 흔하다.

이와 같이 자아기능에 피해를 주는 내용의 피해망상뿐 아니라 자아를 높이고 과장하는 과대망상도 있을 수 있다. 이 경우는 양극성 기분장애(조울정신병)의 조증의 경우처럼 내가 돈이 많다, 무엇이든 할 수 있다는 공감할 수 있는 팽창된 감정을 바탕으로 나오기보다는 자기에게 엄청난 초능력이 있다고 믿는 등 그 이유를 공감할 수 없다는 것이 특징이다. 예를 들면 내가 하늘의 계시로 사람들을 구제하러 온 사람이며 하늘에서 비를 내리게 할 수도 있고 손가락 하나만 쳐들면 많은 사람을 다치게 할 수도 있다는 등의 황당한 망상을 갖는 경우가 있다.

환각이나 망상은 종교적 색채를 띠는 경우가 있어 종교인의 신비체험과 혼동하여 기도원에서 안수기도만 받다가 치료시기를 놓치는 수도 있다.

### 연상의 해이

생각의 흐름이 자주 끊어지거나 연상이 지리멸렬 상태에 있거나 갑자기 딴 생각이 끼어드는 여러 가지 연상장애가 생긴다. 말의 조리가 없거나 말이 뒤죽박죽이 되든지 대화 중에 엉뚱한 대답을 하거나 말이 막히는 경우가 있는 것으로 미루어 짐작할 수 있다. 뇌기능 장애로 일어나는 실어증에서도 비슷한 현상이 있고 큰 충격을 받거나 공포에 질린 상태에서도 심한 연상장애가 오므로 주의를 요한다.

### 긴장과 흥분

긴장상태에서 환자는 꼼짝 않고 누워 있거나 한곳을 응시하면서 딱딱하게 서 있으며 주위의 자극에 조금도 동요되지 않는다. 대개 이때 환자는 환청을 듣고 있거나 자기만의 생각에 골똘히 잠겨 있다. 흥분상태에서는 환각, 망상의 영향으로 소리치고 날뛰기 때문에 통제하기 어려운 상태가 된다.

### 정감情感의 부적절함

조현병의 정서상태는 감정반응이 없는 멍한 상태에서 감정표현이 현실상황과 어울리지 않는 부적절함에 이르기까지 다양하다. 슬퍼야 할 일인데 킬킬거리고 웃고 즐거운 내용의 이야기인데도 운다. 이것은 환자가 외부세계와의 일상적인 관계가 단절되고 감정이 무의식에서 올라오는 여러 갈래 자극에 의해 좌우되기 때문이다. 또 감정의 둔마鈍痲는 거의 대부분의 만성환자에게서 볼 수 있는 특징적인 증상이기도 하다.

## 조현병에는 어떤 것이 있나

2013년 미국정신의학회 정신장애 진단(DSM-V)에 따르면 조현병을 여러 유형으로 나누지 않고 크게 정신분열스펙트럼 및 기타 정신병적 장애의 하나로 다루고 있다. 그러나 여기서는 아직 국제분류(ICD-10)에 남아 있는 고전적 분류에 따라 설명하고자 한다. 장단점이 있겠으나 '최신' 분류가 항상 최고는 아니라는 근거에서다.

조현병에는 증상과 경과에 따라 여러 가지 종류가 있다. 그 대표적인 것은 정감의 장애보다는 망상이 두드러지게 나타나는 망상형, 감정이 무디거나 감정의 부조화와 연상의 해이가 특히 두드러지고 청소년기에 잘 발병하는 해체형, 경직된 자세와 흥분이 번갈아 있는 긴장형, 별로 눈에 띄는 증상은 보이지 않으나 멍하고 외톨이이며 다만 가끔 이상한 행동을 보이고 아무 일도 제대로 못하며 무위도식하면서 폐인처럼 되는 단순형이 있다. 단순형을 조현병 자체와 분리하여 조현병성(정신분열양)

인격장애라고 분류하는 경우가 있다.

조현병을 앓고 나서 아직 증세가 조금 있으나 우울증이 심하게 와서 오래 끌게 되는 경우가 있다. 이를 조현병 후 우울증이라 한다. 주로 무딘 감정을 특징으로 한 음성 증상을 가졌던 사람에게서 흔하게 나타난다고 한다.

조현병 환자는 환청의 명령 때문에, 피해망상 때문에 또는 심각한 우울증 때문에 자살 기도를 하는 경우가 적지 않다. 환청의 명령과 피해망상으로 자기를 지키기 위해 타인을 해칠 수도 있으나 일반 인구의 건강하다고 하는 사람의 살인보다 그 빈도가 낮다.

조현병을 증상에 따라 두 종류로 나누는 사람이 있다. 양성 증상을 나타내는 경우와 음성 증상을 나타내는 경우이다. 양성 증상이란 연상이 지리멸렬하고, 환각과 기괴한 행동과 망상이 있고 말이 많은 경우로서 이 종류의 조현병에서는 뇌 단층촬영에서 정상적인 뇌의 구조를 가지며 치료에 비교적 잘 반응한다고 보고 있다.

음성 증상은 감정이 무디고 말이 적으며 말의 내용도 빈곤하고 연상의 막힘, 사회적 위축, 무감동 등 주의력이 약해지고 사물의 인지능력이 결여된 상태로서 이 종류에서는 컴퓨터 뇌 단층촬영에서 뇌의 구조상의 변화가 있고 치료에 잘 반응하지 않는 경우로 알려져 있다. 그러나 최근에는 음성 증상과 양성 증상의 두 유형으로 나누기보다 환자의 인지기능, 사고의 형태, 사고내용 등의 3차원 또는 그 밖의 4차원으로 조현병을 보고자 하는 시도가 일어나고 있다.

### 조현병과 비슷한 증세를 나타내는 다른 질환

다음 질환에서는 일시적으로 조현병과 비슷한 증상이 생기는 수가 있다.

① 필로폰, 환각제, 코카인 남용과 수면제 중단 시

② 알코올성 환각증

③ 측두엽 간질

④ 뇌종양

⑤ 전두엽과 변연계의 뇌혈관 질환이나 뇌손상

⑥ 에이즈(후천성 면역결핍증), 비타민 $B_{12}$ 결핍증, 일산화탄소 중독, 신경매독 등의 신체질환

⑦ 조현병이 아닌 다른 정신병

### 조현병은 잘 낫지만 재발이 잘 된다

병의 경과가 어떻게 진행될 것인가를 미리 알 수는 없다. 미리 예측한다고 해서 치료에 도움이 될 것도 없다. 이 환자는 치료가 어렵겠다고 생각하는 사람도 열심히 치료해서 낫는 경우가 있고 이 사람은 쉽게 낫겠다고 생각한 사람이 오래 끄는 경우도 있다. 병의 경과는 환자 가족과 치료진이 얼마나 열심히 희망을 버리지 않고 끝까지 치료를 위해 협조하느냐에 달렸다.

병의 경과에 대해서는 많은 연구기관의 조사 결과가 모두 다르지만 임상정신의학에서 옛날부터 내려오는 상식적인 원리가 있다. 그것은

3분의 1은 낫고, 3분의 1은 재발되고, 3분의 1은 만성화되어 잘 낫지 않는다는 말이다. 그러나 내가 즐겨 인용하는 조사 결과는 스위스 취리히 대학 정신과팀이 장기간에 걸쳐 추적 조사한 결과인데 다음과 같다.

**단순경과**

① 급성으로 발병하면서 중증 만성상태로 되는 경우는 없다.

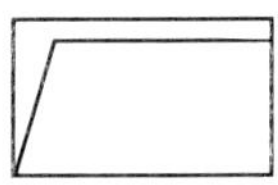

② 천천히 발병하여 중증 만성상태가 되는 경우: 5~10%

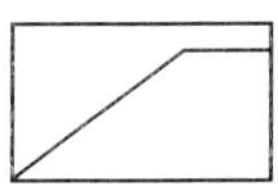

③ 급성으로 시작, 경증 만성상태가 되는 경우: 약 5%

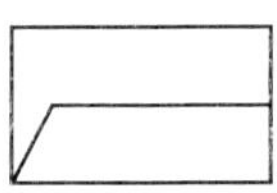

④ 천천히 발병, 경증 만성상태가 되는 경우: 15~25%

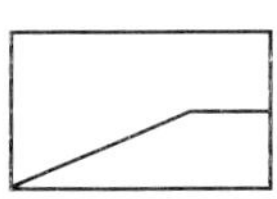

**파상波狀경과**

① 파상성, 즉 악화 완화가 동요하는 상태에서 중증 만성상태가 되는

경우: 5% 이내

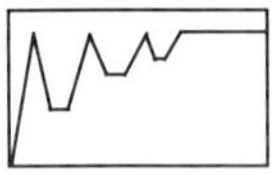

② 파상성에서 경증 만성상태: 20~25%

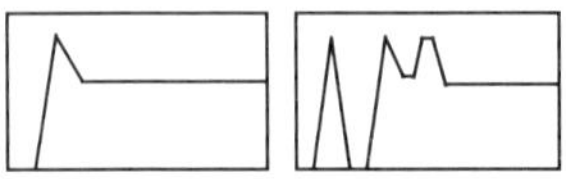

③ 파상경과 뒤의 치유되는 경우: 35~40%

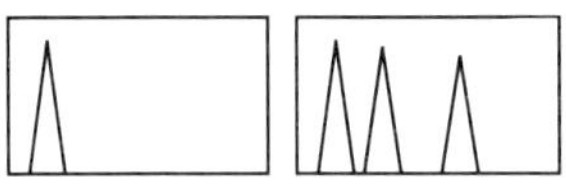

전체적으로 보면 급성 발병이든 만성 발병이든 중증 만성상태가 되는 경우는 10~15%에 불과하고 완전치유는 3분의 1보다 많은 35~ 40%이다. 그러나 경증 만성으로 옮아가는 경우가 비교적 많다는 사실이 나타나고 있고 재활치료의 필요성이 크게 제기되는 병임을 알 수 있다. 그러나 이것은 새로운 항정신병 약물이 나오기 전의 경과이기 때문에 실제로는 치유율이 이보다 크다고 볼 수 있고 치료 여하에 따라 증가할 것이다.

## 조현병은 왜 생기는가

### 생물학적 요인에 관한 의문점

조현병은 한 가지 원인이 아니라 여러 가지 요인이 결합할 때 발병한다고 본다. 그 요인은 크게 나누어 두 가지, 즉 생물학적 요인과 심리학적 · 사회문화적 요인이다. 생물학적 요인이란 유전, 뇌기능 이상 등 병을 일으키는 신체적 요인을 말한다.

### 조현병은 유전병인가

조현병 환자 가족에게서 그렇지 않은 가족보다 발병 확률이 비교적 높다고 보고 있다. 그러나 가족 중에 환자가 없어도 발병하는 수가 있다. 일란성 쌍둥이의 한쪽이 조현병일 때 다른 쪽도 같은 병이 발병할 확률이 이란성 쌍둥이의 경우보다 높다. 일찍 부모를 떠나 양자로 양육된 사람을 대상으로 한 연구 결과도 유전적 소인의 영향이 확인되었다. 그러나 일란성 쌍둥이의 한쪽이 조현병을 앓을 때 다른 한쪽도 앓게 되는 비율은 조사자에 따라 차이가 크다. 그래도 대체로 평균 50% 정도로 보기 때문에 유전연구는 유전적 소인이 있다는 결론뿐 아니라 유전적 소인만으로는 조현병의 발병 요인을 모두 설명할 수 없음도 보여주고 있다. 태내의 신체적 환경을 포함한 생후의 환경적 요인이 분명히 이 병의 발병에 관여한다는 것을 증명한 셈이다.

조현병은 일부 유전적 소인의 존재가 인정되나 유전양식이 어떤 것인지는 아직 모르며 다른 유전병처럼 태어나면서부터 정신병이 되는 것이 아니고 환경적 요인과 함께 발병하는 병이기 때문에 유전병이라고 단정할 수 없다.

## 조현병은 뇌의 병인가

인간의 정신생활, 생각하고 느끼고 지각하는 활동이 모두 뇌기능과 관계되는 이상 조현병이라는 질환이 뇌의 생리적 기능과 관계가 없다고 할 수 없다. 이것은 심리 · 사회적 요인이 크게 작용하는 신경증적 장애(노이로제)의 경우에도 마찬가지이다. 그러나 그렇다고 조현병이 '뇌의 병'이라고 단정할 수는 없다.

뇌의 병이라고 하려면 모든 조현병이 뇌의 구조상, 조직학상의 변화에 의해서 생긴다는 확실한 증거를 보여 주어야 한다. 신경전달 물질을 중심으로 한 뇌신경 화학, 뇌의 전기생리학, 면역학, 신경내분비학 등 여러 분야에서 활발한 연구가 진행 중이다. 몇 가지 소견이 보고되고 있기는 하지만 모든 조현병이 뇌의 병이라고 단정할 만한 확실한 근거는 없다.

다만 조현병의 증상은 뇌의 신경 생리적 기능의 이상과 밀접한 관계가 있고 일부 환자에게서 뇌의 기능 · 구조상의 이상을 짐작할 만한 소견이 발견되고 있다는 것이 알려지고 있다. 조현병뿐 아니라 조울정신병, 우울증, 불안증 등 정신장애에서 뇌의 신경 생리적 이상에 관한 연구는 주로 정보를 전달하는 데 중요한 역할을 하는 신경전달물질의 활성도와 각 신경전달계 간의 균형 여부에 집중되어 있었다.

우리 뇌에는 우리의 생각과 감정과 모든 행동의 자극을 관장하고 서로 유기적으로 연결하는 신경전달물질과 그 물질의 전달체계가 있다.

조현병에서 주로 많이 연구되어 온 것은 도파민이라는 신경전달물질이다. 이 연구를 통하여 조현병의 증상은 도파민 수용체의 과민성 또는 과도한 활동성과 관계된다는 가설을 세우게 되었다. 이런 생각을 하게 된 것은 망상이나 환각을 현저하게 감소시키거나 완전히 없애는 항정신병 약물이 도파민 제2형 수용체의 활동성을 차단하는 것으로 밝혀졌기 때문이다.

그런데 최근 도파민과 세로토닌 양쪽에 모두 길항적으로 작용하거나 세로토닌 제2형 수용체의 길항제이고 조현병의 음성 증상에도 효과가 있는 새로운 항정신병 약물이 개발된 이후 조현병이 세로토닌과 관계를 가지고 있을 것으로도 추정되고 있다. 또한 이 밖에도 노르에피네프린이라든가 글루타메이트 등 다른 신경전달물질의 활성도와의 관계, 신경전달물질의 상호 균형관계 등에 대한 연구가 진행되고 있다.

신경전달물질의 대사에 관여하는 효소의 활성도에 선천적인 이상이 있는가를 살펴보는 연구도 있으나 조현병에서의 뇌의 생리적 이상에 대한 연구는 분명 정신병 증상이 뇌생리 기능의 이상을 동반한다는 사실, 뇌생리 이상을 정상으로 회복시키는 약을 쓰면 증상이 완화된다는 사실, 다시 말해 이 병의 '병태생리'를 증명하고 있으며 그것이 곧 이 병의 원인이라고 하기에는 조현병의 선천적 소인에 대한 연구가 더 진행되지 않는 한 단언할 수 없다.

### 뇌 구조상의 이상과 조현병

뇌세포의 배열체계 등 뇌의 조직학적인 연구 이외에 가장 각광을 받고 있고 일반에게도 널리 알려진 사실은 조현병 환자의 뇌실이 정상인보다 커져 있다는 연구보고이다. 컴퓨터단층촬영(CT), 자기공명영상(MRI), 자기공명분광, 양전자방출단층촬영(PET) 등 살아 있는 사람의 뇌를 직접 관찰할 수 있는 방법이 발달하여 뇌대사 과정도 직접 보고 뇌의 각 부위의 기능적 변화를 연구할 수 있게 되었다.

컴퓨터단층촬영이나 자기공명영상으로 정밀 검사하여 조현병환자의 뇌실이 커져 있다는 보고가 있고 조현병이 발병한 일란성 쌍둥이의 뇌실이 정상 쌍둥이의 뇌실보다 크다는 보고가 있다. 뇌실의 확대는 신경세포의 변성으로 뇌가 퇴화하여 줄어들었기 때문이 아니라 신경발달상의 이상이 있기 때문이라고 추정되고 있다. 그러나 조현병 환자의 뇌실이 모든 경우에 커져 있는 것도 아니어서 일반화할 수는 없다. 다만 앞에서도 말한 대로 뇌의 구조상의 변화와 관련된 음성 증상이 두드러진 조현병군이 그렇지 않은 군과 달리 존재한다는 추정은 해볼 수 있다.

조현병의 생물학적 연구는 최근에 괄목할 만한 성과를 보이고 있다. 그러나 그 결과는 항상 조현병이 생물학적 소인을 가지고 있는 바탕에서 사회 · 문화 · 심리적 스트레스로 유발된다는 사실을 암시하고 있다. 조현병은 정신-신체의 상호작용으로 생기는 병이라는 것이다.

## 심리 · 사회 · 문화적 요인에 관한 의문점

### 조현병은 사회와 시대가 만들어 낸 병인가

사회가 복잡해지고 공업화가 급격히 일어나는 사회에서는 약물남용과 중독, 알코올중독증, 청소년 비행 등이 많아질 수 있고 각종 적응장애나 신경증적 장애가 증가하는 것으로 짐작되고 있다. 조현병도 그런 현대병이라고 할 수 있는가. 여러 가지 연구가 많이 실시되었지만 조현병이 옛날보다 많아졌는지, 줄어들었는지, 선진국보다 개발도상국에서 더 많은지 적은지, 즉 기술문명의 발달과 관계되는지에 대하여 연구자 간에 의견이 다르고 결과도 달라서 한마디로 말하기는 어렵다. 조현병의 개념과 진단기준이 사회와 시대마다 다를 수 있다는 것이 그런 조사 연구의 어려움이기도 하다.

조현병은 어느 사회나 어느 문화권이나 어느 시대나 존재해 왔다. 다만 조현병의 종류는 사회문화와 시대에 따라 달라진다. 문명이 발달된 사회에는 급성 흥분과 혼미를 거듭하는 긴장형 조현병은 보기 드물고 망상형 조현병이 많다. 치료법의 발달과 치료체계의 변화로 선진국에서는 환자들이 병원 밖에서 생활할 수 있게 되었으므로 정신병원의 입원율이 줄어들고 있는 것은 사실이다. 그러나 환자의 숫자가 줄었는지는 확실치 않다.

조현병도 다른 정신병과 마찬가지로 강한 정신적 스트레스로 유발될 수 있기 때문에 사회 · 문화적 요인이 그 발병에 이바지하는 것은 말할 것도 없다. 사회 · 문화적 요인이란 그 사회 자체가 지니고 있는 부조리, 불신, 비합리적 사고 성향도 문제가 되지만 무엇보다도 결정적인 것은 개인이 그 사회와 문화 속에서 겪는 정신적 갈등과 부담이다.

지금처럼 전화 연락도 못 하고 방학 때 고국에 잠시 다녀갈 수도 없었던 1960년, 70년대의 해외유학생 가운데에는 유학생활 중에 조현병이 발병되어 귀국하는 경우가 적지 않게 있었다. 말이 잘 통하지 않는 외국에서의 생활, 가족으로부터의 유리遊離, 학업 적응의 어려움, 음식 습관의 차이에서 오는 스트레스는 조현병뿐 아니라 정신건강 전반을 해칠 수 있는 부담인자가 된다. 문화 그 자체보다도 급격한 '문화변동'이 스트레스로서 작용하는 것이다.

시골에서 살던 아이가 부모를 떠나 대도시로 와서 학교를 다닐 때에도 정도는 덜하지만 문화변동의 스트레스를 겪게 된다. 물질적인 풍요가 갑자기 무너져 대궐 같은 집에서 단칸방으로 이사간 가족이 겪는 사회변동, 높은 지위의 상실이 주는 스트레스, 모두 정신적 · 신체적 건강을 해칠 수 있는 위험인자임에는 틀림없다. 공업화와 이민 온 사람에게서 조현병에 걸릴 빈도가 높다는 조사보고가 있고 급격한 공업화는 조현병을 유발하는 인자로 작용한다고 인정되고 있다.

조현병은 사회가 만든 병이라고 할 수는 없으나 급격한 사회 문화변동의 스트레스를 이겨내지 못할 때 발병할 수 있는 병이라고 할 수 있다. 그러므로 해외유학은 특히 어학능력, 다른 문화에 대한 사전지식과 외지에서 될 수 있는 대로 정서적으로 지지해 주는 장치를 마련하는 등 충분한 준비 아래 이루어져야 하고, 본인의 희망과 자질에 맞는 학교를 골라서 가야 하며 자주 가족과 접촉하여 고립되지 않도록 해야 한다. 요즈음 자기 문화에 대한 이른바 정체감과 신뢰가 충분히 발달하기 전의 아이들을 해외에 보내는 경우가 많은데 이 점을 잘 고려해서 신중히 계획해야 할 것이다.

### 조현병은 부모 탓인가

"엄마한테 뽀뽀하렴." 아이가 엄마에게 달려온다. 엄마가 아이를 안아주는가 했더니 아이가 오자 저리 가라고 밀쳐낸다. "창문 좀 열어라" 해 놓고 창문을 열면 "창문을 왜 열었느냐"며 "춥다"고 나무란다.

세상에 이런 어머니가 어디에 있을까 상상이 가지 않을 것이다. 미국의 베이트슨Bateson이 말한 이중구속double-bind의 의사소통 방법은 이런 예로써 설명된다. 이런 이중구속을 주로 사용하는 어머니 밑에서 자란 아이가 조현병이 된다는 설이 있었다. 어머니 가운데에는 아이를 병들게 만드는 성격의 어머니가 있어 그런 어머니를 '정신분열인성 모성' schizophrenogenic mother이라고 불렀다.

그 뒤에 많은 선량한 어머니들이 자기 때문에 아이가 저렇게 되었다고 자책하게 되었다. 이 세상에 괴팍한, 파괴적인 충동에 사로잡힌 불행한 어머니가 없지는 않다. 그러나 그녀도 그녀의 어머니나 아버지의 희생물일지 모른다. 또는 어머니의 불안정한 정서는 어머니 개인의 성격 탓이 아니고 부인을 사랑하지 않고 괴롭히는 남자, 곧 환자 아버지의 잘못 때문일 수도 있다. 그러므로 모든 것을 어머니 탓으로 뒤집어씌우는 것은 가혹하다. 이런 그릇된 가설을 주워듣고 환자 자신도 엄마가 나를 왜 이렇게 길렀느냐고 원망하는 경우도 있다.

그러나 베이트슨의 이중구속의 의사소통 방법에 노출되었다고 해서 정신장애가 생기는 것이 아니라는 것은 확실해졌다. 그러니 조현병 환자의 부모들이 너무 죄책감을 느낄 필요는 없다. 왜냐하면 우리는 누구나 완벽한 사람이 아니며 완벽하게 아이를 기르고 있는 것이 아니다. 그런데도 아이는 부모의 노력과 관계없이 건강하게 자라기도 하고 아프기도 하는 것이다. 부모가 어쩌지 못하는 영역에서 일어나는 것을 부모가 다 책임질 수는 없다.

다만 아이의 신체적 · 정신적 건강을 위해서 부모가 할 수 있는 일을 하고자 노력함으로써 아이가 마음의 상처와 스트레스를 받지 않도록 할 필요가 있다. 자식에게 따뜻한 사랑을 주라. 자식이 가고 싶은 길로 가게 하라. 부모가 못다 한 것을 자식을 통해 성취하려 하지 말라. 부모 자신도 자기 자신의 보람된 삶을 개척하는 데 게을리 하지 말아야 할 것이다.

가족은 생명의 싹을 키우고 자라게 하는 토양이며 그 토양을 담은 그릇과 같은 것이다. 아기에게는 따뜻한 사랑의 자양분이 필요하다. 청소년기에는 옳고 그름의 판단을 분간하고 사회 속으로 나가는 힘과 용기를 길러주어야 할 것이다. 건강한 가족 관계란 평화를 위해 모든 가족이 감정을 억제하여 남들이 보기에 모범적인 가정이라고 칭찬받는 그런 가식적인 평화 관계가 아니라 가족 성원이 솔직하게 대화를 나눌 수 있는 관계이다.

### 조현병의 체험은 황당한 것인가

조현병에서는 나(자아기능)의 세계가 정신내면(무의식)에서 올라오는 강한 충동에 의해 무너지고 있다. 자아는 조각나고 흩어져서 통합이 안 되어 있는 상태이다. 그런 상태가 되는 이유로는 두 가지 경우를 생각해 볼 수 있다. 성장과정의 여러 가지 이유로 인해 자아 기능이 본래 약해진 경우와 무의식의 내용들이 이상하리만치 활발해져서 자아의식이 감당할 수 없는 큰 힘을 발휘하는 경우이다. 이 두 가지 경우에 심리적인 요인과 생물학적인 요인이 모두 관계하리라 짐작된다.

조현병 환자들은 '나' 밖의 세계를 위험스럽고 음산하고 위협적인 존재로 지각한다. 때로는 '세계가 몰락한다'는 절망적인 감정에 사로잡힌다. 조현병 환자의 '세계 몰락감'은 '나', 즉 자아의식의 몰락을 암시하고

'나'와 '세계'는 쪼개지고 환자는 그 절대적인 '세계'속에 이제는 알 수 없는 온갖 희한한 것이 날뛰는 것을 경험한다. 해가 둘, 달이 두 개가 뜨고 맑은 하늘에서 벼락이 치고 짐승의 울음소리가 들린다. 악마들이, 아니면 우주인들이 최신 무기로 그를 공격한다. 그 또는 그녀를 둘러싸고 있는 그 세계는 이제 평범한 세계가 아니라 신화적 색채를 띤 세계로 변한다. 외계인이 지구를 지배한 상태처럼.

그 세계는 이미 나의 세계, 즉 의식의 세계가 아니고 의식의 세계를 무너뜨린 신화의 세계, 환자의 무의식의 저 깊은 층을 이루는 집단적 무의식의 원형상들로 가득 찬 세계이다. 원형상들은 강한 에너지를 가지고 있어 의식을 휩쓰는 강력한 영향력을 가지고 있다. 그러므로 융의 분석심리학에서는 조현병이나 정신병을 개인적인 콤플렉스로 이루어진 개인적 무의식의 영향을 주로 받고 있는 노이로제와는 달리 집단적 무의식에 의해 자아가 지배되고 지리멸렬된 상태라고 본다.

그런데 무의식의 신화 층은 어떤 인종이나 민족에서든, 또 어떤 시대나 문화권에서도 존재하는 인류의 보편적이며 원초적인 행동 조건과 체험조건, 즉 원형으로 이루어지고 있다. 다시 말해서 집단적 무의식은 모든 사람이 가지고 있는 것이다. 건강한 사람이나 조현병 환자나 원형 체험내용에 차이가 있는 것은 아니다. 차이점은 건강한 사람은 그런 원형 체험을 주로 꿈속에서 하며 종교체험이나 예술가의 영감처럼 현실에서 겪더라도 그것을 창조적으로 표현할 수 있는 데 비해서 환자는 꿈과 현실의 구별 없이 그 꿈을 대낮에 경험하고 있고 그 경험의 의미를 소화시킬 수 없다는 차이가 있다. 우리가 밤에 잠자는 중에 어떤 무시무시한 악몽을 꿀 때 조현병 환자는 그것을 현실에서 겪고 있는 것이다. 우리가 조현병 환자의 체험을 이해하려면 우리가 겪은 그런 신화적인 내용의 꿈과 꿈속에서 우리가 느낀 놀라움과 불안과 공포를 회상해 보면 될 것이다.

원형적인 꿈을 꾸지 않는 건강인은 없다. 그러므로 조현병 환자의 체험내용은 비록 그 형태가 많이 왜곡되어 있다 하더라도 우리가 꿈을 이해하는 상징적인 방법으로 어느 정도 이해할 수 있다. 또한 환자가 체험하는 무의식의 내용을 우리 자신도 공유하고 있다는 점을 생각할 때 우리 모두는 이들과 비슷한 체험을 할 수 있는 조건을 가지고 있다고도 할 수 있다. 우리는 다행스럽게도 그 무의식에 의해 자아의 분열을 겪지 않았을 뿐이다. 그러니 역설적으로 말해서 우리는 모두 조현병에 걸릴 수 있는 조건을 가지고 있는 셈이다. 우리 모두가 암에 걸릴 가능성을 가지고 있듯이 말이다. 우리는 운좋게 그것을 피하고 있을 뿐이다.

조현병 환자를 백안시하고 멸시해서 그 인권을 짓밟고 푸대접해서는 안 되는 이유가 여기에 있다. 이들은 가엾은 신화의 희생자이다. 그들은 예술가처럼 위대한 신화를 경험하고 있다. 그러나 불행히도 그 뜻을 이해하지 못하고 있는 것이다. 우리의 임무는 우선 그들을 신화의 세계에서 우리가 사는 의식세계로 데려오는 일이다. 그러나 그런 우리의 세계만이 건강하고 정당한 유일한 세계라고 강요하는 오만을 가져서는 안 된다.

## 조현병을 어떻게 치료할 것인가

한마디로 총체적 치료를 해야 한다. 즉 심리 · 사회적 치료와 생물학적 치료 모두를 실시해야 한다. 그중에서 약물치료는 이 병의 치료에서 절대로 소홀히 해서는 안 되는 기본치료이다.

치료의 기본원칙은 '협동'이다. 다양한 치료진 간의 협동, 치료진과 가족의 협동, 치료자와 환자의 협동이 이루어지도록 노력해야 한다. 그러자면 이 3자 간의 솔직한 대화를 통한 의사소통이 필요하다. 정신건강의학과 전문의를 중심으로 모든 사람이 일체가 되어 치료 성과에 일희일비一喜一悲하지 말고 마라톤 선수처럼 꾸준히 끈질기게 치료해 나갈 마음의 준비를 할 필요가 있다.

1950년대 중반 정신병을 고치는 클로르프로마진이라는 약이 프랑스에서 개발되어 국내에 도입된 이래 여러 다른 종류의 항정신병약물, 항우울제, 항불안제, 항조증 약물이 개발되어 정신병과 신경증 치료를 획기적으로 바꾸어 놓았다. 약물의 부작용 문제가 나오자 그것을 해소하는 방법이 생겼고 부작용이 없으면서 치료효과가 있는 약을 개발하여 많은 신약이 나왔고 현재도 계속 나오고 있다. 전기충격요법은 보다 개선된 장치와 안전한 방법으로 바뀌어 실시되고 있다. 약물요법, 물리요법 이외의 중요한 치료로 치료공동체에서의 환경요법과 각종 정신치료, 재활요법이 있다.

우리나라에서도 조현병 환자를 위한 환경치료와 재활요법이 낮 병원, 정신보건법에 의한 지역 정신보건센터, 사회복귀시설에서 많이 실시되고 있다.

## 조현병의 약물치료

초기의 항정신병 약물은 조현병에서 뇌의 신경전달물질인 도파민이 지나치게 많아진다는 가설에 근거해서 도파민 활성도를 감소시키는 작용을 하는 약물로 개발되었고 현재도 효과적으로 사용되고 있다. 최근에 등장한 항정신병 약물은 도파민보다도 세로토닌이라는 신경전달물질과 관계하는 약물로서 과거의 약으로는 잘 없어지지 않던 위축 · 우울 · 게으름 · 권태 등의 음성 증상에도 효과적이라는 설이 있다. 그러나 이에 대해 의견을 달리하는 사람도 있다.

항정신병 약물은 몸속에 침범한 병균을 죽이는 항생제와는 달리 환자의 뇌 속에서 신경전달물질의 활성도의 이상이 생긴 것을 정상생리로 회복시켜 주는 작용을 하는 것이다. 비유하자면 당뇨병에서 부족한 인슐린을 투여하는 것과 비슷하다고 보면 된다. 효과가 있으면서 부작용을 최소한으로 줄이는 약들이 성공적으로 개발되고 있다.

## 지속적인 약물투여의 필요성

항정신병 약물을 복용하면 2~3주 안에 환각 · 망상 · 공격성 · 의심 · 불안 등이 현저히 줄어들고 4~6주에 많이 회복되어 퇴원하여 외래통원치료를 할 수 있게 된다. 2~3개월에 깨끗이 낫는 경우도 있고 6개월에서 1년에 걸쳐서 점차 더 좋아지는 경우도 있는데 문제는 증세가 호전된 다음부터의 치료이다. 증세가 없으면 환자나 가족이 이제는 다 나았다고 생각하고 더 이상 의사의 지시대로 약을 먹지 않고 병원에도 안

가게 된다. 그러다가 재발이 되면 당황해서 병원을 찾고 재발된 것에 크게 충격을 받는다.

조현병에서 약물투여를 하다 증세가 없어져서 약을 끊게 되면 상당수에서 재발이 되기 쉽다. 그러므로 재발을 막으려면 일정한 양의 약을 계속 먹는 것이 현명하다. 물론 약을 계속 먹어도 재발하는 수가 있다. 그러나 그 비율은 약을 안 먹은 경우보다 적고 그 증세의 정도도 심하지 않다. 항정신병 약물을 계속 복용하면 재발의 가능성이 그렇지 않은 경우의 4분의 1로 줄어든다.

어차피 4분의 1이라도 재발한다면 무엇 때문에 먹기 싫은 약을 오래 먹어야 하는가 생각하는 환자가 있을 것이다. 그러나 계속 약을 먹던 환자는 재발되더라도 증상이 그리 심하지 않으므로 약의 용량을 조금만 늘려도 되고 입원을 할 필요가 없으며 통원치료로 족하지만, 먹지 않던 사람은 약을 많이 먹어야 증상이 없어지고 입원해야 할 정도로 증세가 심한 경우가 있다.

그러므로 현재로서는 의사가 정한 유지용량의 항정신병 약물을 첫 발병 시에는 증세가 없어진 뒤에도 1년 또는 2년 정도 복용하고 재발한 경우에는 최소한 5년간 항정신병 약물을 복용하는 것이 이롭다. 환자나 가족은 '약을 먹는 동안 나는 아직 환자이다'라는 생각을 가지고 있어서 약을 빨리 끊기를 원하지만 약에 대한 태도를 바꿀 필요가 있다. 즉 이것은 병 때문에 먹기보다 병이 재발되는 것을 막기 위한 예방 목적으로 복용한다고 생각할 필요가 있다.

를 강화하여 정신병 증상을 소실시킬 때 환자가 담배를 찾는 필요성도 줄어들 것이다.

앞에서 항정신병 약물의 장기간 유지치료의 필요성을 강조하였다. 재발을 여러 번 경험하고 장기간 약물의 유지치료로 정상적인 사회생활을 하여 그 유익함을 터득한 환자나 가족들은 이 원칙을 잘 지키므로 아무런 약의 부작용 없이 잘 지내게 된다. 그러나 공부하는 청소년들, 결혼 적령기의 딸이 아플 때 본인이나 가족들의 마음은 초조해진다. 언제까지 약을 먹어야 하느냐, 약 먹어라, 싫다 다투게 되고 그러다간 서로 슬퍼진다. 때로는 무심코 지내면서 약 주는 것도 받아먹는 것도 잊어버리다가 증세가 나타나면 부랴부랴 약을 주기도 한다.

이런 불규칙한 약물치료보다는 규칙적인 유지치료가 약의 용량을 최소한으로 줄이고 부작용이 없는 상태에서 병을 예방하는 데 효과적이다. 가끔 1주일에 한 번쯤 약 없는 날을 정하는 것도 한 방법이지만 몇 주일이고 약을 안 먹으면 안 먹을 때는 해방감을 느끼고 정신도 맑아서 좋은 것처럼 느끼지만 재발되면 더 큰 괴로움을 겪게 될 우려가 있다. 그러므로 약을 예방약, 일종의 비타민이라고 생각하고 먹는 것이 현재로서는 최선의 방법이다. 물론 조현병은 약만으로 고치는 것이 아니다. 약물치료 이외에 많은 다른 치료를 함께 함으로써 약물치료의 효과를 더욱 높이고 약물치료의 부족한 점을 보충할 수 있다.

## 조현병의 심리적 치료와 사회적 재활

조현병에서 기본적으로 약물치료가 중요한 것은 조현병이 정신적인 스트레스나 성격상의 문제, 심리적 갈등에 앞서 뇌생리의 이상을 보이는 질환이기 때문이다. 망상을 잘못된 생각이라고 아무리 설득으로 고치려고 해도 고쳐지지 않는다. 그러나 약을 복용하면 없어질 수 있다. 환각을 심리적인 노력으로 완화시키는 것이 불가능한 것은 아니지만 항정신병 약물이 환각을 없애는 데 더 효과적이다.

약물이 개발되기 전에 정신의학의 몇몇 개척자들은 환자를 심리적으로 이해하고 철저한 정신치료로 고치고자 노력했고 또한 일부 환자를 그렇게 고쳤다. 이들은 환자의 병을 쳐부수기보다는 그에게 남아 있는 건강한 부분에 호소하였다. 환자의 수수께끼 같은 황당한 말 속에서 환자의 마음을 읽는 법을 이해하였다. 정신치료자 앞에서 조현병 환자는 환자가 아닌 '사람'이 되었다. 인간관계의 신뢰가 무너지고 사랑이 결핍된 곳에 신뢰와 사랑을 심어주는 접근을 한 것이다. 환경요법, 치료공동체의 이념이 바로 이런 정신병 환자를 대상으로 마련되었다.

그런데 약물이 계속 개발되다 보니 정신건강의학과 의사들 가운데에는 조현병 환자에 대하여 이전처럼 심리적 · 사회문화적 관점에서 이해하고 치료하고자 하는 열성과 관심을 소홀히 하고 환자를 단지 약을 먹여야 하는 하나의 증례로서만 다루려는 경향이 생기는 것 같다.

조현병 환자의 심리 · 사회적 치료와 재활은 무엇보다 치료자가 '증례'와 '환자' 속에서 '사람'을 발견하는 자세를 갖추는 데서 출발해야 한다. 이런 자세로 환자를 대하면 지금까지 망상, 환각, 기괴한 행동이라는 정신병리용어로 정의되던 이상행동 속에서 고통받는 사람의 '마음'을 읽을 수 있게 된다. 그러한 자세를 갖추고 환자를 이해하면서 정신요법을 실시할 때 그 방법은 어떤 방법이든 환자에게 도움이 될 것이다. 철저한 개인정신요법도 좋고 집단정신요법, 환경요법, 그리고 직업재활, 사회성 훈련과 같은 만성 환자를 위한 각종 재활기술, 그림요법, 음악요법, 무용, 동작을 이용한 특수한 기법들, 역사가 오랜 각종 작업요법 등을 총동원할 수 있다.

심리 · 사회요법과 재활을 실시하는 시기와 대상을 따로 정해서 급성기에는 약물요법, 증세가 완화되면 정신요법, 재활은 퇴원 뒤에 만성 병동에서 한다는 식의 구분은 전적으로 인위적인 것으로 창조적인 치료과정을 형식에 얽매이게 하여 융통성을 상실할 가능성이 있다.

재활이란 만성 환자에게 하는 것이 아니고 첫 발병과 첫 입원부터 하는 것이다. 조현병의 재활은 결손이 있는 것을 인정하고 남은 기능을 최대한 활용하는 신체장애의 재활과 같은 면을 가지고 있기는 하나 그보다 좀 더 전진적인 생각에서 출발해야 한다. 그것은 글자 그대로 '죽은 것을 다시 살리는 것'이다. 정신적으로 죽어 있는 것처럼 보이지만 실상은 그 너머에 살아 있는 정신을 발굴 · 확대해서 새로운 삶으로 전환시킨다는 점에서 재활과 정신치료는 같은 이념을 가지고 있다.

인간 정신의 창조적 가능성을 신뢰하지 않는 곳에서는 정신요법도 재활도 있을 수 없다. 조현병에 정신요법은 안 하고 재활만 한다는 병원이 있을 수 없듯 정신요법의 원칙과 기초를 배우지 않고 재활요법을 할 수 없다. 재활이 곧 정신요법이다.

치료자가 환자 속의 '사람'을 그의 병과 함께 전체로서 파악하고 환자를 전체로서 이해하는 마음을 가질 때 치료자와 환자가 병실에서 만나든 어디에서 어떻게 만나든 처음 만날 때부터 정신요법은 시작된다. 정신병 환자의 정신요법의 경우는 노이로제 환자처럼 면담실에서 일정 시간 만나서 대화를 나누는 형식에 구애받지 않는다.

급성기에는 짧게 자주 만나서 신뢰의 관계를 형성한다. 환자가 있는 곳에서 자유롭게 만나는 것이 좋다. 또한 다른 여러 치료와 함께 병용할 수 있다. 조현병에는 지지치료를 해야지 정신분석적 심층치료는 안 된다는 법은 없다. 환자 개인에게 맞는 방법을 적용하는 것이 중요하다. 입원치료일 경우에는 기본적으로 환경요법을 하는 치료공동체로서의 병원 환경이 가장 바람직하다.

## 재활시설의 여러 가지

### 정신건강의학과 주간 클리닉(낮 병원)

정신과에 입원치료를 받고 퇴원한 조현병을 비롯한 각종 정신장애 환자가 낮 시간만 다니는 클리닉이다. 대개 아침에 가서 오후 늦게 퇴근하며 금요일 오후 또는 토요일 오전까지 1주일 내내 병원에서 다른 환자와 치료진과 함께 점심을 먹고 생활하며 약도 주간에는 병원에서 먹고 밤과 주말의 약은 타 가지고 와서 복용하도록 되어 있다.

우리나라의 경우 낮 병원은 대학병원 또는 정신병원 부설로 운영하며 의사 · 간호사가 상주하고 있으나, 외국에서는 정신건강의학과 의사는 시간제로 투약만을 자문하고 의료사회복지사가 운영하는 경우가 많다. 치료공동체의 이념으로 운영되며 각종 정신요법, 생활요법,

공동체 활동(연극, 영화, 음악회, 소풍 등)을 한다. 대개 소규모로 15명이나 20명, 또는 그 이하의 인원이 적당하다.

병원에서 조기 퇴원이 가능하고 출퇴근하기 때문에 자립심을 키우고 대인관계 형성을 촉진시키는 데 도움이 되며 입원비도 절감되는 이점이 있다. 우리나라에서도 큰 병원마다 낮 병원을 운영하고 있으나 낮 병원이 대개 큰 병원 건물 안의 일부를 이용하고 있어서 지역사회 내의 현장 경험과 일상적 사회공간과 접촉할 기회가 차단되어 있는 경우가 많아 개선의 여지가 있다.

낮 병원은 사람들이 사는 도시 속의 한 단독가옥이나 한 층을 빌려서 독립적으로 운영되는 것이 바람직하다. 우리나라에서는 아직도 병원 건물 안에서 의사 · 간호사 · 사회복지사가 흰 가운을 입고 있는 곳이 있는데 이것은 고쳐야 한다. 일상생활과 비슷한 환경이어야 하기 때문이다.

### 주간재활센터

정기적으로 정신건강의학과 전문의에게 통원치료를 받고 있는 정신장애 환자들로 이루어진 모임으로 낮에 다니는 클럽과 같은 곳이다. 주간클리닉보다 규모가 크고 각종 직업재활 프로그램을 적극적으로 실시하고 있다. 우리나라에도 설치된 '태화 샘솟는 집'은 환자의 능력별로 집단을 나누어 사회성 훈련, 직업재활에 크게 이바지하고 있다.

### 작업소

낮에 가서 환자들이 간단한 작업을 할 수 있는 곳이다. 대개 예쁜 이름의 모임을 만들어 모임의 회원이 매일 나와서 간단한 조립이나 그릇이나 도자기를 만든다든가 실용적인 일거리를 기업체에서 받아서 한다. 자원봉사자나 정신보건요원이면 누구나 운영할 수 있다. 일본에는 이런 작은 작업소가 많이 있고 국가의 보조가 있는데 우리나라에는 드물지 않나 생각된다. 낮 병원에서 퇴원한 뒤 단순한 일을 통해서 무료함을 달래고 약간의 용돈을 쓸 만큼 보수도 받아 환자가 자기만의 병적인 생각에 골몰하는 것을 방지하는 점에서 매우 바람직한 시설이다.

### 거주시설

환자들끼리 생활하는 거주공간이다. 약을 먹는 것도 의사의 지시 대로 환자들끼리 당번을 정해서 나누어 주고 복용하기도 하며 개인적으로 외래통원치료와 낮 병원에 다니기도 한다. 지도자는 가끔 들러서 환자들을 돌본다. 소규모의 집단으로 가족적 분위기를 유지하도록 하고 있으며 우리나라에도 가족협회에 의해 시도되고 있다. 거주시설은 구성하기에 따라 밤 병원의 역할을 할 수도 있는데, 즉 밤에 투약을 받고 낮에는 일터에 나가는 식이다.

### 지역공동체 정신보건과 지역정신보건센터

지역공동체 주민이 정신장애 환자의 예방 · 치료 및 재활을 공동의 과제로 알고 환자를 도우며 환자를 공동체 사회에서 격리된 산골이나 시골의 큰 건물 속에 가두어 두면서 치료하지 않고 지역공동체 안에서 치료함으로써 사회생활과의 유리를 방지하고 저렴한 비용으로 질 높은 인간주의적 치료를 받게 하는 이상적인 체계가 지역공동체 정신보건이다.

진료환경은 폐쇄병동보다는 개방병동에서 여러 가지 재활시설을 적극 개설하고 운영하며 치료공동체의 이념을 십분 발휘한다.

지역정신보건센터는 입원 · 통원 · 부분입원 · 재활기능을 포괄하는 진료기능과 정신장애의 역학조사를 통한 정신보건 실태의 파악, 환자의 조기 발견과 조기 치료 및 예방, 가족과 주민의 정신건강 계몽교육, 정신보건 요원의 교육훈련 그리고 정신건강에 관련된 여러 체계의 평가 등 독창적인 기능을 통괄한다. 정신보건법 제정 이후 우리나라에도 정신보건센터가 개설되어 유기적인 체계 아래 여러 활동을 시도하고 있다.

지역공동체 정신보건이 성공하려면 무엇보다도 이에 대한 지역주민의 의식이 달라져야 하는데 가장 큰 걸림돌은 정신장애환자에 대한 주민들의 편견이다. 정신병원이나 정신의료시설이 세워지면 땅값이 떨어진다고 반대하는 주민을 설득해야 한다. 지금은 정신병 환자의 가족협회도 전국적으로 결성되어 정신병 환자에 대한 편견을 불식시키는 각종 노력이 시도되고 있고 지방자치단체에서도 정신보건에 대한 인식이 상당히 높아지고 있다. 그러나 아직도 많은 만성 정신병 환자가 대형 병원에 입원되어 있고 회복된 정신병 환자를 위한 사회복귀시설은 턱없이 부족한 형편이다. 국가와 민간에서 국민정신건강증진의 이름으로 많은 지원이 필요하다.

## 환경요법 1

### 환경이 환자에게 미치는 영향

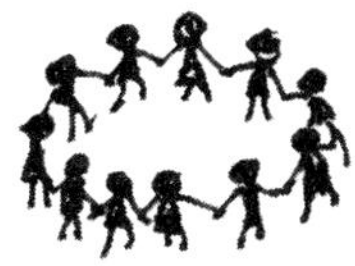

"흰옷을 입은 사람들이 찾아와서 팔짱을 낀 채 이것저것 물어보고 가버렸습니다. 그들은 모두 하나같이 표정이 없고 이 세상 사람 같지 않았습니다. 조금 있더니 잠겼던 문이 열리면서 역시 흰옷을 입은 뚱뚱한 사람이 강철로 된 큰 통을 덜커덩거리며 끌고 왔습니다. 나는 그것이 시체를 실은 관이고 나도 여기서 그렇게 실려 나가리라는 것을 알고 갑자기 무서운 생각이 들었습니다. 나는 달려 나갔습니다. 커다란 문을 아무리 두들겨도 열리지 않았습니다. 그러자 날카로운 소리가 들리더니 어떤 억센 손이 내 팔을 잡고 방으로 끌고 갔습니다. 이제는 영락없이 죽는구나 생각했습니다."

대학병원에 입원했던 나의 환자 중 한 사람이 증세가 많이 좋아졌을 때 입원 당시를 회상한 말이다. 흰옷 입은 사람들은 대부분 정신과 의사이거나 실습 나온 학생이었다. 환자가 강철로 된 관이라고 생각한 큰 통은 환자의 식사를 나르는 차였고 뚱뚱한 사람은 주방 아줌마였다. 나는 그 당시 이 말을 듣고 깜짝 놀랐다. 의사들이 그렇게 열심히 치료해주었는데 환자가 본 치료진이나 병동환경이 이렇게 삭막할 수 있는가.

정신병동에 늘상 드나드는 의사나 간호사들은 그 환경에 익숙해져 있기 때문에 다른 사람, 특히 몸과 마음이 모두 병적인 갈등에 지쳐 있는 환자의 눈에 자기들이 어떻게 비추어지는지를 모른다. 그러므로 우리는 때때로 환자로부터 그가 본 정신병동의 인상을 들어 볼 필요가 있다.

만약에 의사가 흰 가운 대신에 보통 옷을 입고 병동에 꽃이나 푸른 식물이 있으며, 식사를 나르는 통이 그렇게 차가운 빛깔의 강철통이 아니라 따뜻한 빛깔의 자그마한 나무틀이었다면, 병동의 문이 보통 크기의 나무문이고 잠겨 있지 않고 열려 있다면, 병동에 책장이 있고 책이 있으며 창문에 창살이 없다면, 의사가 앉아 있는 환자 앞에 팔짱을 끼고 서서 이야기하지 않고 환자와 함께 편안한 소파에 앉아서 이야기했다면, 그래도 환자의 눈에 비친 정신병동이 그렇게 삭막했을까? 물론 불안한 마음으로 바라보는 환경은 아무리 밝게 꾸민다고 해서 극적으로 달라보이는 것은 아니다. 그러나 좋은 환경은 환자뿐 아니라 환자의 가족을 포함해서 병동에 드나드는 모든 사람의 마음을 밝게 해주고 이 밝은 분위기는 반사적으로 환자에게 좋은 영향을 끼친다.

환경요법은 먼저 병원의 물리적 환경의 개선으로 시작한다. 환경요법은 정신요법의 원리, 곧 마음과 마음을 이해하고 마음으로 치료한다는 원리를 토대로 하면서 병원 또는 병동이라는 특수 환경을 최대한 치료적으로 조절하는 치료법으로서 조현병 환자나 우울증 환자의 재활에 매우 중요한 치료이다.

물리적 환경을 개선한다는 것은 환경을 명랑하게 꾸미는 것뿐만 아니라 환자가 살던 일상적인 생활환경과 큰 차이를 두지 않는다는 원리에서 실시되는 것이다. 병원에 입원한다는 것은 환자에게는 큰 생활상의 변동이고 충격적인 사건이다. 입원을 통해 그는 그가 살던 일상성에서 격리된다.

물론 현실과 격리된 상태에 있어야 할 경우도 있다. 자기가 아프고 도움을 필요로 하는 존재라는 것을 확실히 알고 병원의 치료에 적응해야 하는 때도 있다. 이런 때 진료진의 흰 가운, 환자복, 병상病床 등 병원다운 환경은 그에게 필요한 환경일 수 있다. 내과 질환이 겹쳐 있거나 뇌에 이상이 있어 집중적인 의학적 치료를 받아야 하는 환자들은 환경요법을 하는 병동과는 달리 진찰과 약물투여, 환자 관리에 편리한 구조를 갖추어야 할 것이고 환자의 상태에 따라 응급처치실, 집중간병실, 내과적 정신건강의학과 병동 등으로 따로 나누는 것이 좋을 것이다.

그러나 우리가 앞에서 보았듯이 급성기의 정신병 환자일지라도 환경에 대해 예민하게 반응함을 알 수 있다. 그러므로 병원이나 병동의 환경이 될 수 있는 한 부드럽고 일상적이며 명랑하게 형성하는 것은 굳이 환경치료를 하지 않는 일반 병동에서도 매우 필요한 조건이다.

정신병실은 특히 나무를 즐겨 쓴다. 자연스럽고 딱딱하지 않고 따뜻한 느낌을 주기 때문이다. 침대, 옷장, 탁자, 걸상 등을 보통 볼 수 있는 나무와 천으로 한다. 높은 쇠침대보다는 낮은 나무침대가 오히려 편하고 침실과 거실이 나누어져 있고 환자들이 잠옷과 평상복을 갈아입도록 한다. 이런 일상적인 환경에서 생활할 수 있으려면 상당히 회복된 환자가 아니면 안 될 것이라고 생각하는 사람이 있을 것이다. 또 시설비도 많이 들고 간호하는 사람의 수고도 이만저만 큰 것이 아니다.

그러나 운영을 어떻게 하느냐에 따라서 이런 문제는 해결될 것이다. 심한 환자라 하더라도 자해 · 타해의 위험이 없는 한 이런 환경이 주는 효과를 무시할 수 없고 만성화된 환자의 재활에 이보다 더 좋은 조건은 없다.

## 환경요법 2

### 치료공동체에서 하는 일들

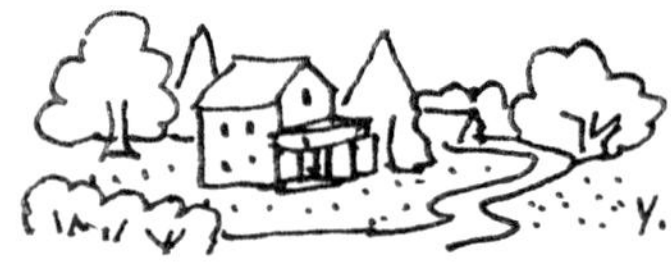

환경요법은 병실의 물리적 환경을 개성적이며 일상적인 모습으로 부드럽게 만드는 것만으로 이루어지지 않는다. 그것은 환경요법의 기본 토대이며 조건일 뿐이다. 병원환경을 어떻게 하는 것이 좋으냐 하는 문제는 환경이 심리적 영향뿐 아니라 환자의 병고의 종류, 문화 배경, 환자의 상태 등 여러 요인을 고려하면서 형성해 가야 할 과제이다. 이때 병실 또는 병동환경에서 가장 핵심적인 요인은 '사람'이다. 환자는 한 공간 안에서 매우 다양한 사람들을 만나고 이들과 다양한 관계를 맺는다. 이 '관계'는 당연히 치료에 영향을 끼친다.

영국인 맥스웰 존스가 20세기 중반에 이름을 붙인 치료공동체Therapeutic community란 바로 병원 또는 병동 내 인간관계를 치료적으로 형성해 감으로써 환자의 회복을 돕는 것을 말한다. 대체로 옛날 정신병원이나 정신병동은 의사, 간호사들이 제복을 입고 역할을 나누어 제각기 아침에 나와 자기 일을 하고 퇴근하는 규칙적이고 획일적이며 권위적인 체계로 운영되어 왔고, 현재 우리나라의 많은 병원이 그런 보수적 의학 체계를 가지고 있다.

치료공동체의 이념으로 운영되는 병원 또는 병동은 재래의 병원과는 달리 의사나 간호사가 흰 제복을 입지 않고 평상복을 입는다. 또한 그곳에 근무하는 모든 사람이 치료자로서의 긍지와 사명감을 가지고 일한다. 치료진은 물론 청소하는 아주머니, 꽃가게 아저씨, 밥 나르는 사람, 접수처의 아가씨, 방문객, 환자의 가족에 이르기까지 모두가 '치료자'가 된다. 모든 사람이 환자의 치료에 도움이 되는 역할을 하고자 노력하는 것이다. 치료공동체의 커다란 특징의 하나는 환자가 단지 치료를 '받는 사람'으로서가 아니라 치료에 적극적으로 '참여하는 사람'으로 대접받는다는 사실이다. 그러므로 치료공동체를 운영하는 기본 이념은 권위주의가 아닌 민주주의이다. 환자의 자율성을 살리고 스스로 공동체를 운영하도록 권장된다.

다양한 사람이 있는 병원 또는 병동은 환자에게는 새로운 가족과도 같다. 가족관계에서 갈등이 많았던 사람은 치료공동체에서도 비슷한 갈등을 겪게 된다. 그러나 치료공동체 성원은 치료적인 통찰을 갖춘 사람들이므로 그런 갈등을 잘 조절하여 환자로 하여금 새로운 가족경험을 하게 하고 왜곡된 대인관계를 바로잡을 수 있게 할 수 있는 위치에 있다.

5~6명의 환자와 2~3명의 치료자는 작은 공동체 안에서 한 가족이 된다. 이들은 함께 식사를 하고 함께 소풍을 나가거나 게임도 하고 토론도 한다. 가족의 분열, 치료자의 잘못된 시각과 태도가 환자의 치료에 직접적으로 영향을 주기 때문에 치료공동체에서는 '치료자'들의 모임을 비롯하여 치료자, 환자, 환자 가족과의 모임 등 각종 모임을 자주 가져야 한다. 공동체의 여러 인간관계의 치유의 요소를 서로 확인하고 문제가 되는 관계를 어떻게 조절할 것인지를 생각하는 모임이다.

치료공동체에서는 환자의 감정관계를 매우 중시하고 각종 정신요법을 활발하게 실시하지만 정신요법만 하고 다른 치료를 안 하는 것은 아니다. 정신의학에서 하는 모든 치료를 할 수 있다. 다만 모든 치료가 그 개인 환자에게 도움이 되도록 유기적인 협동과 융통성을 최고로 발휘할 수 있는 것이 특징이다.

스위스 북동부, 독일 바이에른주와 보덴호라는 큰 호숫가에 면한 작은 도시, 크로이츠링겐에 정신의학의 현상학파를 제창한 루드비히 빈스방거의 집안에서 세운 사나토리움 벨뷰라는 병원이 있었다. 1967년 초 나는 그 병원에서 일하는 행운을 얻었다. 그곳은 총 90명의 환자에 30명 정도의 치료진이 있는, 정신병 환자의 천국이라 할 정도로 이상적인 환경과 인도적 정신으로 운영되던 병원이었다. 주로 조현병 환자가 많았다. 90명의 환자는 울창한 숲 속에 흩어져 있는 빌라(집)들에 나뉘어 살고 있었고 의사 한 사람에 환자 5~6명 단위로 작은 공동체를 이루고 있었다. 불행히도 당시 100년의 역사를 가진 이 병원은 경영난과 그 밖의 이유로 내가 그곳을 떠나 귀국한 지 얼마 안 되어 문을 닫았다. 이상적인 치료공동체는 돈이 많이 들 뿐 아니라 치료진의 정신적인 노력을 남달리 크게 요청하고 있어 획일적으로 쉽게 환자를 치료하는 경우보다 더 어려운 법이다.

그러나 치료공동체로서의 정신병원은 미국, 영국, 스위스, 독일 등 세계 도처에 건재하다. 우리나라도 환경요법을 시도하고 있는 병원과 재활센터들이 있고, 특히 낮 병원 같은 곳에서는 비교적 적절하게 치료공동체의 이념을 살려서 운영하려는 노력이 보인다.

## 환자 가족의 심리와 마음가짐

조현병을 비롯해서 정신병을 앓는 환자 가족의 마음은 그것을 직접 겪고 있는 가족만이 안다. 정신병 환자는 자기의 생각이나 행동이 병적이라는 것을 모른다. 그래서 가족은 더욱 힘들고 괴롭다. 중병에 걸려 있어도 맑은 정신을 가지고 있는 신체질환을 앓는 환자와는 고통스런 마음을 서로 나눌 수 있다. 그러나 정신병은 모든 정상적인 의사소통을 어렵게 만든다.

### 환자 발생 시

환자가 생겼을 때 가족이 받는 충격은 유달리 크다. '왜 우리 아이가 그런 병에 걸려야 하는가!', '그럴 리가 없다', '네가 왜 정신병이냐', '정신건강의학과에 가다니 그게 웬 말이냐!', '네 마음만 굳게 먹으면 되지 약은 왜 먹느냐' 등등 현대 정신의학의 치료법을 모르는 사람은 대부분 이런 태도를 취한다. 그러다 증세가 악화되어 입원해야 할 상태가 되서야 '꼭 고쳐 주겠다'고 다짐하고 열심히 의사의 지시를 따르고 병을 고치는데 필요한 일을 다 하게 된다.

### 퇴원 뒤

증세가 좋아져서 환자가 퇴원하면 가족들의 긴장이 풀린다. 이젠 다 나았다고 안심해서 약 먹이는 것을 소홀히 하게 된다. 그러다 다시 나빠져서 재입원을 할 때 정신건강의학과의 치료에 대한 회의가 생기기 시작한다. 입원 기간은 전보다도 더 오래 걸린다. 이런 재발과 재입원이 반복되면 가족은 지치게 된다. 그래서 다른 치료는 없는지 찾아보게 된다.

안수기도, 기 치료, 침, 한약, 여러 가지를 몰래 시도해 본다. 그럴수록 치료는 지지부진이다. 물론 끝까지 의사의 지시를 준수하는 가족도 있다. 약 먹는 것이 중요하다는 것을 알고 철저하게 약 복용을 독촉한다. 그것은 잘하는 일이다.

### 가족의 잔소리와 환자의 반응

그러나 아침에 일어나는 것에서부터 일일이 잔소리를 하는 것은 환자의 정서적 안정에 도움이 안 된다. 신경이 예민해진 가족은 환자가 조금이라도 평소와는 다른 행동이나 말을 하면 곧 병과 관계를 짓는다. 환자가 재미있는 생각이 들어서 혼자 웃어도 왜 웃느냐고 걱정한다. 하고 싶은 것을 못 하게 하고 매사에 간섭하고 통제하려 든다.

당연히 환자는 부모가 자기를 환자 취급하고 간섭하고 과잉보호하는 것을 싫어한다. 그래서 부모에게 항의하기도 한다. 그러면 부모는 평소에 얌전하던 애가 그러니까 병세가 악화되었다고 생각하고 병원에 가자고 하거나 때로는 흥분해서 야단을 친다. 이렇게 되면 두 사람 다 불행해진다. 가족은 자포자기가 되고 될 대로 되라고 내버려 두는 심사가 된다. 한편으로는 거듭되는 실랑이에 지쳤고 다른 한편으로는 환자가 미워진다. 정신과 치료진도 원망스럽다.

### 가족의 감정폭발과 병의 재발

환자 가족의 환자에 대한 적개심은 큰 기대가 무너진 데 대한 실망의 결과이다. 가족은 다른 사람과 달리 환자의 사소한 언동에 예민하게 반응한다. 언성이 높아지고 지나칠 정도로 비난과 시비를 걸게 되며 수치스럽게 생각한다. 이렇게 환자에 대해 가족이 지나치게 비판적이고, 미워하고 속상해 하는 감정이 표현될 때 그것은 곧 환자의 병을 재발시키는 요인이 된다. 가족의 이런 부정적 감정의 표출이 높은 강도로 일어날 때 '표현된 감정'(Expressed Emotion: EE) 수준이 높아졌다고 하는데 가족의 높은 EE 수준은 회복 후 9개월 이내 환자의 재발을 일으키는 중요한 요인이라는 연구 결과가 있다. 환자에 대한 가족의 태도가 매우 중요하다는 사실을 증명하고 있다.

### 만성 환자에 대한 반응

환자의 병이 만성 경과를 밟고 있을 때 환자 부모의 걱정은 우리가 죽으면 우리 애는 누가 돌보겠는가 하는 것이다. 이것은 실로 현실적인 문제이다. 국가와 사회가 다 같이 걱정하고 대책을 공동으로 모색해야 한다. 그래서 환자 가족끼리 모임을 가지고 병의 정체를 아는 것은 물론, 사회적 대책에 이르기까지 함께 의논하는 것은 외로운 가족들에게 큰 힘이 되어 줄 것이다.

정신병의 치료는 때로는 장기간을 요한다. 단거리 선수가 아니고 장거리 마라톤 선수의 마음가짐이 필요하다. 에너지를 아끼고 적절하게 각자의 생활을 할 수 있어야 한다. 하루 종일 환자에게 매달려 있다고 그것이 환자에게 좋은 것만은 아니다. 환자의 치료는 치료를 담당한 의사에게 맡기고 가족은 다만 환자의 상태를 의사에게 알리는 역할만 해도 된다.

### 환자와의 대화

환자와의 대화에서 흥분은 금물이다. 차근차근, 조용히, 솔직하고도 간단명료한 어투로 말하고 옳고 그름의 판단을 일관되게 해야 한다. 얼버무리거나 환자의 기분을 좋게 하려고 추켜세우거나 선의의 거짓말을 한다든지 과장을 하는 것은 오히려 불신을 산다.

환자가 헛소리를 한다고 그를 미워하지 말아야 한다. 그것이 그의 병이다. 환자가 불손하다면 환자의 성격이 나쁜 것이 아니라 그가 환청이나 망상에 시달리고 있기 때문이다. 병이 그를 그렇게 행동하게 한다는 것을 알면 환자의 인격을 나무라거나 속상해 하기보다 병을 고칠 마음이 앞설 것이다. 환자가 집에서 너무 무질서하게 수선을 떨면 조용히 그러나 단호하게 지나친 행동을 지적할 수도 있고 행동의 한계를 정해 서로 약속을 해서 교정해 나갈 수 있다. 그러나 환자를 깔보는 태도나 짜증스럽고 귀찮아 하는 태도로 대하지 않아야 한다.

### 환자가 공격적일 때

환자가 공격적일 때는 차분하게 말하고 침착하게 행동해야 한다. 위험한 것을 치우고 환자와 거리를 두고 떨어져 있도록 한다. 가까이 가서 나무라고 환자가 들고 있는 칼이나 무기를 빼앗으려 한다면 환자는 더욱 위협을 느껴 불안한 나머지 위험한 공격을 가할 수 있다. 환자의 폭력은 피해망상 때문에 자기를 방어하기 위하여, 또는 귀에서 들리는 환청의 명령에 따를 때 생긴다.

어쨌든 가족으로서는 환자의 환청이나 망상과 이에 따른 행동의 실체를 파악하고 이에 대하여 진지하게 이해하고자 하는 태도로 환자와 이야기를 나누고 그것이 병이냐 아니냐, 옳으냐 그르냐를 놓고 환자와 토론하지 않는 것이 좋다. 망상 내용에 동의할 필요는 없다. 콧노래를 부르면 환청을 일시적으로 없앨 수 있다. 그런 방법을 가르쳐 주고 망상에 대해서는 네가 그렇게 생각한다면 괴롭겠다, 그러나 내 생각은 좀 다르다, 지금은 의견의 일치가 안 된다는 점을 시인하는 데서 그쳐야 한다.

조현병 환자는 회복기에 심한 우울증에 빠지고 곧잘 자살 기도를 한다. 환자의 죽고 싶다는 말을 허술히 듣지 않아야 한다. 세심하고 따뜻한 배려도 필요하지만 의사에게 곧 알려서 항우울제 등 적절한 치료를 받도록 해야 한다.

### 환자 가족 모임

환자의 가족으로서 이상적인 역할을 하는 것은 쉬운 일이 아니며 그럴 수도 없다. 항상 화를 참고 차분하게만 있을 수는 없다. 가족은 정신건강의학과에서 실시하는 가족모임에 나가서 평소의 불만을 토로하고 문제를 의논할 필요가 있다. 가족치료와 가족교육은 가족이 스스로의 감정문제를 처리할 수 없을 때, 그리고 환자를 보살피는 데 한계를 느낄 때 유익한 장치이다.

## 정신건강의학과 입원에 대하여

### 입원 전의 망설임

처음 발병하여 정신과 병동에 입원시켜야 할 때 가족들은 우선 망설이고 여러 가지 걱정을 하게 된다. 정신병동에 입원시켰다가 환자로부터 평생 원망을 듣진 않을까, 본인이 정신건강의학과에 입원했다는 사실에 오히려 충격을 받아서 더 나빠지진 않을까, 실성한 사람들과 함께 기거하고 출입문도 잠그고 마음대로 드나들 수 없으니 마음이 놓이지 않는다 등등. 그러한 불안의 가장 밑바닥에는 '정신과', '정신병동'에 대한 뿌리 깊은 사회의 편견이 들어 있다. '정신병 환자' 취급받기 싫다, 내가 그저 물건을 좀 부쉈고 술 좀 마셨을 뿐인데 왜 정신병환자냐 하고 환자 자신도 입원을 거부한다.

### 일반병동이냐 정신건강의학과 병동이냐

환자를 진찰한 전문의가 정신장애로 입원이 필요하다는 판단을 내렸으면 대개 입원하는 것이 이롭다. 환자는 정신병동 대신에 일반병동에 입원할 수도 있다. 그러나 신체적인 이상이 없는 한 일반병동에 있으면서 정신건강의학과 진료를 하는 데는 한계가 있다.

첫째, 주치의가 정신건강의학과 의사가 아니다. 정신건강의학과 치료를 하려면 일일이 정신과 의뢰서를 보내서 그때마다 정신건강의학과 의사가 와서 진료소견을 써 주어야 하므로 자주 정신건강의학과 의사를 만나기 어렵다.

둘째, 훈련된 정신건강의학과 간호사가 없으니 약물투여나 그 부작용, 일반 정신상태를 그때그때 살펴서 신속하게 대처하기 어렵다.

셋째, 병동 구조가 정신병동과 전혀 다르다. 신체의 병을 앓는 사람을 위한 병동에는 병원 침대 말고 별다른 시설이 없다. 환자는 그곳에 누워서 주사나 약을 복용하고 검사받고 회진을 기다리는 게 일과이다. 그러나 정신병동에는 반드시 생활공간이 있다. 간단한 운동기구, 음악을 듣거나, 그림을 그리거나, 책을 읽을 수 있는 공간이 있고 그곳에서 각종 모임을 가질 수 있다.

폐쇄병동에 대해서 저항감을 갖는 것은 당연한 일이다. 개방화의 장점을 잘 알고 있는 선진 외국에서도 상당히 많은 곳이 폐쇄병동이다. 병식이 없는 환자가 충동적으로 뛰어나가 사고를 일으킬 염려가 있다고 보기 때문에 때로는 그렇지 않은 환자까지 갇혀 지내야 한다. 요즈음 우리나라에도 개방병동이 생기고 있다. 보통 병실보다도 환경이 좋아서 환자 가족이 선호하고 있다. 정신보건법이 개정되면서 정신과 환자의 인권보호조치가 더욱 향상되고 있다. 폐쇄병동에 강제 입원하는 경우도 규정에 따라야 하고 환자가 퇴원을 요구하면 심의하여 퇴원시킬 수도 있으며 폐쇄병동에서 진료에 지장이 없는 한 전화로 외부와 연락할 수도 있다. 가족면회도 훨씬 자유로워지고 있다.

정신병동에는 본인이 희망하고 전문의가 필요하다고 인정하면 자의로 언제나 입원하고 퇴원할 수 있다. 수도원처럼 잡다한 일상에서 잠시 벗어나 좀 쉬러 들어 왔다가 나가는 경우도 생각해 볼 수 있다. 그러니 정신건강의학과 입원이 천추의 한을 남길 만큼 치명적인 상처를 주는 것도 아니고 그런 상처를 스스로 입으려 할 필요도 없다. 정신장애는 현대사회의 스트레스병이다. 때때로 내과에 입원해서 건강을 검진하는 것과 무엇이 다르다 하겠는가?

### 입원의 기준

환각과 망상에 시달리고 병식이 없는 정신병 환자는 집에서 치료하기가 쉽지 않다. 왜냐하면 환자가 병식이 없어 가족이 약을 먹이기가 어렵기 때문이다. 그래서 대부분의 병원에서 입원을 권유한다. 입원을 하면 뇌신경기능의 검사와 신체적 이상 유무를 검사하여 몰랐던 신체 이상을 발견할 수 있다는 장점이 있고 환자와 실랑이하다 지쳐 버린 가족을 잠시 쉬게 하는 이점이 있으나 비용이 든다는 단점이 있다.

그러나 모든 정신병 환자가 정신병이기 때문에 꼭 입원치료를 해야 하는 것은 아니다. 첫 발병부터 외래진료소를 다니면서 치료하여 깨끗이 낫는 경우도 얼마든지 있을 수 있다. 그러므로 정신병이니까 덮어놓고 입원시킨다는 생각은 너무 단순하고 기계적인 생각이다.

정신병동에 강제로라도 입원시켜야 할 경우란 정신장애로 인하여 자기 자신을 해치거나 남을 해칠 위험이 있다고 판단되는 경우이다. 즉 자해, 자살, 타해의 위험이 있으면 입원해야 하는 것이다. 그 판단은 전문의가 종합적으로 내리게 된다.

입원의 기준은 그 밖에도 있다. 신체적 이상, 뇌의 이상이 의심되어 세밀한 신체적 검사가 필요한 경우이다. 그러나 시간이 걸리지만 병원에 다니면서 검사할 수 있으니 필수조건은 아니다. 그보다도 집에 낮에는 아무도 없는 경우, 환자를 돌보고 약을 정기적으로 투여할 사람이 없어 통원치료가 어렵다고 볼 때, 또는 가족들이 집에 함께 있기는 하지만 서로 관계가 좋지 않아 환자를 그런 가족 분위기에서 분리시키는 것이 환자의 치료에 도움이 되겠다고 생각되는 경우에 정신과 입원치료가 필요하다. 물론 술, 약 등의 남용과 중독의 경우에는 그런 물질의 유혹을 받을 수 있는 상황이므로 집을 떠나 병원에 와 있으면서 치료받는 것이 좋다. 가족관계가 좋으며 가족의 협조가 이루어지고 환자의 상태가 위험하지 않을 경우는 통원치료도 무방할 것이다.

### 병원에 데리고 오는 일

입원의 필요성이 제기된 뒤에 가족들에게는 또 하나의 걱정거리가 있다. 싫다는 환자를 어떻게 병원까지 데리고 오느냐 하는 것이다. 병원구급차가 안 되면 119구급대의 도움을 받을 수 있고 가족끼리 차에 태워 병원까지 데리고 올 수도 있다. 환자를 속여서 데리고 오는 것은 좋지 않다. 힘들더라도 설득해 보아야 한다. 처음부터 환자가 반대할 것이라고 지레 겁먹을 것은 없다. 바깥 세계에 박해자가 있다는 피해망상이 있는 환자는 오히려 쉽게 입원에 동의하는 경향이 있다.

### 입원 뒤의 정신과 면담과 진료

입원하면 가족은 환자 주치의와 긴 면담시간을 갖게 된다. 환자의 성장과정, 가정환경, 환자의 병의 경과 등 환자의 성격과 병을 이해하는데 필요한 정보를 기탄없이 알려주어야 한다. 치료방법과 치료기간 등 궁금한 것을 물어보는 좋은 기회가 되기도 한다. 환자가 어릴 때는 부모 모두 의사를 만나 보는 게 좋다. 대개 아버지는 바쁘다는 핑계로 입원기간 내내 한번도 의사를 만나 보지 않는 경우도 있는데 그것은 치료에 도움이 안 된다.

입원 후 처음 1주일 또는 2주일은 가족의 환자 면회를 삼가도록 조치하는 경우가 있다. 가족의 불안이 환자의 상태를 더 나쁘게 하고 무엇보다 병식이 없는 환자와 가족에게 온갖 구실을 대면서 빨리 퇴원시켜 달라고 조를 때 가족이 곤혹스러워할 뿐 아니라 그런 실랑이가 치료에 도움이 안 되기 때문이다. 그러나 이런 규제는 기계적으로 적용할 게 아니고 환자와 환자 가족의 감정상태 여하에 따라 융통성 있게 바꾸어 나가야 한다. 가족이 면회 오지 않더라도 의료진과 가족은 항상 연락을 하여 환자상태에 대해 알려 주고 서로 의논하도록 해야 한다.

정신병의 경우 입원 2주 정도부터 증세는 많이 완화되기 시작하여 약 3~4주면 퇴원하여 통원치료를 할 수 있게 되지만 최근엔 더 일찍 퇴원하는 경향이 있다. 낮 병원이 있는 경우에는 이보다 조기 퇴원도 가능하다.

가족들은 입원 기간 중에 병의 뿌리를 뽑아주기를 바란다. 그러나 신체의 병과 달리 정신장애의 치료에서 입원치료란 초기 급성 증상의 소실에 목표를 두고 앞에서 말한 입원 기준에 비추어 통원치료로 옮길 수 있으면 퇴원하는 것이 상례이다. 이때 퇴원은 치유와 치료의 종결이 아니라 통원치료의 시작이다.

### 퇴원 준비와 퇴원 후 치료의 중요성

입원 중에 가족은 의사와 만나 퇴원을 위한 여러 가지 준비를 할 필요가 있다. 그동안 가족관계에서 무엇을 소홀히 하였는가, 앞으로 어떻게 하는 것이 바람직한가, 정신병의 원인과 치료, 기타 가족이 알아야 할 대처방식과 지식에 관해 병원에서 실시하는 가족교육프로그램에 참여하거나 주치의로부터 개별적으로 교육을 받도록 한다. 언제나 궁금한 것, 의심나는 것, 불만과 불안에 이르기까지 가족이 가지고 있는 환자치료에 관련된 감정을 누르지 말고 솔직하게 털어놓고 의사의 의견을 묻는 대화는 의사와 환자의 관계를 돈독히 하는 데 크게 도움이 된다.

앞에서 말한 대로 재발을 방지하기 위하여 지속적이고 정기적인 통원치료는 필수적이다.

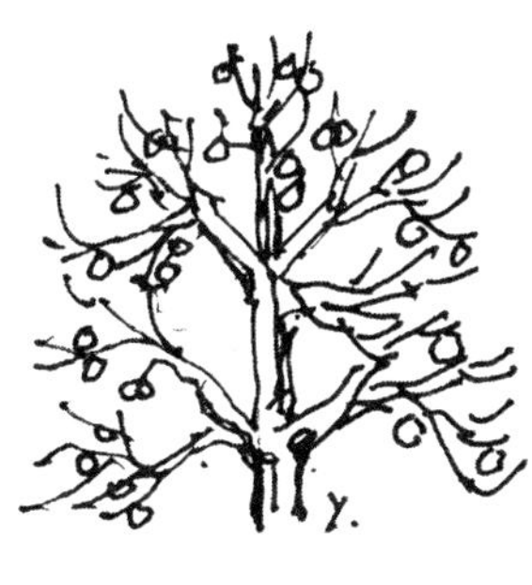

# 정신건강의 미래

## 정신질환은 예방할 수 있는가

평생에 한두 번 적응장애와 같은 일시적인 스트레스 장애를 겪지 않는다거나 신경증적 장애까지는 안 되더라도 강박적, 공포 불안의 신경증적 집착이 하나도 없이 살거나 심인성 두통, 불면증을 한 번도 겪지 않고 사는 사람은 없다고 해도 과언이 아니다. 어떤 사람이 완벽한 정신건강 상태를 추구하기 위해 나쁘다고 하는 것은 하나도 겪지 않고 살아왔다고 한다면, 그는 사람으로서는 매우 재미없고 기이한 사람일 것이다. 비록 그가 이론적으로 건강하다 하더라도 그의 가족이 그의 완벽주의를 견디지 못했을 것이다. 평생에 감기 한 번 걸리지 않은 사람은 거의 없다.

### 생물학적 측면

정신질환 중에서 확실히 예방할 수 있는 것은 뇌의 손상과 염증, 뇌동맥경화 등 뇌기능 이상과 관계되어 생기는 정신병이다. 이때 무엇보다도 중요한 것은 임신 중 산모의 건강관리이다. 의사의 지시를 잘 따라 아기에게 해로운 것을 하지 말아야 한다. 또한 출산 시 태아의 외상을 방지하는 것, 유아의 건강관리, 어른이 되기까지와 어른이 된 뒤의 적절한 섭생, 운동 등도 모두 중요하다.

### 심리사회적 측면

심리적 측면에서는 부모의 이혼, 어머니의 아이에 대한 사랑의 결핍, 배척, 방치, 구박, 증오, 성적 차별과 양가적 태도, 부모 사이의 공공연한 혹은 음성적 불화, 다툼, 술 먹고 어머니를 구타하는 아버지, 자식을 부모의 욕구를 충족시킬 소유물로 착각하는 부모의 양육태도는 아이의 정신건강에 해로운 요인들로 꼽힌다. 부모 중 한 사람이 병으로 사랑을 줄 수 없는 상태에 있다 하더라도 다른 가족이 있어 서로 사랑하는 사람 사이에서 자랐으면 별 문제가 없다. 또한 극도로 가정환경이 나쁜 경우라도 역경을 뚫고 건강하게 잘 성장하는 경우도 많다. 전체적으로 가정 내 사랑의 왜곡과 결손이 성격장애, 우울증, 불안장애의 요인이 되는 경향이 있다고 하더라도 불우하게 자라 온 환경을 너무 비관할 필요는 없다.

이 경우 경제적으로 유복한 가정이냐, 가난한 가정이냐 하는 것은 그리 중요하지 않다. 너무 경직된 규범을 강요하는 가정, 모든 나쁜 감정을 밖에 나타내지 않고 참으며 겉으로만 평온한, 가장된 가정의 평화는 자유로운 감정표현과 대화가 있는 가정보다 정신건강에 유익하지 않다.

### 청소년기 스트레스

청소년기, 성장기에 겪는 신체적 · 정신적 스트레스는 그 정도와 스트레스에 임하는 자세에 따라 정신건강을 오히려 북돋우고 사람을 성숙하게 하는 인생의 바람직한 시련이 된다. 그러나 비합리적인 강요로 일관된 의미 없는 환경적 스트레스는 해로울 수 있다. 경직된 학교교육과 교육제도의 개선은 청소년에게 가해지고 있는 해로운 감정적 부담을 경감시켜주는 데 크게 도움이 될 것이다. 개성의 신장, 다양성과 선택의 자유, 자율성의 신장을 목적으로 하는 교육은 곧 정신건강을 지키고 각종 적응장애를 감소시키는 지름길이다.

### 중년 이후 – '심혼'의 보살핌

중년 이후의 사람들에게는 회사를 위해 희생하고 직장에 헌신하거나 국가 이익을 위해 봉사하는 기회가 주어지고 이들은 기꺼이 거기에 열정을 쏟는다. 그러나 사람이 외향적으로 사회활동에만 치중하다 보면 내면의 심혼心魂, Seele이 빈곤해지기 쉽다. 이를테면 '심혼이 앓는다.' 그 경계신호는 우울증으로 나타나기도 하고 신체장애(여러 가지 성인병)로 나타나기도 한다. 평소에 직업활동 이외에 심혼을 키우는 일을 마련해 두는 것, 취미활동을 가지고 있는 것이 정신건강에 이롭다. 인간정신에는 자아의 한계를 뛰어넘는 '혼'이 있다. '혼'을 보살피는 삶이 건강한 삶이다. 무의식을 들여다보고 '혼'을 살리기 위한 작업이 필요하다. 예술혼의 활성화, 영성생활, 수행을 통한 종교심성과의 접촉은 '혼'을 보살피는 작업으로서 도움을 줄 수 있다. 융학파의 분석Analyse은 중년 이후의 사람들이 자기 자신을 인식해 가는 데 큰 도움이 될 것이다.

### 급격한 사회변동에 대처하여

지나간 20세기 말의 격동기에 한국인은 특히 수많은 인생의 기복을 경험해야 했다. IMF 사태로 사회적으로 하던 일을 갑자기 그만두게 되었거나, 파산하여 돈을 잃었거나, 명예퇴직하여 생활패턴이 갑자기 달라진 경우가 많았다. 그 여진은 아직도 보이지 않게 계속되고 있다. 노숙자, 알코올중독, 가정폭력, 그리고 좀처럼 수그러들지 않는 자살률 등으로—. 그러한 급격한 생활 변화가 신체적 · 정신적 건강을 위협한 것은 말할 것도 없다.

급격한 변화를 항상 피할 수 있는 것은 아니다. 그러나 될 수 있는 대로 연착륙軟着陸을 시도해야 하는데 그 가장 중요한 버팀목이 되어 줄 수 있는 것은 가족이다. 갑자기 실직한 가장을 돕는 아내와 자식이 있으면 가장은 실직의 고통을 견딜 수 있다. 그 도움은 조용히 이루어져야 한다. 될 수 있는 대로 평상시처럼 규칙적인 시간 리듬을 잃지 않도록 해야 한다. 나갈 곳이 없어도 나갔다 오는 게 좋다. 도서관에라도 가고 책방에 가서 책도 들춰 보고, 사람도 만나야 한다. 사람이 빵으로만 사는 것이 아님을 경험하자. 실직을 가족에게 숨기고 밖으로 나도는 어리석음을 피하자. 그것은 아무에게도 도움이 안 된다. 누군가와 터놓고 말하는 것,

그것은 모든 정신건강을 위한 최선의 영약靈藥이다. 체면 때문에, 자존심 때문에 말을 못하는 것 그것은 정신건강을 해치는 독이다.

교회, 성당, 절, 기도와 참선, 스님과 목사님과 신부, 수녀님과의 대화, 집단적인 예배는 빵이 아닌 영적인 삶의 기회와 희망을 부여한다. 지금처럼 소외된 사람, 고통받는 사람의 휴식처로서 건전한 종교활동을 절실히 필요로 하는 때가 없다. 6 · 25전쟁에 우리는 모두 굶주린 배를 움켜쥐고 무슨 일이든 마다 않고 했다. 그래서 그 끈기로 피땀 흘려 한강의 기적을 만들었다. 이제는 그 힘으로 내면의 심혼을 보살필 때이다.

### '앓음'의 의미

어떤 일이 의미가 없고 받아들이기 싫은데도 할 수 없이 억지로 할 때 그것은 그에게 해로운 스트레스가 된다. 그러나 이 세상의 쓴 약도 내가 먹어서 든든해지기 위한 것이라는 마음으로 받아들이면 그 스트레스는 이로운 작용으로 변한다.

우리에게 일어난 좋지 않은 일들이 의미 있는 것을 내포하고 있다는 확신이 선다면 그것을 숙명으로 알고 우리는 우리의 삶의 고통에서 무엇인가를 배우게 될 것이다.

앞에서 말했듯이 아무리 주의해도 사람이 살다보면 심신의 앓음을 겪게 된다. '앓음'(das Leiden)을 부끄러워하거나 업신여기지 말라. 모든 '앓음'은 인간의 정상적인 생명 과정에 속한다. '나쁜 것'은 하나도 허용될 수 없고 '좋은 것'만 가져야 된다고 생각하며 사는 사람이 있다면 그는 이미 병든 사람이다. 정신적인 '앓음'에는 의미가 있고 목적이 있다. '앓음'을 받아들여 그 숨은 의미를 깨달으면 그는 '앓음'을 극복하고 더욱 튼튼하고 인간다운 존재가 된다. 앓을까봐 무서워서 '나쁜 것', '위험하다고 하는 것'을 피하기만 해서는 '앓음'이 지닌 귀중한 가치를 획득할 수 없을 것이다.

## 장애자를 보는 눈과 문명의 척도

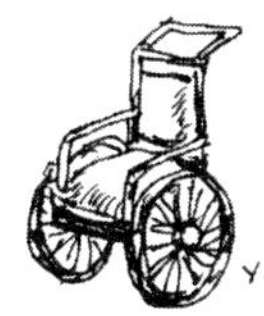

스위스에 유학을 가 있을 때의 이야기다. 거기서 갓 사귄 스위스 친구의 집에 처음으로 저녁 초대를 받아서 그의 부모와 형제들을 모두 만나 인사를 나누게 되었다. 그런데 거기에서 머리가 작고 눈이 위로 치켜져 있고 입이 두툼한 동양아이처럼 생긴 작은 키의 소녀를 보았다. 그녀는 내 친구의 막내 여동생이었는데 첫눈에도 통칭 몽골리즘, 학술적으로는 다운증후군Down's syndrome이라는 지적장애자였다. 이 병은 염색체 이상으로 생기는 선천적인 정신지체이다. 나는 조금 당황스러웠다. 그러나 가족들은 이 아이에게 스스럼없이 잘 대했고 나에게도 소개시켜 주었다. 그녀는 자기가 다니는 특수학교에서 그린 그림을 자랑스럽게 나에게 보여 주기도 했다. 크레용으로 그린 흥미로운 그림들이었다. 우리는 모두 함께 식탁에 둘러앉아 저녁을 먹고 이런 저런 이야기를 즐겁게 나누고 헤어졌다.

내가 놀란 것은 그 집에 지적장애자가 있다는 사실뿐 아니라 가족들이 그 사실을 조금도 숨기거나 부끄러워하지 않고 자연스럽게 받아들이고 있다는 사실이었다. 그리고 나는 거기서 그 부모가 장애아에 대한 깊은 연민과 고통을 사랑으로 승화시키고 있음을 발견하였으며 그 순간 나는 내 친구의 부모가 참 훌륭한 분들이라고 느꼈다.

우리나라 같으면 어떻게 했을까? 손님이 온다고 쉬쉬하고 아마 어디 외딴 골방에서 나오지 못하게 하느라 가정부와 함께 따로 식사를 하게 하고 일찍 잠재우려 했을지 모른다.

1978년 미국의 미네소타대학에 잠시 몸담고 있을 때의 이야기다. 나는 거기서 장애자를 위해 도로의 구석구석에 턱을 낮춘 것을 보고 새삼스럽게 놀랐다. 새삼스럽다는 말은 유럽의 여러 나라를 다 다녀보고 스위스에서는 여러 해를 살았는데도, 그리고 그곳에도 장애자를 위한 도로의 시설이 있었을 텐데도 젊은 날 나의 눈에는 그것이 별로 눈에 띄지 않았기 때문이다. 그러나 미니애폴리스의 장애자를 위한 길거리도 그 당시는 그저 그런 방면에 미국 사람이 특히 신경을 많이 쓰는구나 생각했을 뿐 그 이상의 느낌은 없었다. 장애자에 대한 관심은 아마 시간과 연륜을 필요로 하는지도 모른다.

그로부터 오늘날까지 많은 환자들이 내 손을 거쳐 갔다. 환자를 치료하려면 가족을 치료해야 하고, 가족을 도우려면 사회를 고쳐야 하겠다는 생각을 종종 하게 되었다. 사회의 지적장애자를 포함한 정신장애자에 대한 편견을 고치지 않고는 환자를 위한 다양한 진료시설을 적절한 장소에 만들 수 없고 지역 주민들이 환자를 배척하면 한 환자가 사회 속에 발을 딛고 사람답게 살 수가 없다는 사실이 점점 더 눈에 들어오기 시작했다.

그리하여 뜻 있는 전문인들과 함께 1995년 3월에 한국정신사회재활협회라는 단체를 만들었다. 이 단체는 만성 정신장애자의 정신적 · 사회적 재활사업을 목표로 정신건강의학과 의사, 정신간호사, 정신의료사회복지사, 임상심리사, 기타 전문인들이 한마음으로 모인 단체이다. 우리는 그해 7월에 그 첫 사업으로 조현병(정신분열증) 환자 가족의 계몽교육을 실시하였다. 계획을 세우고 가족들에게 나누어 줄 책자도 만들고 열심히 준비하면서도 과연 가족들이 얼마나 모일까 걱정이었다. 왜냐하면 사회적 편견 때문에 '정신분열증 환자 가족'이라고 노출되기를 꺼려해서 많이 오지 않을지도 모른다고 생각했기 때문이다. 강의를 하게 될 800석의 종합병원 강당도 너무 큰 곳을 택했나 하는 생각마저 들었다.

교육 당일이 되었다. 그리고 놀랄 만한 일이 일어났다. 시작하기 두세 시간 전부터 가족들이 몰려들기 시작했다. 강당은 삽시간에 만원이 되었고 보조의자도 모자라 의자 사이의 복도바닥에까지 앉는 사태가 벌어진 것이다. 첫날은 약 300명의 협회 회원과 일반 사람이 동참했는데 가족은 1,100명을 헤아렸고 이튿날과 사흘째 되는 날은 약간 줄었으나 900~1,000명 수준이었다. 만들어 놓은 책자는 동이 났다. 가족들은 진지하게 열심히 필기하며 강연을 들었고 마지막 날에는 가족모임이 결성되었다.

그것은 모두에게 감격스러운 일이었다. 이렇게도 갈구하는 것을 우리가 이제야 뒤늦게 교육을 실시했구나 하는 생각이 들었다. 동시에 정신장애자 가족에게 전문인들이 조금이나마 봉사할 수 있는 기회를 갖게 되어 흐뭇했다. 조현병은 지적장애자(정신지체mental retardation) 이상으로 편견의 대상이었다.

국제학회에 참가하느라 여러 나라를 다니면서 내가 내 나름대로 정한 선진국 또는 문명된 나라의 정의가 있다. 그것은 첫째, 도시가 깨끗할 것, 둘째, 공중도덕을 잘 지킬 것, 그리고 셋째, 장애자에 대한 깊은 배려를 하고 있는가 하는 점이다.

잘 정돈되어 있는 아름답고 깨끗한 거리, 그러려면 국가재정이 뒷받침되어야 하고 문화의 향기가 깃들어 있어야 하니 그것이 물질적 · 정신적 문명의 척도가 아닐 수 없다. 공중도덕은 건전한 시민의식의 표현인 만큼 사람들이 얼마나 타인을 배려하고 공동사회의 질서의식, 공동의 이익을 위한 책임감, 의무감을 갖추었느냐 하는 것은 개인의 지적인 우수성을 떠나 시민의 협동심과 도덕의식의 척도를 가늠할 수 있는 것이다.

그리고 장애자에 대한 배려란 결국 약한 사람, 힘없는 사람, 불행한 사람, 병든 사람을 따뜻하게 보살피는 마음인데 그러한 마음은 오직 마음이 넉넉한 사람, 마음이 선한 사람, 고통 받고 있는 사람을 존중할 줄 아는 높은 윤리성을 갖춘 사람만이 베풀 수 있는 것이다. 그러한 사람이 많은 사회, 그런 정책과 제도를 착실히 실현하는 나라가 곧 문명국인 것이다.

오늘 우리나라도 사회복지 지향국가를 적극적으로 표방하고 있다. 어려운 여건 속에서도 많은 숨은 독지가들이 좋은 일을 하고 있다. 그러나 과연 우리는 문명국의 조건을 어느 만큼 충족시키고 있을까? 아직도 갈 길이 먼 것 같다. 집 근처에 정신의료시설을 개설하려고 하면 땅값 떨어진다고 결사반대하고, 정신장애자를 위한 주간치료시설은 병원 밖에 있어야 하는데 도시민들의 편견으로 좀처럼 장소를 마련하지 못해 병원 구내로 숨어들어야 할 지경이며, 정신장애자에 대한 편견은 아직 너무도 깊이 사람들의 의식 속에 뿌리박혀 있다. 정신병 환자가 병적인 판단 때문에 자기와 타인에게 위험한 행동을 할 수 있는 것은 사실이다. 그러나 정신병 환자의 범죄율은 일반적으로 정상이라고 하는 집단의 범죄율보다 훨씬 낮다. 정신질환은 신체질환과 같은 의학적 치료를 받아야 할 질환이며 고칠 수 있는 병이다. 또한 사회공동체의 이해와 지지를 필요로 하는 질환이다. 그래서 문명국에서는 지역공동체 정신보건 목적으로 사회 안에 각종 지지 체계를 마련하여 환자의 사회적 재활을 돕고 있는 것이다.

'생명'을 귀하게 여기는 나라라면 생명을 주재하는 '정신'을 존중하게 되는 법이다. 물질의 풍요만으로 문명인이 되는 것이 아니다. 마음의 풍요, 남의 마음을 보살피고 병든 마음을 다독거릴 수 있는 따뜻한 마음씨가 문명된 나라의 품성이다.

## 정신건강과 대중매체의 역할

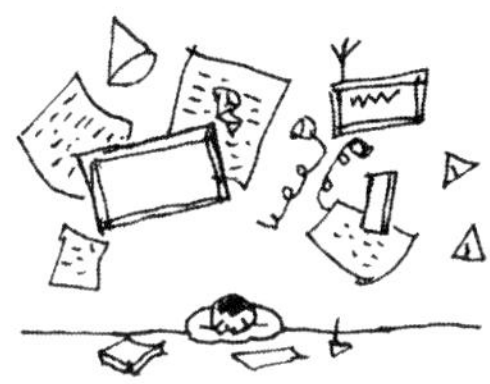

신문과 TV, 인터넷, 스마트 폰은 오늘 우리 사회에 막강한 영향력을 행사하고 있다. 신문이나 TV, 현대의 전자매체에 어떻게 보도되느냐, 어떤 사진, 어떤 댓글이 오르느냐에 따라서 사람들의 마음이 좌우될 수 있다. 그것은 강력한 암시효과를 가지고 있기 때문이다. 특히 피암시성이 강하고 암시작용에 별로 면역이 되어 있지 않은 청소년이나 한국의 대중에게 적지 않은 영향을 주고 있다. 그러므로 매스컴은 시청자와 독자의 정신건강과 인격성숙에 여러모로 긍정적인 기여를 하기도 하고 부정적인 영향을 끼치기도 한다.

어떤 사람의 비리를 보도할 때 아직 잘못이 알려지지도 않았고 확정되지도 않았는데 마치 잘못을 저지른 사람처럼 보도했다고 하자. 뒤에 그 사람이 잘못이 없는 것으로 판명되었다 하더라도 그는 이미 매스컴의 일방적 재판으로 사회에서 매장되어 돌이킬 수 없는 정신적 상처를 입게 된다. 우울증, 화병, 심지어 자살 기도에 이르기까지 펜 하나, 입 하나로 사람을 죽이는 결과를 만드는 것이다. 민주주의 사회에서는 피의자의 인권도 보통 사람과 똑같이 보호받아야 한다. 매스컴이 여론에 영합하거나 앞장서서 여론의 방향을 만들어 '마녀사냥'의 선봉에 서는 경우가 없지 않다. 인터넷의 악성댓글은 살인적이다. 근거 없는 모함은 엄벌에 처해야 하며 인터넷 완전 실명제를 실시해서 숨어서 험담하는 나쁜 습관을 근절하지 않으면 안 될 것이다.

우리나라 신문과 TV는 특히 자살, 타살, 끔찍한 범죄를 자상하게 보도하는 경향이 있다. 때로는 그런 사건을 크게 확대 보도함으로써 사람들에게 충격파를 던져 준다. 이것은 국민의 정신건강에 결코 도움이 안 될 뿐 아니라 대단히 해로울 수 있다. 왜냐하면 살인, 자살과 같은 사건은 인간의 원초적인 본능을 자극하는 사건이어서 그러한 보도는 전염성을 가지고 있다. 그래서 비슷한 범죄를 유발하는 분위기를 만들어 내고 상처 입기 쉬운 사람들로 하여금 행동에 옮기는 용기를 준다. 청소년들이 폭력물에 많이 노출될수록 폭력을 모방하고자 하는 충동을 갖게 되는 것과 마찬가지이다.

정신병 환자와 관계된 사건은 유난히 크게 보도하는 경향이 있다. 이것은 정신병 환자에 대한 편견을 조장하게 되고 환자의 인권을 유린하는 결과가 된다. 정신병 환자는 이렇게 무섭다, 그러니까 격리 수용해야 한다는 사회 일각의 편견을 은연중에 지지하게 된다. 물론 정신병 환자도 범죄를 저지를 수 있다. 그러나 그 범죄율은 앞에서도 여러 번 지적했듯이 일반 인구의, 소위 건강하다는 사람의 범죄율보다도 낮다는 것을 알아야 한다.

TV의 건전한 오락프로는 적당한 긴장의 완화를 통해 정신건강에 기여한다고 할 수 있다. 그러나 저질프로는 사람들을 퇴행상태에 머물러 있게 하고 바보로 만든다. 또한 이른바 초능력의 세계, 사이비 과학, 사이비 종교적 현상 등 단지 호기심을 자극하기 위한 프로는 비록 그것이 과학적인 검증이라는 옷을 입고 나온다 하더라도 시청자의 얄팍한 호기심만 돋우어 줄 뿐 냉철한 이성, 과학적 사고, 자립自立 의지를 약화시키고 요행을 바라는 의존심만 키우는 결과를 불러온다. 이성이 너무 비대해서 신화가 필요해진 서구문명국과 우리의 사정은 다르다.

요컨대 상업주의적 흥행 위주의 스릴과 충격, 말초적 감각의 유희로써 시청자를 끌어모으려는 태도로 방영하는 TV 프로와 그러한 신문에 문제가 있다. 사람으로 하여금 생각하게 하고 무엇인가 뜻 있는 것을 얻게 하는 기사와 TV 프로는 국민의 성숙과 건강에 기여한다. 우리 매스컴에 그래도 조금은 그런 내용이 담겨 있어 다행이지만 공영방송의 상업주의화는 어떻게든 막아야 할 병 중의 병이다.

우리나라에는 일류 신문도 없고 삼류 신문도 없다면 지나친 말일까? 모두 이류이기 때문이다. 사실 다 삼류라고 하고 싶을 때도 있다. 미국의 뉴욕타임즈, 프랑스의 르 몽드, 독일의 프랑크푸르트 알게마이너, 스위스의 노이에 취리히 차이퉁 등과 겨룰 만한 일류가 없다는 말이다.

외국의 유명 신문이 아직 흑백사진을 쓸 때 IMF 시대에도 우리나라 신문은 그 비싼 천연색 사진을 버리지 못했다. 외국 신문에는 반드시 권위 있는 문화 비평이 있는데 우리나라 신문의 문화란에는 체육과 연예가 소식, 책 소개가 고작이다.

건강 분야에 관한 전문기자 제도는 최근에야 등장했고 좋은 의료정보를 제공하고 있지만 정신건강 분야에 조예 깊은 전문기자는 아직 없는 것 같다. 그래서 검증이 안 된 치료법이 선전되어 소비자를 혼란시키는 경우가 있다.

범죄사건을 큰 활자로 보도하고 어떤 사람의 비리를 대서특필하며 추측기사를 이미 확실한 것처럼 장담하는 말투의 제목으로 장식하는 것은 모두 외국의 삼류 신문과 닮았다. 일류 신문에는 살인, 자살, 강도, 강간 등의 범죄기사는 왼쪽 귀퉁이에 작은 활자로 보도된다.

TV가 경영상의 이유로 시청률에 더욱 신경을 쓰는 나머지 젊은 시청자의 유치한 충동성에 영합하려 드는 것은 안타까운 일이다. 그러나 때때로 공영방송이 알찬 다큐멘터리를 황금시간대에 보내는 경우가 있어 그나마 다행이다. 그 경우 시청률도 결코 낮지 않았다고 한다.

시청자의 수준을 미리부터 낮추어 잡지 말고 좋은 프로를 황금시간대에 방영하는 발상의 과감한 전환과 방송 신문계의 변신인 인터넷 세계의 정화가 어느 때보다 필요한 때이다.

대중잡지의 격은 완전히 땅에 떨어졌다. 서슬퍼런 검열이 자행되던 군사통치 아래에서도 우리나라 대중잡지에는 '사상'이 있고 '철학'과 '문학'이 있었다. 지금은 눈을 씻고 보아도 없다. 모두 선정적인 정치 가십, 개인적인 뒷이야기로 도배를 하고 있다. 대중에 아첨하여 대중의 수준을 끌어내리지 말고 대중의 수준을 끌어올리려는 기획을 용기 있게 실천해야 한다.

## 21세기의 정신건강

과학소설을 토대로 한 영화들은 벌써 오래전부터 인류가 과학기술문명의 일방적 발전과 더불어 스스로의 능력을 과신하는 나머지 결국 멸망하게 될 것이라고 예언하고 있다. 인간의 끝없는 탐욕은 지구를 오염시키고 생태계를 파괴했으며 인간이 못살게 굴고 있는 다른 생물과 똑같은 생물인 인간의 생존을 스스로 위협하기 시작했다. 최근에는 엘니뇨로 인한 이상고온, 중국에서 불어오는 황사黃砂, 미세먼지로 1주일 내내 시달린 우리이다. 대형 항공기 사고, 고속도로의 사고, 기계를 다루는 인간들이 기계의 성능에 너무 의지하여 정신적으로 해이해진 탓인지—기계문명은 인간의 활동을 편리하게 하였지만—해마다 기계로 인한 사망자가 늘고 있다.

## 반사적 인간을 경계하라

21세기 정보화 시대를 위해 모든 국민이 컴퓨터를 배워야 한다고 한다. 필요한 일이기는 하다. 지나간 정권이 21세기의 세계화를 위해 초등학교부터 영어를 배워야 한다는 발상과 비슷하다. 그런데 컴퓨터 게임에 심취한 나머지 책을 읽지 않는 아이가 늘어나고 있다. 전자책이 나왔기 때문만은 아니다. 미래를 책임질 새 세대가 지금 책을 안 읽으면 생각하지 않는 사람이 더 많이 늘어나게 될 것이다. 끔찍한 일이다.

우리는 이미 오래전부터 반사적 인간反射的 人間의 출현을 염려해 왔다. 선다형選多型 시험문제의 피해로 자극에 즉각적으로 반응하는 훈련만

하고 심사숙고하는 습관을 기르지 못했다고 한탄하던 때가 있었다. 논술고사의 도입으로 그래도 억지로나마 독서를 하게 되고 우리나라 말로 글을 쓰는 연습을 하게 되었지만 그것도 시험전략으로 길들여져 또 하나의 개성 상실을 부채질하기 시작하고 있다. 지금은 그나마 논술고사조차 폐기될 위기에 놓여 있다.

제2외국어를 무시하는 영어 일변도의 교육도 문제이다. 자기 나라말도 제대로 쓰지 못하는 주제에 영어만 잘하면 뭘 하겠다는 건가. 동아시아 3국의 문화교류를 위해서나 우리의 역사를 위해서 알아야 할 한자를 가르치지 않고 어떻게 전통을 이야기하겠는가. 영어권 이외의 많은 다양한 문화를 섭취할 기회를 언어교육에서 소홀히 하면서 어떻게 국제외교와 국제문화교류를 말하겠는가. 취직하기에 유익하지 않다고 하여 기초교육 과목을 등한시하고 철학과 문학, 자연과학, 인간학의 기본 입장과 역사를 배우지 않겠다는 학생이 도시 최고학부의 대학생이란 말인가? 그런저런 작태를 볼 때 우리나라의 미래를 책임질 세대의 정신적 빈곤은 불 보듯이 뻔하다.

청소년들의 교육을 이렇게 기능주의 위주로 방임하여 그들로 하여금 피상적, 감각적, 단세포적 사고에 머무르게 한 데에는 기성세대의 책임이 크다. 누구나 눈앞의 쉬운 것, 달콤한 것만 취하고 싶어한다. 하기 싫은 것, 어려운 것일지라도 성장기에 꼭 필요한 영양가가 될 지식과 경험은 다소의 강권을 발동해서라도 반드시 하도록 방향을 세워 주어야 할 것이다. 우리의 교육에는 이러한 일관된 철학이 없다.

## 정신의료의 미래

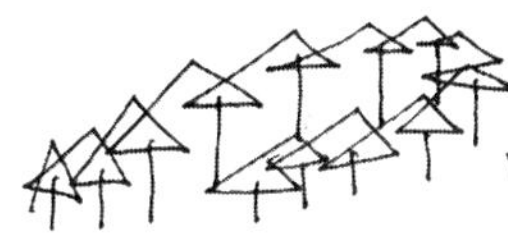

21세기의 정신건강 문제는 어떻게 될 것인가. 10여 년 전에 나는 아래와 같이 내다보았다. 정신질환의 치료기술, 특히 약물의 개발은 계속 발전할 것이며 뇌생리학의 발전도 계속될 것이다. 한국에서 우리가 바라는 지역정신보건도 정부가 지원하는 한 앞으로 계속 발전해 갈 것이다. 정신사회재활, 집에 있는 환자의 간호 환자가족단체의 다양한 활동도 서서히 틀을 잡게 될 것이다. 그러나 대형 정신요양시설은 쉽사리 없어지지 않을 것이고 정신과 의사의 환자에 대한 정신치료는 꽁꽁 묶인 의료보험수가 때문에 현재처럼 활발하지 못하고 전공의 수련단계의 교육에서 맴돌 전망이다. 그러나 특수한 분석치료자의 내실 있는 수련과 함께 임상심리사, 심리학자의 분석상담활동이 활발해질 것이고, 각종 예술요법사의 활동 또한 눈에 띄게 활발해질 가능성이 있다. 21세기 들어 14년째를 맞이하는 이 시점에서 나는 나의 당시의 예측이 그다지 틀리지 않았음을 확인한다. 그러나 우후죽순으로 수련이 덜 된 상담원들이 증가하는 가운데서도 정도正道를 꾸준히 밟아 가는 소수의 젊은이와 이들을 지도하는 전문가들은 변함없이 건재하며 착실한 성과를 거두고 있다고 자부한다.

정신과 환자에 대한 편견이 아주 없어지지는 않을 것이나 신체장애자와 동일한 대우를 받게 되고 환자 가족이나 일반 국민의 정신건강 지식이 많이 향상되면서 정신장애자에 대한 편견도 많이 줄어들 것이라고 내다보았다.

그러나 만성 정신장애자에 대한 사회복지는 그 방향에 따라 좋은 결과를 거둘 수도 나쁜 결과를 얻을 수도 있다. 정책의 목적은 장애의 고착화와 시혜의 무상공급보다 재활과 사회복귀를 위한 자립도를 지원해주는 방향이어야 한다. 집단적인 무상급식 같은 무료지원이 아니고 최소한의 상징적 유료시혜로 수혜자의 자존심과 자립심을 유지할 수 있는 조건이 필요하다. 장애자나 장애자 가족 또한 무조건 정부에 의지하기보다 스스로 일어설 각오로 사회복귀시설을 이용하도록 노력해야 한다. 정부는 재활시설을 지원하는 데 더 힘을 기울여야 한다. 이것이 제대로 이루어질지는 아직 미지수이다. 아직도 한국인은 공짜를 많이 좋아하는 것 같기 때문이다.

앞으로 우리는 좀처럼 줄어들지 않는 자살문제뿐 아니라 새로운 정신질환의 증가를 목격할 것이다. 청소년의 성적 주체성의 혼란, 그 밖의 충동조절의 장애, 노인인구의 증가로 인한 노인성 정신병, 치매, 이혼, 혼외 임신 등으로 버림받은 아이의 문제, 직장여성의 아이들의 위탁보호시설의 문제 등 유 · 소아기 양육의 새로운 사회적 과제들에 직면하게 될 것이다. 일관성 없는 교육 및 입시제도 때문에 학생이 받는 스트레스는 여전한데 무엇보다 삶에 대한 철학의 부재, 느슨한 행동규범, 외래문화의 유행 등으로 쾌락 추구와 권태를 해소하기 위한 약물 등 물질남용이 늘게 될 가능성에 대비해야 한다.

### 기술문명의 그늘

기술문명은 어떤 영향을 끼치고 있는가? 외국에서 문제시된 인터넷 증후군은 이미 우리나라에 상륙한 지 오래다. 사람과 사람의 대면을 통한 의사소통이 아니라 기계의 활자를 통한 익명의 존재와의 의사소통은 인간관계의 중요한 측면인 감정과 현실감각을 배제하고 있다. 영상을 통한 만남 또한 현실의 인물과의 대면이 아니라 하나의 가상적인 대면이다. 가상적 현실에서의 관계 속에서 현존하는 인간은 소외되고 기계로 걸러진 인간 비슷한 모습의 껍데기만 남게 된다. 인간관계는 형식적 · 사무적이 될 수밖에 없다. 이러한 조건에 너무 오래 노출되고 진정한 인간관계를 맺지 않으면 자폐적 경향이 조장되고 그것은 정신적 해리의 위험을 초래할 수 있다. 실제로 컴퓨터광이라 할 수 있는 컴퓨터중독자에게서 억제할 수 없는 분노와 정서적 불안 등 불안정한 정서반응이 나타나는 사례가 출현하고 있다. 현실세계로 대체해 버린 사이버세계 속에서 혼자 살고 있는 은둔자 증후가 독버섯처럼 자라고 있다.

물론 기술이 발달한다고 해서 인간의 정신건강이 곧 위협을 받는다거나 컴퓨터를 사용한다고 모두 정신건강이 나빠지는 것은 아니다. 인간은 어떠한 기계에도 적응할 수 있고 이를 지배할 수 있다. 기술을 사용하기 전부터 적응 부전의 성향이 있었거나, 성격상의 문제가 있어 기술에 의존하게 될 때 문제가 더 크게 생긴다. 첨단기술이 정신건강에 기여한 측면도 무시할 수 없다. 문제는 기술을 사용하는 인간의 마음에 달렸다.

미래는 종교가 권위주의를 벗어나 보다 현실적이고 이성적인 것으로 개혁될 것이다. 복제양을 만드는 최첨단 기술과 위험할 정도로 인간의 운명에 도전하는 유전공학적 연구는 그 밖의 각종 인공장기의 개발과 함께 새로운 의료윤리적 체계를 필요로 하게 될 것이다. 한편으로 끝없는 기술과 과학의 발전, 다른 한편으로는 끝없는 무의식의 심연, 신화의 세계로의 침잠과 양극화가 심화될 것이며 아마도 동방의 전통사상, 중용의 철학, 중심의 심리학이 문제해결의 실마리로 크게 활용될 것이다.

### 미래는 우리 마음에 달렸다

그러나 미래를 어떻게 예측하든 미래를 만들어 가는 것은 바로 오늘을 사는 우리들이다. 우리가 오늘 무엇을 어떻게 하느냐에 따라 미래는 좋아질 수도 있고 나빠질 수도 있다. 그리고 우리는 미래의 첫걸음을 내딛었고 계속 앞으로도 온갖 도전을 헤치고 나갈 것이다.

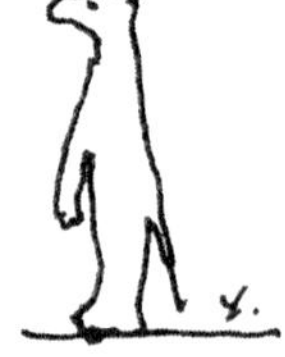

# 제3부

## 우리 시대의 사회병리와 고쳐야 할 점_

# 우리 시대에
# 우리가 고쳐야 할 병들

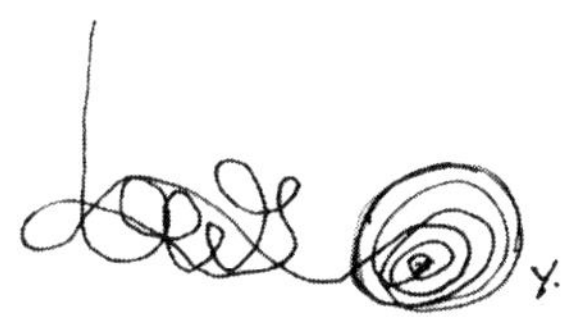

1982년 정신문화연구원이 한국인의 윤리관에 관한 학제 간 공동연구를 주관할 때 나는 한국인의 성격에 관한 심리학적 고찰을 맡았는데 부정적 측면을 찾아내고 그 개선책을 제시해야 했다. 연찬회에서 나는 '한국인의 성격'을 연구한 사람들의 문헌을 포함하여 한국인 성격의 부정적 측면 73항목을 제시했고 그것을 32개 개념으로 묶어 부정적 측면의 배경을 설명하였다. 그때 최신해 선생께서 지정토론을 하시면서 한국의 유수한 대학교수가 자기 나라 사람의 단점을 이렇게 많이 들추어내서 되겠느냐는 방향에서 소감을 토로하셨다.

그러나 그것은 한국인의 성격의 긍정적 측면과 부정적 측면을 나누어서 살펴보도록 한 데서 나온 오해였다. 사실 나는 모든 부정적 측면이 긍정적 측면과 밀접하게 연결되어 있음을 발견했던 것이다. 단점 속에 이미 장점의 씨앗이 있고 긍정이 지나치면 부정이 되고 부정 가운데도 긍정적 경향이 있다는 사실을 당시에도 지적했었다. 다만 우리가 개선해야 할 국민성을 찾다 보니 그렇게 많은 단점을 열거한 것이다. 물론 당시 나는 최신해 선생의 지적을 듣고 비록 그것이 선생의 남다른 '애국심'에서 우러나온 충언이라 생각하면서도 내가 '한국인의 성격'을 부정적으로 보려는 경향을 가지고 있지 않았었나 하는 반성을 했다. 잘난 점을 지적하고 격려하기보다 못난 점을 꼬집어 고치라고 하는 시골 훈장訓長 같은 마음— 이것이 또 한국인의 단점이 아니었을까 하는 반성이었다.

그 뒤 1998년 경제위기가 들이닥쳐 IMF 사태가 벌어졌다. 우리의 허울 좋은 경제 거품이 속절없이 사라지면서 한국인의 정신적 혼란이 사회 전체를 휩쓸고 지나갔다. 기업의 붕괴, 실직자의 자살, 이혼, 방황, 가출, 노숙자의 증가—. 그 가운데서 우리의 체면은 산산조각이 나고 우리의 허약하고 결점투성이의 치부가 드러났다. 그 무렵 나는 이 책의 초판본 『이부영 박사의 정신건강이야기』를 통하여 다시 한번 우리가 고쳐야 할 병들을 열거해서 독자에게 호소했다.

당시에 나는 경제가 수렁에 빠지는 것도 모른 채 해외로 관광 가서 으스대면서 돈을 헤프게 쓰고 과도한 사치를 저질렀던 여름 배짱이 같았던 우리의 허세를 부끄러워했다. 그 허세와 호언장담의 버릇은 해방 후부터 있었고 그것이 재난 사고를 통해 간간이 울리는 경고음을 무시하고 IMF 사태라는 엄청난 재앙을 불러일으켰다고 보았다. 이 책의 '우리 시대에 우리가 고쳐야 할 병들'은 그 당시의 심정으로 제시한 것이다.

IMF 사태를 성공적으로 극복한 뒤에도 우리는 이 '병들'을 아직 충분히 이겨내지 못한 것 같다. 그래서 그때의 글을 약간의 보완을 거쳐 여기에 다시 싣는다.

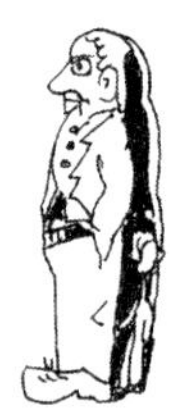

### 외화내빈병外華內貧病

연구 업적을 논문의 질보다 양으로 평가하고 책의 내용보다 껍데기가 화려하며, 빚을 내서라도 잔치는 크게 벌여야 하고, 방이 좁아도 응접실과 대문만은 커야 하며, 옷을 보고 사람을 평가하고, 머리에 든 것은 없으면서 말만은 뻰지르르하게 하며, 감각적인 쇼만은 멋지게 하지만 차근차근 논리적으로 따져서 사고하고 토론하는 것은 어려워한다. SCI 잡지 게재를 논문의 평가 기준으로 삼는 것은 옳은 일인가? 인용이 많다고 좋은 논문인가? 천재적 · 독창적인 것은 흔히 처음엔 무시당하기 일쑤이다.

이 병은 학계, 기업, 공직자, 교육계, 건축공사 등 모든 정책운영뿐 아니라 가정생활 속에, 사회 구석구석에 전염되어 있다. 허례허식이 체면의 이름으로, 울며 겨자 먹기로 강박적으로 이루어지고 있다. 말 잘하고 멋있고 자신 있어 보이는 외형적인 것으로 사람을 평가하고 말은 못하나 진실한 사람을 무능하다고 보는 직장의 인물평가 기준부터 없애야 한다.

그동안 우리는 너무 겉멋에 사로잡혀 왔다. 내실內實을 다지자. 안에 든 것이 많으면 겉으로 우쭐대지도 거만하지도 않다. 우리 모두 단군신화의 성급한 호랑이가 되지 말고 곰이 되자. 캄캄한 굴속에서 마늘과 쑥을 씹으며 미래의 창조적 변신을 준비하자. 지금까지의 외향적 가치의 지나친 우위성을 지양하고 전통적인 내향적 관점과 내향성의 가치를 되살려야 할 때이다. 서구의 선진국의 집은 겉으로는 커 보이지 않으나 안으로 들어갈수록 넓다. 신도시는 먼저 하수도 등 지하의 기초시설부터 탄탄히 해야 하는데 우리는 지하보다도 지상의 눈에 보이는 곳의 멋만을 생각한다.

### 기氣가 너무 살아 있는 아이들

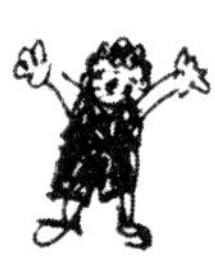

식당에서 소리 지르고 뛰어다니는 아이, 이곳저곳 식탁을 기웃거리

며 자기를 알아주기를 기대하며 부산을 떠는 아이, 젊은 부모는 식탁에 앉아 그 아이가 다른 사람에게 폐를 끼치고 있는지는 전혀 개의치 않고 그저 대견하게 바라보고 있다. 왜 말리지 않는지 물어보면 기를 살리고 있는 중이라고 한다. 가족이 모이면 그곳은 아이들의 난장판으로 변한다. 모권사회의 아기 사랑 탓도 있지만 할머니, 할아버지, 아저씨 앞에서 아이들은 폭군이 된다. 마음껏 기를 살리고 있는 것이다.

유럽 사람은 저녁에 손님 초대를 했으면 아이는 일찍 밥을 먹이고 잠자리에 들게 한다. 어른과 아이의 세계를 구별하는 것이다. 아이가 어른의 대화를 방해하든가 하면 엄하게 야단친다. 아기 보는 사람이 없는 탓도 있으나 우리는 어디를 가나 아이를 데리고 다닌다. 그런데 유럽인은 아기를 위한 특별 프로그램을 마련하여 아기에게 맞는 사랑을 모두 아낌없이 준다. 사랑하되 행동규범을 가르치는 것─ 여기에서 아이는 절제와 참을성을 배운다. 기氣의 낭비가 아니라 기의 적절한 분배를 배우는 것이다. 내가 아닌 남을 의식하는 공동체 정신의 첫걸음은 기의 무제한의 발산도, 기의 억압도 아닌 때와 장소에 따른 기의 조절을 배우는 것이다.

### 노동기피증

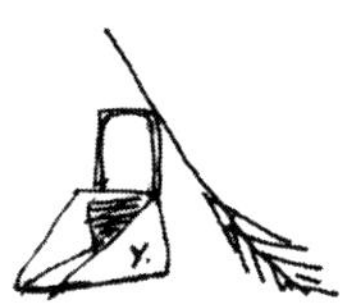

새벽 대학로를 가보라. 젊은이들이 버리고 간 쓰레기가 길거리에 황량하게 흩어져 있다. 그것을 할아버지뻘 되는 노인들이 치우고 있다. 젊은이는 버리고 노인은 치우고─. 그것을 미덕이라 볼 수 있는가?

나는 가끔 생각한다. 젊은이들이 빗자루를 들고 새벽에 대학로를 쓸면 어떨까? 아니 그런 일은 자발적으로 해야 하는데, 정치꾼들의 시위행진은 있어도 코앞의 길거리를 쓰는 젊은이는 한 명도 없다. 너무 시시한 일이라 쑥스러운가.

물론 이유가 있다. 다른 사람이 치우면 청소부 아저씨 일자리가 없어진다. 할아버지들이 못하게 막을지 모른다. 젊은이들은 공부해야지 그런 일 시킬 수 있나 하는 과잉보호의 소리도 들린다. 그런 일은 법을 어겨 잘못한 사람이 벌금 대신 봉사하도록 하는 게 낫다는 등—. 이것이 문제다. 길거리 청소를 징벌로 하다니.

노동은 즐겁게 해야 한다. 우리 동네 골목, 눈이 왔을 때 우리의 길을 그 길가에 사는 사람들이 쓸면 무엇보다 깨끗해서 기분이 좋고 운동도 되고 마을을 위해 일한 보람을 느낄 것이다. 공동체를 위한 봉사정신이 절로 생긴다. 물론 시에서 휴지 버릴 통을 길가에 마련해야 한다. 그것도 환경보호용으로. 그런데 어느 구의원이 거기서 휴지통을 없애고 번들거리는 쇠붙이로 길에 울타리를 쳐 놓고는 업적이라고 자랑하고 있다. 성곽 밑의 울창한 아카시아 나무를 다 베어 버리고 주민의 숙원사업을 이루었다고 한다. 위정자가 앞장서서 환경을 파괴하면서 젊은이더러 이래라저래라 할 수 있나 하는 생각도 할 만하다.

그러나 공부하라는 지상명령에 집착한 나머지 우리는 아이들에게 잠자리를 스스로 정리하고 자기 방 청소를 자기가 하는 버릇을 가르치지 못했다. 손에 물 한 방울 묻히지 않고 머리 점수 하나로 대학에 들어와 그렇게 졸업하니 그런 일은 다 남이 하는 것이다. 세미나실의 의자가 흩어져 있어도 개의치 않는다. 이것을 어떻게 교육이라 하겠는가? 아침마다 집 앞과 옆 골목길에 중 · 고교생이 몰래 피고 버린 담배꽁초, 행인이 버린 콜라컵, 감자튀김 비닐껍데기, 때로는 소주병을 치우면서 아내와 나는 이런 이야기를 했다.

### 일류병

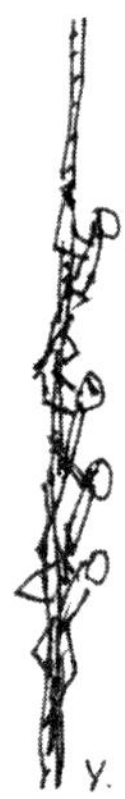

스위스, 독일에는 일류 대학이 없다. 왜냐하면 모든 대학이 일류이기 때문이다. 스위스, 독일에는 사립대학이 없고 주립대학이나 연방대학뿐이다. 연방 정부나 주 정부에서 막대한 예산으로 지원한다. 다른 유럽나라들도 대개 그렇다. 학생들은 싼값으로 공부하고 여러 가지 특전이 있다. 어느 대학 출신이라고 요란한 동창회 활동을 하는 법도 없다. 왜냐하면 학생들은 이 대학 저 대학으로 옮겨 다니며 공부할 수 있고 학점이 인정되기 때문이다.

베를린대학 출신이니 뮌헨대학 출신이니 따지지 않는다. 그보다도 어느 교수 밑에서 배웠는지가 평생 그를 따라 다니는 이력이다. 대학 간판보다도 교수의 학문세계가 더 큰 의미가 있는 것이다. 우리나라 일류병은 간판에 달렸다. 어디 졸업이라는 간판만 달면 모든 게 무사통과이다. 그래서 전공은 둘째 치고 소위 좋은 대학의 점수 낮은 과라도 가고자 한다. 그 간판은 상품가치가 있기 때문이다.

일류병을 고치려면 일류 고교, 일류 대학을 없애서 평준화하는 것으로 되는 것이 아니다. 모든 교육기관을 일류로 올리면 된다. 또한 대학 전체의 일류, 이류뿐 아니라 전공 분야의 학부 또는 학과의 자질을 비교 평가하는 것, 더 나아가 교수의 전공 분야별 개인적 · 학문적 업적과 연구 능력을 존중하고 제대로 평가하는 풍토가 필요하다. 그런데 객관적·통계적 평가란 항상 그러한 특수 학문의 독창적 업적을 간과하게 마련이다. 어느 분야에 특출한 사람이 이른바 '삼류' 대학에 있다고 하면 그 사람 밑에서 공부한 사람이 소위 일류 대학의 평범한 교수 밑에서 배운 사람보다 높이 평가받아야 할 것이다.

일류병은 사회가 만들기도 하지만 사회가 아무리 그 부당성을 인식한다고 해도 기업체에서 사람을 뽑을 때 개인의 자질보다 출신 대학을 더 우선적으로 평가한다면 무슨 수를 쓰더라도 일류 대학에 들어가야 한다는 학부모나 본인의 강박관념은 없어지지 않을 것이다. 그래서 때때로 외국 드라마에 나오는 것처럼 사장이 우연히 만난 창의성 있는 말단 여직원의 능력을 보고 즉석에서 채용하여 높은 자리에 앉히는 식의 파격적 인사도 필요하다.

일류병은 하나에 집착하는 병이다. '최고'란 하나밖에 없다고 생각하기 때문이다. 우리나라 이야기에 '햇님 달님'처럼 하늘에 오르는 이야기가 더러 있다. 그 길은 하나뿐이다. 하늘에서 내려준 두레박줄 또는 하느님이 보내준 밧줄—. 우리의 교육은 그 하나의 밧줄에 개미떼처럼 몰려 매달리고 아우성치는 형국을 보이고 있다. 그 밧줄은 하나밖에 없다. 가다가 힘들거나 잘못 갔다 싶으면 옆으로 갈 수도 있는 법이고 줄을 바꾸어 탈 수도 있는 법이다.

그런데 옆으로 가는 길이 거의 없다. 대학 간의 전학은 엄두도 못 낸다. 한번 줄에서 떨어지면 다시 바닥에서 시작해야 한다. 오직 수직선상의 곡예를 하고 있는 셈이다. 교육체계가 어쩌면 그렇게 유일신唯一神 신앙의 절대성과 이것 아니면 저것의 각박한 양자택일인지 이것을 고쳐야 한다.

이것 역시 기업체가 앞장서야 한다. 선진국에서는 전문기술대학의 인기가 높다. 왜냐하면 이들은 일찍 취직이 되고 대학졸업자보다도 봉급을 많이 받기 때문이다. 대학교에는 정말 학문을 한다든가 교육계에 종사할 마음을 가진 사람만 간다. 체면보다도 실리가 실속 있는 교육과 학문의 발전을 촉진시킨 사례이다.

'최고'는 하나가 아니다. 수없이 많은 '최고'가 있다. 자기 자신에 최선을 다하면 그것이 최고다. 빵 굽는 데 최고인 사람이 있고 열쇠를 만드는 데 최고인 사람이 있다. 사회가 집단적으로 만들어 놓고 그것으로 사람들을 유혹하는 '최고'는 하나의 '허상'이다.

### 끼리끼리 노는 병

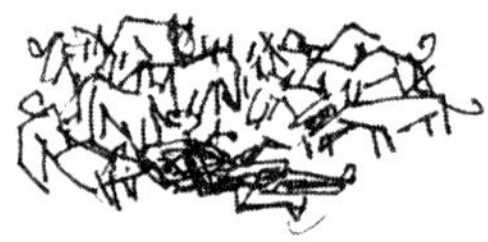

모든 곳에 동창회, 동문회가 있다. 같은 학교, 같은 학과를 나온 사람의 모임이다. 그것은 커다란 어머니의 품이다. 따뜻한 우애, 신뢰와 단결, 모교母校에 대한 그리움 등 그것은 인간적이고 격의가 없는 집단으로 사회생활을 하는 사람들이 때때로 모여 회포를 풀고 모교를 위해 좋은 일도 하는 모임이다. 그것은 한국 사람의 또 하나의 가족이고 회원은 곧 형제자매이다. 그래서 일찍 외국에서 공부했든가 자주 전학을 다녀서 일정한 모교가 없는 사람들은 외롭다.

이러한 해롭지 않은 확대가족이 정치적으로 이용되기 시작하면 문제가 생긴다. 선거 때는 으레 '동창'이 등장한다. 동창회는 곧 표밭이 된다. 그리고 다른 동창회와의 적대관계가 형성된다. TK, PK라는 말이 왜 나와야 하는가. 그 근원은 곧 성인이 된 사람들의 모교에 대한 그리움의 결실인 동문회에 있다. 유럽이 아닌 우리나라에서 그것을 일시에 없애기는 어렵다. 그러나 그에 대한 개인의 인식을 바로잡을 필요가 있다.

한 대학에 그 대학 출신의 사람만을 교수로 뽑은 지가 너무 오래되었다. 그 병폐를 익히 알면서 못 고치고 있었던 것은 그 커다란 모성, 모교에 대한 애착 또는 눈치 때문이다. 고대 그리스 문명이 그렇게 꽃을 피운 것은 여러 민족의 다양한 문화가 결집되어 있었기 때문이라는 설이 있다. 즉 잡종Hybrid의 문화라는 것이다. 강력한 하나의 이념이 사회를 지배하면 오히려 발전의 가능성이 저해된다.

대학교수로 다른 대학 출신을 뽑는 풍조는 미국과 일본에서 두드러진다. 동문회의 역할이 유난히 큰 나라들이 같은 대학 출신의 교수채용, 즉 일종의 근친교배가 좋은 결과를 낳지 못한다는 것을 경험했던 것이다. 하버드 출신은 일단 다른 대학교수를 거쳐야 모교로 올 수 있다. 동경대학의 주임교수는 다른 대학에 있는 사람을 모셔오도록 되어 있다. 그동안 우리나라에서도 이 점에서 작은 변화가 생기기 시작했다. 타 대학 출신의 교수를 일정 비율 채용하지 않으면 안 되도록 국립대 교원채용 기준을 바꾼 것이다. 그러나 강제로 하기보다 자율적으로 능력 위주의 인사가 이루어져야 그 효과를 거둘 수 있을 것이다.

어떻든 우리의 유아적인 근친유대는 과감하게 깨뜨려야 할 것이다. 정부의 인사부터 그런 끼리끼리 문화를 극복해야 하는데 아무래도 그것이 잘 안 되는 모양이다. 사람끼리 사는데 아는 사람끼리 서로 돕는 것이 나쁜 것은 아닐 것이다. 다만 공公과 사私가 분명해야 하는데 친분 때문에 사私가 공公을 앞서는 것은 우리가 아직은 모성 콤플렉스, 모성 의존을 해결하지 못하고 있기 때문일 것이다.

그런데 그런 '친족협동정신'은 전통적 미덕이고 개인주의는 서구의 비인간적인 심성이라는 시각이 있다. 그러나 논어論語를 보면 여기에 대한 명쾌한 회답이 있다. 군자君子는 화이부동和而不同이요 소인小人은 동이불화同而不和라는 말이 그것이다. 군자는 자기와 생각이 다르다고 남의 기분을 상하게 하지는 않으나 그렇다고 자기의 소신을 굽히고 개인적 명예와 이익을 위해 남과 야합野合하지 않는다. 그러나 소인은 자기의 명리名利를 위해서라면 남에게 곧잘 야합하지만 남과 화합하지는 않는다는 말이다.

### '나 먼저'병

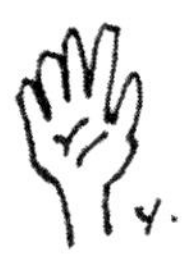

승강기를 탈 때 항상 느끼는 한국 사람의 행태가 있다. 승강기 문이 열리기 바쁘게 밀치고 들어가는 사람들이 있다. 우르르 들어가고 우르르 나오고 순서도 없고 양보란 미덕은 더욱 없다. 모든 사람이 바닷물처럼 쏟아져 나오고 밀려들어간다. 보행자의 우측통행을 정한 지 오래되었는데 사람들은 아직도 좌측으로 다니고 정부도 별 신경을 안 쓰니 약속대로 걷는 사람은 부딪치기 일쑤다. 이것만 지켜도 우리는 문명국이 될 텐데라는 생각도 든다.

이런 곳에서 살다가 외국에 가서 전차를 탈 때마다 나는 한국에서의 행태가 되살아나 부끄러워진다. 앞뒤 안 보고 열린 문으로 달려들면 모든 사람이 그 앞에서 한 발짝 물러서면서 서로 타라고 가벼운 손짓을 하고 있는 것을 발견하기 때문이다. 양보하면 손해본다, 빨리빨리 안 타면

차가 떠나고 나는 또 얼마를 기다려야 하나 초조해지는 것은 인구가 많고 기회가 적은 한국인의 습성일까? 불교국가인 동남아 사람은 그렇지 않다고 한다.

"저요, 저요!" 초등학생들이 손을 번쩍 들고 저마다 기회를 달라고 외친다. 어른이 되어도 "나요, 나요!" 하고 남보다 먼저 노래를 부르고, 선생의 칭찬을 받고 싶어한다. 겸양의 미덕은 어디로 간 것인가. 최소한 에티켓이라도 남아 있어야 할 게 아닌가. 조선조 500년 우리는 그것을 배웠다. 남 앞에서 나를 낮추는 것이 좋은 일이라고. 그러다 보니 제국주의자들이 이것저것 다 빼앗아 가고 나라까지 삼켜 버렸다. 이래서는 안 되겠다고 '나'를 주장하기 시작한 이후 줄곧 우리는 '나'를 내세우기 시작했다. 살아남기 위한 주장이라고 할까. 그러나 그 '나'의 주장은 공동체인 '우리'를 위한 주장으로 이어지지 않았다. 경제가 어려워지면 사재기부터 한다. 한목소리로 우리의 주장을 밖으로 향해 외쳐야 할 때 우리 내부에는 딴소리를 내서 그 힘을 약화시키는 세력이 있다.

너무 남의 눈치만 보는 것도 문제이지만 너무 내 생각, 내 이익만 챙기는 것도 문제이다. '나'와 '전체'가 조화로운 관계를 가지려면 남에 대한 배려를 잊지 말아야 한다.

## '너 죽고 나 죽자'병

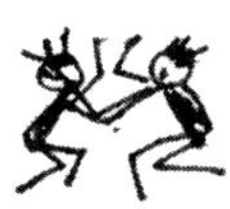

"못 먹는 밥에 재를 뿌린다"는 우리나라 속담이 있다. 한국 사람에게는 남이 잘되는 것을 보면 배 아파하는 습성이 있다. 특히 배운 사람에게 많다. 나도 할 수 있는데, 그건 내가 하려던 것인데 왜 네가 먼저 하는가,

그래서 배가 아프다. 거기서 끝나면 별 문제가 없다. 그것은 부러움, 선망에서 그치기 때문이다.

그러나 한 걸음 더 나가면 상대방이 이룩한 것이 별것 아니라고 깎아내리고 심지어 못하게 만들려는 작태가 된다. 자기가 그 밥을 못 먹으니 남도 못 먹게 재를 뿌리는 격이다. 이것은 질투를 넘어 심술을 부리는 것이다.

장사가 잘된다 하면 그 옆에다 꼭 같은 가게를 벌여 놓고 한국 사람끼리 경쟁하다가 망하는 경우가 많다. 우리는 왜 서로 할 수 있게 도와주지 못하고 못하게 막는 버릇을 가지고 있을까. 옹졸한 탓이다. 명예욕과 영웅심은 하늘 끝까지 뻗어 가는데 그것을 채울 만큼 일하지 않을 때 사람은 불안하다. 그것을 성취한 사람이 그 불안을 자극하는 것이다.

조선조 500년간 왕의 신하들이 "안 됩니다. 전하!"라는 말을 얼마나 자주 사용해 왔던가. 아마도 우리의 현재 국어 사용 빈도에도 '하라'라는 말보다 '하지 마라', '된다'보다 '안 된다'가 더 많지 않을까? 미국 사람들은 이 경우에 참으로 활달하다. "아, 그거 흥미롭군요. 해보십시오. 기대됩니다." 그냥 예의로 하는 말이 아니다.

보편적인 사회도덕 및 행동규범에 대한 최소한의 규율을 위해서 안 되는 것은 안 된다고 해야 한다. 그러나 창의적인 착상과 시도에 대해서는 아무리 그것이 황당해 보일지라도 일단 그 가능성을 수긍하고 들어가는 적극적인 자세가 필요하다. 그 다음에는 그것을 하기 위해서 어떻게 하는 것이 좋은지를 검토하는 것이다.

## '빨리빨리'병 – 고속도로와 철도의 비유

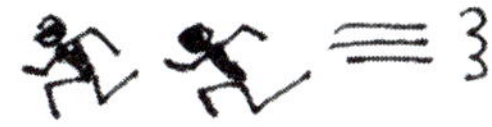

우리가 경제발전의 출발을 유럽식으로 하지 않고 미국식으로 한 것이 잘한 것인지는 역사가 말해 줄 것이다. 1960년대에 박정희 대통령은 그의 원대한 꿈을 경부고속도로로 실현했다. 그것은 기념비적인 사업이었고 그 공과功過 또한 경제의 문외한이 말할 입장이 아니다. 그러나 그로 인하여 우리는 기름 한 방울 안 나는 나라에서 기름으로 달리는 자동차 문화를 들여왔고 상대적으로 전기로 움직이는 대중교통, 철도, 전차는 쇠퇴되었다. 명절 때, 휴가 때만 되면 고속도로는 밤낮 밀린다고 아우성이고 사고도 숱하게 일어난다.

전 국토 구석구석에 기차가 다니고 시내에도 전차와 전동버스가 다니는 스위스에서는 사실 자동차를 가질 필요가 없다. 대중교통은 시간표 대로 정확하게 운용되고 있다. 철도는 국유로서 기관사에 대한 대우도 매우 좋아서 이탈리아, 프랑스에서 있는 파업 같은 것은 일어나지 않는다. 그런 곳에서 한국을 보면 우리가 고속도로부터 만든 것이 과연 잘한 일인지 생각하게 된다. 물론 우리도 이제 고속철도를 가지고 있다. 그러나 철도망은 고속도로에 비해 아직 매우 미약하다.

무슨 일인지 독재자들은 대개 크게 표적이 남는 일을 하고 싶어한다. 히틀러는 집권 초에 독일 국토를 횡단하는 아우토반(고속자동차도로)을 만들었고 무솔리니도 밀라노에서 베네치아로 가는 고속도로를 만들었다고 한다. 고속으로 달리는 곳이라 상징적으로도 뜻이 깊다.

우리나라에 경부고속철도를 놓기로 한 것도 철도보다 '고속'의 매력에 끌린 결정이지 않나 생각해 본다. IMF 시각에서 보면 사실 그 '고속'이 문제였다. 철도가 문제였던 것은 아니다. 비싼 고속철도를 들여올 게 아니고 준고속전철망을 건설했어야 했다. 고속철도를 고안한 사람도 고속도로를 생각한 사람과 똑같은 허황된 명예욕을 가지고 있었던 모양이다. 그러나 철도의 중요성은 개인적인 차나 버스길보다 엄청나게 큰 것임을 잊어서는 안 된다. 철도와 전철을 많이 육성해서 많은 사람이 편안하게 왕래할 수 있게 하고 화물도 원활히 옮길 수 있도록 해야 할 것이다.

고속 성장의 상징, 고속도로는 속도의 경쟁을 부추겼고 낭비와 환경오염을 불러일으켰다. 철도는 규칙적인 질서와 쾌락과 여유, 사람들과 동승하여 공공의식을 북돋워 준다. 철도 문화의 발전, 그것은 곧 국민의식의 발전을 의미한다.

빨리빨리 달려가려던 고속도로에서 어쩔 수 없이 느리게 갈 수밖에 없는 상황이 되었으면 급한 마음을 가다듬고 천천히 확실하게, 일정 궤도를 달리는 기차처럼 꾸준히 전진하는 자세를 가다듬어야 한다.

### 흑백판단증

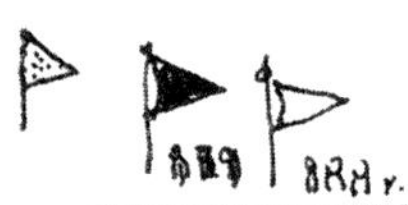

좌익이냐 우익이냐, 진보냐 보수냐, 없는 자냐 있는 자냐, 좋은 사람이냐 나쁜 사람이냐, 우리편이냐 적이냐, 해방 후 우리 민족은 그런 문제를 놓고 대결하고 씨름해 왔다. 이것 아니면 저것이라는 논법이다. 중간은 회색분자이다. 용납되지 않는다. 그래서 매사에 양극단이 팽팽히 맞서고 타협할 줄 모른다. 타협이란 무엇인가? 순수한 것을 더럽히는 것이고 비겁해 지는 것이며 또한 패배라고 믿는다. 그래서 그것이 어렵다.

우리나라 사람은 일의 과정을 자세히 살펴보고 평가하기보다 일의 결과로서 과정 전체를 평가한다. 그러니까 결과가 나쁘면 아무리 그가 열심히 해 왔더라도 그는 나쁜 사람이다. 이것은 매우 단순하고 원시적이고 부당한 판단이다.

사람을 자세히 보면 좋고 나쁜 면, 우수하고 열등한 면이 다 있다. 흑백으로 나눌 수 없는 게 사람의 성격이고 마음이다.

이것 아니면 저것이 아니고, 이것도 되고 저것도 되는 것이 사람이다. '이것이기도 하고 저것이기도 하다'는 관점에서 사람을 보면 사람은 더욱 입체적으로 그 전체상을 드러낼 수 있다. 이것은 전일적 사고全一的思考라 부를 만하다. 전일적 사고로서 그 사람과 그 사람이 해 온 일을 보려면 일의 결과뿐 아니라 그 과정을 보아야 한다. 의사의 지시에 반해서 퇴원한 환자가 죽었다 해서 의사를 살인죄로 선고한 재판 결과를 놓고 여론이 들끓는 사건이 있었다. 결과가 과정을 집어삼킨 사례가 아니었을까.

## 작은 영웅병

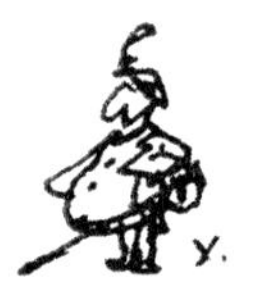

한국 사람은 다 잘났다. 해방 직후의 열등감과 사대주의, '엽전葉錢의식'에서 탈피하여 '문제 없다', '하면 된다', '무엇이든 할 수 있다'고 자신만만한 태도로 바뀐 것은 우리의 경제발전과 무관하지 않으며 분명 긍정적으로 평가할 만한 일이다. '나도 할 수 있다.' 물론이다. 누구나 무엇이든지 할 수 있다. 아무리 현재 어려운 상황 속에 있다 하더라도 그런 정신을 잃어서는 안 된다. 그러나 지금 우리는 생각해보아야 한다. 과거 우리가 겪은 경제적 실패(IMF!)와 좌절은 바로 그 무제한의 자신감과 영웅심리 때문이 아니었을까—.

영웅심리는 최고가 되려는 심리, 일류병과 같은 것이다. 그런데 사람이 그토록 되고자 하는 그 '최고'와 '일류'란 도대체 무엇인가. 그것은 사회에서 '최고라고 하는 것', '일류라고 하는 것' 다시 말해 집단이 만들어 놓은 허구의 우상偶像이다. 그런 우상을 숭배해 온 데 문제가 있다. 모든 사람이 다 대통령이 되고자 하면 그 나라는 어떻게 되겠는가? 모든 사람이 다 사회에서 인정하는 높은 벼슬을 해야 최고라고 생각하고 그 목표를 향해 채찍질하면 반드시 낙오자가 생기게 마련이다.

물론 최고가 되고 일류가 되어야 한다. 앞에서 말했듯이 각자 자기가 가지고 있는 잠재력을 최대한으로 발휘할 때 그는 최고가 된다. 그가 무엇을 하든 어떤 사회적 지위에 있든 그 사람은 최고의 사람이다. 사람은 제각기 자기 고유의 개성을 가지고 있다. 여러 가지 종류의 나무가 각자 다 그 고유의 쓸모를 가지고 있듯이 사람은 누구나 다 각각의 특성을 지닌 귀한 재목이다. 다만 그 능력이 발휘되지 못하고 있거나 그것을 발휘시키기에 부적절한 조건에 있거나 발휘하는 노력을 게을리하기 때문에 자질이 드러나지 않고 있을 뿐이다. 교육이 무엇인가. 그러한 개성을 펴나갈 수 있게 하는 것이다.

영웅심리란 언제나 자기를 치켜세우는 대중의 아첨과 찬사, 박수갈채를 받고 싶은 허영심리에 토대를 두고 있다. 그것은 오만을 낳고 오만은 파멸의 지름길이다. 박수를 쳐 준 똑같은 대중에 의해서 하루아침에 지옥의 나락으로 떨어지게 마련이다. 대중은 영웅을 만들고 또 영웅을 죽인다.

그리스 신화의 하늘 높이 올라간 이카로스의 초를 녹여 붙인 약한 날개 이음새처럼 그러한 영웅의 오만은 연약한 집단적 환상으로 지탱되고 있기에 그는 얼마 지나지 않아 하늘에서 떨어지고 만다.

진정한 영웅은 인기에 편승한 자가 아니라 시련을 딛고 일어선 자를 말한다. 영웅신화에 고통과 시련의 과정이 항상 강조되고 있듯이 타오르는 불길을 통과한 자만이, 일찍이 버림받고 고독 속에서 방황해 본 자만이, 다시 말해서 실패의 쓰라린 경험을 겪고 이겨낸 자만이 진정으로 큰 영웅이 될 수 있다.

그러므로 우리는 모두 작은 영웅이 되기 위해 급급하지 말고 큰 영웅이 되자. 인기도 없고 누가 알아주지 않아도 자기 자신을 남김없이 불태울 수 있는 사람이 되자.

## 개성 상실병

오래전 일이다. '일본대중문화' 수입에 대비해야 한다는 우려의 소리가 있었다. 지금에 와서 보면 그리 걱정할 일은 아니었던 듯하다. 그러나 그 당시 나는 다음과 같이 말했다.

왜 '대중문화'냐? 일본고급문화는 이미 개방하였으니 정부가 이번에는 대중문화만 들여놓겠다고 작정한 것인지, 나는 무엇보다 '일본대중문화'라는 말에 강한 저항을 느끼는 사람이다. 그러지 말고 일본문화 개방이라고 하라는 말이다. 음반, 비디오, 만화, 대중잡지 등을 대중문화라고 한다면 일본대중문화는 벌써 오래전부터 우리 땅에 들어와 있다. 일제 시대에 들어와서 버젓이 귀화歸化해 버린 문화에다가 옷 입는 것, 화장, 머리스타일, 노래곡조, 만화의 기법, 방송프로, 개그맨의 우스갯짓,

광고, 밥상에 이르기까지 일본대중문화는 속속들이 들어와서 우리나라 것처럼 행세하고 있다. 그뿐만이 아니다. 길거리의 간판, 건물의 색채와 외관, 심지어 나라의 법률에 이르기까지 일본 것을 베끼지 않은 것이 없을 지경이다.

좋은 것, 새로운 것에 흥미를 갖고 그것을 모방하거나 시험해 보는 것이 나쁜 것은 아니다. 국적을 모르는 것들이 우리 것처럼 둔갑하고 있는 것이 문제이고 무턱대고 유행심리를 좇아가는 대중의 무개성적 맹종이 문제인 것이다.

그런 의미에서 일본문화는 대중문화든 고급문화든 떳떳이 일본상표를 붙이고 이 땅에 들어오도록 해야 한다. 우리의 개성이 어디에 있는지 우리의 유행심리가 어느 정도로 우리의 개성을 병들게 했는지를 구별하기 위해서도 일본문화는 들여와야 한다.

그런데 왜 일본문화만이 문제가 되느냐. 아프리카문화와 아라비아문화는 왜 안 들여오는가. 중남미 · 라틴계 문화는 왜 안 들여오는가. 미국문화를 수입해서 일본화한 일본의 저급문화를 들여올 작정이라면 그건 망국적인 착상이다. 들여오려면 일본의 고급문화부터 개방해야 우리에게 이롭다. 우리의 대중이 외래문화를 선별해서 비판적으로 수용하기에는 아직 그 면역성이 약하다고 보기 때문이다. 면역성이란 바로 개성의 확립과 주체성을 말한다.

우리 문화를 재발견하는 작업과 우리 문화의 주체를 외래문화와 비교하는 비판적 토의와 함께 들여와야 한다. 일본의 퇴폐주의와 비정한 사디즘이 아직은 수수하고 건강한 한국인의 정서를 얼굴은 하얗게, 입술은 빨갛게 칠하는 일본식 화장법처럼 오염시킬까 우려된다. 어린아이의 가방, 평상복, 모자, 구두에 이르기까지 기를 쓰고 유명 상표와 유행을 좇아가는 한국 소비자의 유행심리를 보면 우리가 언제 그런 유행에 휩쓸리지 않고 자기 마음대로 선택하며 살게 될지 한심하다.

자유민주주의 국가는 다양한 개성을 인정하는 체제이지만 그런데도 개성을 위협하는 요인이 참으로 많다. 상업주의의 시녀가 된 대중매체의 TV 광고 바람, 정치 바람, 선거 바람, 심지어 종교 바람—. 집단을 움직이거나 집단에 호소하는 모든 선전홍보물은 항상 개성이라는 가녀린 촛불을 꺼뜨리려는 듯 끊임없이 휘몰아치는 바람과 같다. 집단이 만든 미인형에 맞추어 성행하는 얼굴성형 바람은 개성 파괴가 위험수위에 다다르고 있음을 보여주고 있다.

나의 취미와 너의 취미는 다를 수 있고 우리는 모두 한 가지 옷을 입어야 하는 것이 아님을 충분히 인식할 수 있다면 어떤 문화가 들어오든 우리는 그것을 잘 소화할 것이다. 좋은 것은 취하고 나쁜 것을 버릴 것이다. 집단주의는 '나'의 개성을 '집단'의 취향에 팔아 버리는 것이다. '나'는 내 자신의 취미에 맞추고 있는 것이 아니고 다수의 취향에 맞추어 주고 있는 것이다. 진정으로 내가 하고 싶은 것, 내가 소원하는 것이 무엇인지를 안다면 그는 무턱대고 유행을 따르기보다 오히려 새로운 유행을 만들어 낼 수 있을 것이다.

새로운 것은 항상 개성적인 것에서 나오는 것이다. 내가 좋아하고 싫어하는 것이 무엇인지를 분명히 아는 것은, 많은 사람이 좋아하고 싫어하는 것이 무엇인지를 아는 것만큼 또는 그 이상으로 중요한 것이다. 그리고 이것은 다양성 속에서 스스로 선택하는 기회를 통해 길러질 수 있는 것이다. 학교교육에서 일찍부터 개성교육을 하지 않으니 모두 대세

大勢를 좇는 집단의 무리일 수밖에 없다.

## '지역감정'이라는 병

지역감정을 들먹이는 자는 엄벌에 처한다! 누가 그랬던가. 이 비슷한 말을 신문에서 보았다. 망국적인 '지역감정'이라고들 한다. 그렇다. 어느 특정 지역 사람들이 유독 의심쩍고 나쁜 사람인양 배척하고 흉보고 미워하는 것, 나치가 유대인을 미워한 것만큼 나쁜 마음이다. 피해의식도 문제가 없지 않다. 피해자의 상처는 피해자 사이의 단결과 배타주의라는 또 하나의 집단방어를 낳는다. 사회는 경직되고 불신은 더욱 심화된다. 이런 것은 집단 간의 집단적 그림자의 투사현상으로 비단 우리나라에만 있는 것이 아니고 전 세계에, 인류의 역사와 함께 항상 되풀이되어 온 현상이다. 그것은 소외계층이 있는 곳에서 언제든지 일어날 수 있다.

그런데 우리나라의 경우는 좀 특이하다. 부정적 지역감정 형성의 역사는 꽤 오래되었고 그것은 아마 삼국시대의 나라 사이의 전쟁 와중에 형성된 부족들의 한恨으로 거슬러 올라가야 할 듯하다. 그리고 지역감정은 오래전부터 정치적인 불평등으로 고정화된 느낌이다. 지역감정이라는 말 자체가 나쁜 말처럼 인식되어 지역문화의 건전한 정서적 측면에 관한 것조차 말할 수 없게 만든 것은 매우 불행한 일이다.

어느 나라나 지역에 따라 사람의 성격과 그 문화의 특성에 관한 이야기가 있게 마련이다. 스위스 같이 작은 나라도 바젤 사람은 어떻고, '그 사람 전형적인 베른 사람'이라느니 사투리뿐 아니라 그 향토의 분위기의 차이를 익살스럽게 이야기한다. 이율곡이 우리나라 사람을 두고 이야기한 것을 들어보면 흥미롭다. 황해도 사람은 석전경우(石田耕牛, 돌밭을 가는 소) 같다 했는데 가만히 생각해 보면 그럴듯한 말 같다. 인내력 있고 노력하고 우직함이 이 고장사람과 닮은 것 같기 때문이다. 그런 설명은 김구 선생의 풍모를 연상하게 한다.

일본 사람도 관동關東 사람, 관서關西 사람, 규슈九州 남자 등 지역별로 사람의 성격을 말한다. 지역문화는 존재하는 것이고 문화의 특성이 있으면 으레 그곳에 사는 사람의 특성도 이야기되는 것이 자연스러운 것이다. 그런데 그런 말을 하는 것도 '지역감정'을 부추긴다는 오해 때문에 조심스럽게 해야 하는 것이 우리의 실정이다. 여기에는 정치인들, 과거의 정치가들의 잘못이 크다. 자연스러운 지역문화 정서를 표밭 끌어모으는 방편으로 악용했기 때문이다.

그러나 이제 우리는 정치인들의 정치도구로 변해 버린 지역감정을 그 본래의 의미로 되돌릴 필요가 있다. 거기에 늘 있었고, 인간의 성장과 죽음의 보금자리로서 마을을 만들고 오손도손 살아온 문화의 이야기로, 그 문화와 더불어 형성된 인격의 이야기로 회복시켜야 한다. 그 지독한 지역감정병을 이제는 더 들먹이지 말자. 지역감정병은 배타와 비방을 밑거름으로 하기 때문에 해로운 것이다. 그 대신 지역문화의 특성을 말하자. 지역의 문화를 논하는 자리를 정치에서 문화인류학으로 옮겨 놓자. 그것만이 지역감정병을 고치는 길이다.

호남지방을 여행하면 그곳엔 유난히 아름다운 야산과 넓은 들 그리고 옛집이 있다. 개량주택도 특별히 미적 감각을 살렸고 전통의 향기가 있다. 사람들은 조용히 콧노래 하듯 말하고 밥상은 다리가 부러져라 풍성하게 차리며 벽에는 반드시 동양화 족자가 있는 풍류와 예(藝)가 살아 있는 곳. 판소리의 고향, 씻김굿, 민중의 한을 조용히 노래로서 승화하는 곳. 그리고 다도해多島海의 장관—. 영남의 험준한 산과 계곡, 강한 사투리의 억양, 강직한 촌로村老의 의연한 모습, 그것은 벌써 이곳이 다른 문화전통에 의해 지배되어 왔음을 의미한다. 호남은 꼭 라틴계 문화, 영남은 꼭 게르만 문화 같다고 생각한 일이 있다. 이 두 문화는 중부와 북부의 또 다른 문화와 함께 한반도 문화를 구성하는 아름다운 지역문화로 서로를 보충하고 있다.

지방정부는 향토문화를 지키고 보존하는 사업에 주력해야 한다. 그런데 이들은 개방을 구실로 향토문화의 특색을 송두리째 없애고 어느 고장에 가도 고층 아파트로 논밭을 메워 버렸고 어디에 가도 서울 백화점에서 보는 것과 다름없는 관광 상품을 만들어 팔 뿐 아니라 심지어 땅속에 묻힌 귀중한 문화재마저 파헤쳐 없애 버리려 하고 있다. 그것은 그 지역문화만이 가지고 있는 개성을 파괴하는 것이며 개성의 파괴는 결국 향토색鄕土色을 그리워하는 도시인과 외국인 관광객을 실망시킨다. 정말로 어리석은 일이다.

오늘날 가장 향토적인 것이 가장 세계적인 것임을, 문화유산이야말로 가장 값진 '상품'임을 이제는 위정자들이 더러 알아치리기 시작했다. 저마다 남을 헐뜯지 않고 자기 고장의 자랑을 늘어놓을 때, 그것을 모두 함께 즐길 수 있을 때 우리는 하나가 되며 배타적 지역감정은 따뜻하게 내리쬐는 햇살 아래 얼음처럼 녹아 없어질 것이다.

### 되는 대로 적당히 하는 버릇

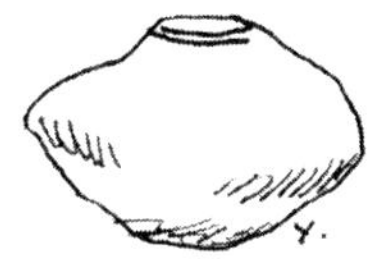

나의 친구가 그랬다. 문제는 '적당히' 하지 않고 '적다앙히' 하는 데 있다고. 모두 웃었다. 매사 적절하게 처리하는 것은 생활의 지혜다. 그러나 '적다앙히' 하는 행위에는 게으름과 사리사욕이 숨어 있다. 겉멋만 부리고 '빨리빨리' 서두르고 내 욕심만 차리다 보면 지혜가 아닌 매사를 되는 대로 적다앙히 처리하는 병폐가 생긴다.

성수대교의 비극, 삼풍백화점의 붕괴, 고속철도의 부실공사, 가스관 폭파, 지하철 화재와 침수, 원전 비리, 선박 개조, 운항조건의 감독 등 공익을 생각하지 않는 무책임한 기업주와 시공자의 사리사욕, 그것을 감독해야 할 감리기관의 고의적 태만은 정권이 바뀌어도 아랑곳 않고 계속 불량품을 만들어 내고 있다.

'되는 대로 적당히 하는 것'이 반드시 나쁜 것은 아니다. 우리의 전통예술작품의 다듬지 않은 아름다움, 전통가옥과 지상공간에서의 완전성을 고집하지 않기에 오히려 영원으로 이어지는 의젓한 지붕의 선, 약간 찌그러진 듯한 백자, 간결하고 소박하면서도 개성 있는 실경산수화實景山水畵, 사람과 사람 사이의 늘 여백이 있는 인간적 관계—일본 사람처럼 받은 은혜를 꼭 갚아야 한다는 강박관념에 사로잡혀 있지도 않고 서양 사람처럼 막무가내로 남의 신세를 안 지려는 오기도 아닌 어정쩡한, 그러나 언제고 베푸는 마음을 속에 담고 있는 사람들—. 그것은 꾸밈없는 아름다움, 진실로 '적당한', 기계처럼 딱딱하지 않고 자연 그대로, 노자의 무위자연無爲自然의 유연한 자세와 통하는 것으로 나무랄 게 없다. 되어 가는 대로, 순리에 좇아서 자연스럽게 일해 가는 것. 그러나 이러한

'적당성'은 고도의 집중력, 엄격한 수련, 정교한 기술의 연마, 많은 시행착오를 거치며 응축된 예술혼의 표현이며 해탈의 경지이니 부실공사와 비교될 일이 아니다.

콘크리트 기둥에 들어가야 할 철근의 굵기를 속이고 시멘트를 적게 붓고 겉치레만 화사하게 해놓고 테이프 끊고 축하하고 그런 못된 버릇은 조선조 500년, 아니 우리의 유구한 역사 속에 일찍이 없던 사기 행각이다. 겉멋에 겨워 남에게 자랑하려고, 불가능한 시간에 공사를 마치라고 불호령을 내린 지도자, 눈감아 준 공사감독, 어떻게든 되겠지 하며 멍하니 하늘만 쳐다보며 팔짱을 끼고 앉은 공직자 등 모두 다 공모자이다.

우리의 조상은 절대로 집을 그렇게 엉성하게 짓지 않았다. 우리의 조상은 결코 계획성 없이 일을 한 적이 없다. 일어난 일을 치밀하게 기록했고 휴지처럼 공문서를 파기하지 않았다. 농경민족이 기계를 다루다 보니 정확성이 떨어졌다고 할지 모른다. 그러나 우리의 조상이 누구인가. 일찍이 금속활자를 사용했고 측우기를 만든 사람들이다. 적당주의는 결코 한국인의 전통적인 약점이 아니다.

적당주의는 토목공사에만 있는 것이 아니다. 모든 것이 그렇다. 옳고 그름을 따져 벌주는 것도 용두사미龍頭蛇尾이고 끈질기고 꾸준히 따지는 습관이 안 되어 있다. 학문도 마찬가지이다. 그때그때 유행하는 연구에 편승해서 한탕 하려는 경향이 있다. 책도 그렇다. 꾸준히 눈에 띄지 않게 오랫동안 준비하여 내놓는 역작力作과 역저力著가 드물다. 특히 국민의 생명과 직접적으로 관계 있는 사업을 하는 사람들의 부실은 가장 심각하고도 우려스러운 일이다.

그런데 우리는 지금 왜 어떤 면에서 그렇게 정확하지 못하고 철저하게 일 처리를 못 하는가? 여러 가지 이유가 있으나 물불 가리지 않고 근대화를 위해 앞으로 앞으로 가다 보니 생긴 오랜 타성 때문이다. 사람들은 자기가 하는 일이 얼마나 중요한 일인지를 깨닫지 못하고 있는 것 같다. 가스관리 공사 직원, 공사장의 인부와 감독, 포크레인 기사, 건축자재공장, 컴퓨터 기술자, 설계사와 감리사, 해당 공무원 모두 자기가 하는 일의 결과에 대한 책임을 확실히 알고 있지 않은 듯하다. 안전사고에 대해서도 거의 불감증인 듯하다. 어떻게 되겠지, 괜찮을 거야— 꼭 마음이 나쁘고 욕심을 차리기 위해 그렇게 적당히 하는 것 같지만도 않다. 아직 기계에 대해, 물질에 대해 철저하게 적응을 못하고 있고 그것이 가져다 줄 결과에 대해서도 불확실한 지식을 가지고 있는 탓일 것이다.

물질에 대한 관계를 인간에 대한 통상적인 관계처럼 적당히 하면 반드시 물질 쪽에서 불만을 터뜨려 인간이 손해를 보게 된다. 물질은 그 성질을 잘 알고 거기에 맞추어 다루어야 하는데 그런 자세를 갖추는 훈련이 부족하다는 것이다. 공사의 감리를 외국인에게 의뢰해야 하는 것도 우리나라에 아직 엄격하게 객관적 · 기술적으로 손색이 없는 감리전문가가 부족하기 때문이다.

공사뿐만이 아니다. 정책을 수립할 때 가장 중요한 토대가 되는 실태조사와 통계 자체가 안 되어 있거나 부정확하다. 그러니 브리핑차트의 허구의 숫자로 정책을 수행해 온 셈이다. 우리가 일본 학자와 정신의학에 관한 토론을 벌일 때 항상 통감하는 것은 일본은 모든 질환에 대한 믿을 만한 역학통계를 2차 대전이 일어나기 훨씬 전부터 가지고 있다는 사실이다.

과학적 사고와 전문기술의 활용은 사실 어디 먼 연구실에만 있어야 하는 것이 아니고 공사 현장의 인부 한 사람 한 사람에게 있어야 할 것이다. 그리고 그런 자세를 갖추게 하는 데는 도덕적으로 깨끗한 전문 관료들의 끊임없는 철저한 감리와 감독, 계몽이 필요하다. 언제나 잘못에 대한 책임 소재를 분명히 하고 잘한 것에 대한 평가와 보상을 명확히 하여 빨리 하려고 서두르기보다 꼼꼼하고 세심하게 잘하는 것이 당사자에게 이익이 되도록 하면 요행을 믿는 그동안의 안일한 타성을 제거할 수 있게 될 것이다.

## 원망과 원한, 한풀이 습성, 그리고 의심

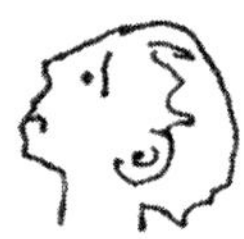

"아리랑 아리랑 아라리오. …… 나를 버리고 가시는 님은 십 리도 못 가서 발병 나네."

나는 아리랑의 이 마지막 구절을 들을 때마다 서글픈 생각이 든다. 세상에 이런 저주가 어디에 있는가. 자기를 버리고 간다고 십 리도 못 가서 발병이 나다니—. 그렇게 되라는 저주가 아니면 무엇인가 하는 생각이 든다. 그리고 이 민족은 도대체 얼마나 한이 많았기에 이런 노래를 그렇게 오랫동안 즐겨 불러 왔단 말인가. 학자들은 한국인의 원怨과 한恨을 상당히 미화美化하여 그것이 한국인 특유의 심성인 것처럼 글로 써내고 있다. 그럴지도 모른다. 그러나 그렇다면 이제 좀 고쳐야 하겠다.

원망은 남의 탓으로 돌리는 마음이다. 내가 손해를 보았다. 내 잘못이 아니고 다른 누군가의 탓이다. 그것이 원한이 되면 복수의 마음이 일어난다. 너 잘되나 두고 보자 하는 앙심이다. 중상모략, 비방에서 협박, 고소, 요즈음 흔한 흑색선전 등 저질의 음성적 공격으로 못살게 굴기 시작하면 그것은 정상반응을 넘어 범죄적 행위가 된다. 고소, 무고사건이 우리나라에 그렇게 많다고 한다.

물론 원망이 모두 그런 결과로 귀착하지는 않는다. 그러나 원망하는 동안 우리는 발전이 없다. 정부를 원망하고 강대국을 원망하고 날씨를 원망해도 소용없는 일이다. 잘잘못을 따지는 것과 원망하는 것은 다르다.

원망은 남에 대한 의존심과 기대에서 나온다. 누가 해주겠지, 누구에게 기대를 걸었는데 안 해주었거나 여의치 않을 때 느끼는 실망이 원망이 된다. 남에게 기대를 걸지 않으면 원망도 없다. 모든 것은 내 탓이다. 내 마음에 달렸다. '아리랑 아리랑 아라리오— 나를 버리고 가시는 님, 십 리도 못 가 발병 난다'고 말하고 싶어도 '모두 다 내 탓이니 고이 보내주노라' 하는 마음을 한번 가져보는 것은 어떻겠는가?

불신不信의 늪은 왜 생길까? 정부에 대한 불신, 힘 있고 권력 있는 자에 대한 불신, 권위에 대한 불신이 유난히 우리 사회에서 많이 발견된다. 권력자가 불신을 살 만한 행동을 했고 사람들이 직접 손해를 보아 왔기 때문이라 할 수 있다. 그러나 권력자에 대한 '악한' 그림자의 투사, 선동, 무고의 영향도 크다. 어떤 일본 학자가 한국인은 일본인보다 도덕지향성이 강하고 도덕규준이 너무나 높다는 말을 했는데 남을 너무나 높은 도덕규준으로 평가하니 좋은 면이 눈에 띌 까닭이 없다.

그런데 이상에서 열거한 '우리 시대에 우리가 고쳐야 할 병들은 반드시 한국인에 국한된 병'은 아니다. 선진국이든 후진국이든 다 가지고 있었거나 가지고 있는 문제점이다. 그러므로 여기에 열거한 한국인의 단점을 보고 주눅이 들거나 지신을 비하할 필요는 없다. 이미 자주 말했듯이 모든 단점은 장점에서 나온다.

### 단점 속에 장점의 씨앗이 있다

장점이 지나치면 단점이 되고 단점 속에는 장점의 씨앗이 숨어 있다. 병病은 병에만 그치는 것이 아니고 병 속에도 건강한 부분이 있다. 그러니 병을 고친다는 것은 병 속에 있는 건강한 부분을 살리는 것이다. 그러면 병을 빨리 고칠 수 있게 된다. 정신의 영역에서 이러한 작업은 하나의 인식작업, 병病 속에 있는 건강한 것을 구별하는 데서 시작한다.

한국인의 남에게 잘 보이고 잘 하고자 하고 최고가 되려는 명예욕 자체를 나무랄 건 없다. 그것이 없었다면 오늘 우리가 어떻게 그렇게 많은 고등교육자를 가질 수 있었겠는가. 다만 남을 지나치게 의식하여 자기과시를 하는 것이 문제인 것이다. 한국인의 인간적인 정情과 우애友愛, 친족 간의 유대는 분열된 가족을 안고 있는 서구사회가 다 부러워하는 것이다. 다만 그것이 배타排他와 이기주의로 흐를 때 나쁜 것이다.

한국인의 즉흥성, 찰나성은 때로는 심사숙고하느라 행동을 못 하는 사회보다 훨씬 역동적이며 진취적이고 창의성을 발휘할 수 있는 조건이기도 하다. 다만 모든 일이 그런 동기로 이루어지면 그 결과가 부실해지기 쉽다는 흠이 있다. 한국인에게 미완성을 좋아하는 마음이 있다면 그것은 현세에서 완결하지 않고 영원을 향한 신뢰이므로 위기를 극복할 수 있는 건강한 낙천주의가 될 수 있다. 다만 기술과 상품 제작에서는 그런 적당주의와 낙천주의를 버려야 한다. 그러므로 우리는 병적인 습성을 확실히 알고 고치되 그것에 깃들여 있는 전통적인 장점까지 버려서는 안 되는 것이다. 빈대를 잡기 위해 초가삼간을 다 태우는 어리석음을 저지르지 말아야 한다.

## ‘거품’ 이야기

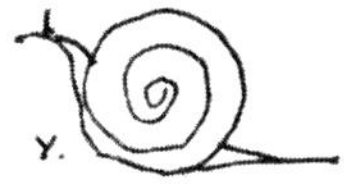

IMF 사태 때 ‘거품경제’라는 말이 자주 입에 오르내렸다. 당시 우리는 거품이 빠지고 발가벗겨진 우리의 모습을 보고 놀랐다. 나는 당시 이렇게 말했다. “이제는 거품을 빼고 실속을 차리자. 외화내빈병부터 고치자. 그것은 거품으로 장식한 허구이기 때문이다. 스위스인이나 독일인은 허세를 부리는 일이 없다. 이 기회에 그 밖의 모든 병폐를 깨끗이 고치자. 그러지 않고는 우리가 운 좋게 다시 경제적으로 일어나더라도 똑같은 이유로 실패하기 쉽다.”

그 말을 지금 여기서 수정할 생각은 없다. 다만 우리 사회가 그토록 병들어 있는 것만은 아니라는 말을 덧붙이고 싶다. 그 엄청난 실업자의 홍수 속에서 그 정도의 범죄, 그 정도의 행동장애면 괜찮은 편이다. 위기를 겪은 다른 나라는 더 엄청난 비극을 경험했다. 우리만 겪는 것이 아니다. 그러나 앞으로 우리가 겪게 될 이보다 더 큰 어려움을 생각할 때 결코 우리 자신을 낙관할 수만은 없는 것임을 분명히 하고 각오를 새롭게 해야 할 것이다.

인간은 역경을 통해 더 강해질 수 있다. 오늘의, 또는 앞으로의 고통은 하나의 홍역과 같다. 이를 통해 다시는 홍역에 걸리지 않을 면역력을 얻기 위해 우리는 고통을 겪고 이를 극복하며 지나가야 한다.

그러면 경제위기에 처해서 근검절약으로 실질적인 삶에 꼭 필요한 것만 하고 인간의 장식 충동, 미적 추구욕, 문화 · 예술 욕구마저 불필요한 '거품'이라고 버려야 할 것인가? 결코 그렇지 않다. 그러한 문화 · 예술은 밥 먹는 것만큼, 또는 그보다 더 중요한 인간의 기본욕구이다. 다만 그것이 스포트라이트, 화려한 의상, 거창한 외형을 통해서만 이루어진다는 착각이 '거품'인 것이다.

예를 들자면, 아이들의 놀이가 컴퓨터 게임이라야 한다는 상업문화의 선전문구에 무조건 따라가는 마음이 거품인 것이다. 나무 한 토막, 돌 한 개로 손 놀리며 발로 뛰며 땅바닥에 줄 긋고 노는 아이들의 민속적 놀이가 유치하고 원시적인 놀이라고 흉보는 마음이 문제이다. 사실 그것은 컴퓨터 게임보다 훨씬 건강한 놀이가 될 텐데 말이다.

진정한 아름다움은 자연에 있음을 발견하는 관점의 전환이 필요하다. 그렇다고 컴퓨터 게임을 배격할 뜻은 없다. 다만 무엇이 아이들의 정신건강에 도움이 되는지를 잘 살펴보고 비록 그것이 유행하더라도 과감하게 절제하도록 하는 것이 거품을 제거하는 것이다.

'거품'이란 사실 묘한 것이다. 물거품은 속절없는 것이지만 파도치는 바다에 물거품이 없으면 그것은 파도가 아니다. 비누는 거품을 내야 때를 닦을 수 있다. 맥주에는 거품이 있어야 제격이다. 나는 독일 함부르크 어느 식당에서 종업원이 많은 맥주잔을 큰 맥주통에서 번갈아 부어가면서 적당량의 거품을 만드는 것을 보고 감탄한 일이 있다. 그는 컵에 10분의 1 정도의 거품을 만들기 위해 맥주를 붓고 또 붓고 하고 있었던 것이다. 달팽이는 적이 공격할 때 거품을 내서 이에 대항한다. 그러니 필요한 데 필요한 거품이 필요한 만큼 있어야 하는 것이다.

창조신화에 이런 이야기가 있다. 태초에 혼돈이 우주를 지배하고 있었다. 바다 같기도 하고 뭐라 이름할 수 없는 것 속에 최초에 작은 거품이 생기기 시작했다. 거품이 차츰 모여서 응어리지더니 그것이 굳어져서 땅이 되었다. 그것이 오늘 우리가 사는 세계가 되었다. 거품에서 세계가 탄생되었다는 것이다.

우리는 지금 무슨 거품이 되려고 하는가. 우리가 만들어 온 우리의 과거는 물거품과 같은 것이었을까. 결코 그렇지 않다. 긍정적인 눈으로 볼 때 그것은 아무것도 아닌 무의미한 것은 아니었다. 그 많은 사람이 어쨌든 넓은 세계를 구경했다. 우리도 남들만큼 잘살 수 있다는 자신감을 가졌다. 그 많은 음악가와 화가, 연극인, 세계의 예술단, 오케스트라가 한국을 다녀갔고 많은 한국의 음악도가 외국에 가서 공부를 했다. 그것이 거품이었을까. 그 많은 외국의 학자가 한국에 와서 동방東方의 나라에 발달된 의술이 있고 인간적인 정이 살아 있는 것을 겪고 감동했다. 그것이 거품이었을까.

국제 무대에서 많은 한국인이 활약하게 된 것은 그간의 신장된 국력 때문이었고 그것이 지금 송두리째 무너진 것이 아니다. 빚을 얻었을망정 그 많은 아파트와 고층 건물은 이제 해를 거듭할수록 임자를 찾게 될 것이다. 거품으로나마 지어 놓았으니 남아 있는 게 아닌가. 다만 이제부터 우리는 좀 더 심사숙고해서 자기 팽창된 호방한 기분을 추스리고 차분하게 일을 벌여야 한다.

그러나 여기에 한국인의 딜레마가 있다. 어느새 한국인은 '신바람'에 의지하는 습성을 가지게 된 것이다. 그것은 한국인의 장기이다. 신이 나면 무엇이든 저질러 놓고 본다. 그 다음에 내용을 채운다. 월드컵 16강에 들어갈 것이라고 우선 호언장담부터 한다. 그런 판단은 정확하고 객관적인 판단이 아니라 직관과 감각과 기분이 뒤섞인 판단이어서 때로는 잘 맞아떨어지고 때로는 안 맞는다. 그것은 '감'으로 일하는 배짱이다.

한국인은 비합리적인 데 친화성과 매력을 느끼는데, 답답하게도 현실은 이성과 합리성을 확립하라고 말하고 있는 것이다. 그것은 한국인의 기분을 잡치게 하기에 가장 적당한 자극이다. 왜냐하면 그 일은 한국인의 아킬레스건, 약점을 건드리기 때문이다. 그러나 그것은 이성과 감성, 직관과 감각을 골고루 활용한다는 점에서 우리에게 결코 불이익이 되는 일은 아닌 듯싶다.

## 스위스 친구 이야기

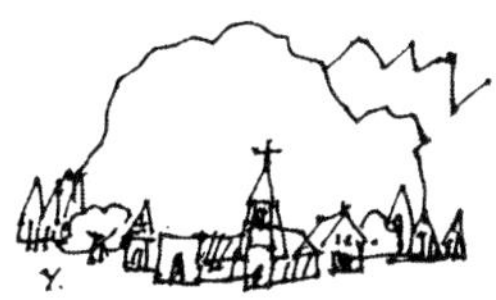

나에게는 세계에서 제일 잘사는 나라 스위스에 좋은 친구들이 있다. 그 친구들은 스위스인답게 구두쇠 기질을 가지고 있다. 그중 한 친구는 대학 재학 중에 사귄 친구로 역시 근검절약의 표본이었다. 그는 대학에서 라틴계 문학으로 학위를 땄다. 우리나라 같으면 대학교수의 길로 갔을 것 같은데 그의 태도는 분명했다. "자기는 교수감이 아니다"라고. 같은 대학에서 학위를 딴 동학과 결혼했는데 부부 모두 김나지움(대학예비교) 교수로 일하다가 몇 해 전에 정년퇴직하였다. 결코 택시를 타는 법이 없고 자가용도 없고 텔레비전도 없었다. 출퇴근은 전차나 전동버스를 이용하거나 도보로 약 20분 거리를 아예 걸어다녔다. 돈이 아까워서 그런다기보다 불필요하다고 생각했기 때문이다. 자기 나름의 확고한 철학이 있는 것이다. 학교에서 돌아오면 번갈아 아이를 보고 설거지, 빨래, 집안일을 모두 함께 했다. 아이들은 이제 다 커서 독립해 나갔고, 이웃집에서 살다가 90세가 넘어 치매가 와 노인홈에 모신 부모님도 돌아가신 지 오래다.

독서와 음악과 산책은 스위스인 모두의 취미이다. 이들은 재직 당시엔 해마다 한두 차례 학생들과 함께 학교 보조로 프랑스 등지의 유서 깊은 소도시로 수학여행을 다녔다. 휴가 때는 아내와 함께 이탈리아나 그리스 등 지중해 연안을 여행하는 것을 즐겼다. 수학여행 같은 모든 문화기행은 교육에 직결되므로 교육 당국에서 조금씩 보조가 있다.

그러나 이들의 개인 여행은 항상 치밀한 계획으로 1년 전부터 자세히 알아보고 돈이 덜 들면서도 효과적인 방법을 모색한다. 이들은 재직하는 동안 한 번도 유럽대륙을 떠나 여행한 적이 없었다. 한국에 한번 다녀가라고 했지만 그런 구두쇠 여행자에게 한국은 너무도 멀고 큰 모험이었다. 내가 제안한 지 여러 해가 지나서야 그들은 오기로 결심하고 여행계획을 짰다. 그 사이에 나는 1년에 한 번 때로는 두 번 정도 학회 발표나 연수로 유럽 땅을 밟았다. 대학에서 여비 보조가 있거나 간혹 초청자 쪽의 지원도 있었지만 대부분은 자비로 갔다.

당시 나는 스위스인들이 너무 꾸물댄다고 생각하고 있었다. 돈이 많은데도 너무 씀씀이가 답답할 정도로 짜다. 한국이 뭐가 멀다고 그렇게 떠나는 것을 겁내는 것일까. 사실 그들이 한국에 올 용기를 낸 것은 나의 이러한 설득 덕분이기도 했다. 비행 시간이 열두 시간밖에 안 걸린다, 우리가 있으니 걱정하지 마라, 더 늙기 전에 용기를 내라는 등 지금 생각해 보면 희한한 일이다. 세계 최고의 부자나라 시민은 한국에 오는 것을 큰 모험으로 생각하고 여러 해 심사숙고 끝에 결단을 내리고 오는데 아시아 발

—하버드대 박사가 본 한국의 가능성』(21세기북스, 2013)이었다.

그는 한국은 이미 선진국인데 그것을 한국인만 모르고 있다고 말했다. 선진국으로서 국제사회에서 지도적인 역할을 담당해야 한다고 주장하면 한국인은 당황한 표정을 짓는다고 하였다. "오히려 많은 지식인은 한국이 100년 전 구한말의 상황과 다를 것이 없다면서 더욱 열심히 일해서 나라를 부강하게 만들지 않으면 언제 나라를 빼앗길지 모른다는 경고를 만고불변의 진리나 주문처럼 외고 있다"고 하였다. 선진국에 진입했다는 사실을 외면하면 여러 가지 불편함과 부작용이 발생한다고도 하였다. 선진국에 적합한 국가 전략을 채택하지 못하고 개발도상국에 적합한 국가 전략을 선호하면 스스로 불편한 족쇄를 차는 셈이 되고, 한국이 모범국가로 거듭나는 기회를 상실함으로써 한국인이 원하는 명예 회복의 기회를 스스로 차 버리는 우를 범하게 되며, 결과적으로 어렵게 달성한 선진국의 위상을 지속하지 못하고 개발도상국의 지위로 내려앉게 됨으로써 제2, 제3의 한국을 꿈꾸던 수많은 개발도상국에 실망과 좌절감을 안겨준다고 했다. "한국은 인구 2,000만 명 이상 되는 나라 가운데 식민지 경영 등 제국주의 정책이나 유산을 받지 않고도 선진국이 된 최초 사례로 인정받을 수 있다"고도 했다. 저자의 다음과 같은 말에 이르러서는 나도 모르게 무릎을 치며 크게 웃었다. 내가 바로 그렇게 생각해 왔기 때문이다. 너무나 급격한 도약의 과정을 거쳐 왔기 때문에 한국인은 자신의 위상을 제대로 인식할 시간을 갖지 못한 것 같다는 말을 한 뒤에 그는 말했다.

"한국에서는 선진국이 무엇을 의미하는지가 명확하지 않다. 어떤 경우 그것은 미국을 지칭하며 가끔은 유럽과 일본을 포함하기도 한다. 그런데 많은 한국인이 선진국을 어떤 유토피아처럼 생각하는 경향이 있는 것처럼 보인다. 적어도 한국과 비교해 모든 면에서 현격한 우위를 보이는 나라를 선진국이라 생각하기 때문이다. 그러나 상당한 격차를 벌리면서 한국을 능가하는 '선진국'은 현실 세계에 존재하지 않는다. 이는 선진국을 신비한 세계로 받아들이는 한국인의 오해에서만 존재한다."

이 얼마나 정곡을 찌르는 말인가. 우리는, 아니 나부터 한국인의 못난 점을 질타하고 항상 우리는 아직 선진국 대열에 들어가지 못했으니 좀 더 분발하고 열심히 노력해야 한다고 했다.

이상국가의 이미지를 하늘 높이 던지고 그것을 향해 달려가고자 하였다. 때론 그 이상향을 미국이라는 나라에, 때로는 유럽의 독일, 스위스에, 혹은 스칸디나비아에 투사하면서 말이다.

그런데 이것이 한국인이다. 한국인은 아주 높은 곳에 자기의 이상을 설정하고 그것을 실천하려고 한다. 이상에 비해 자신들은 아직 많이 부족하므로 항상 노력해야만 한다고 생각한다. 그래서 이념에 관한 한—아니 모든 구체적인 삶이 이상적 이념에 결부되어—'최고'라야 한다. 그런데 그 '최고'는 다다르기에는 너무나 높은 곳에 있어 성취되거나 충족되기 어렵다. 그래서 한국인은 늘 배고프고 가진 것이 많으면서도 늘 부족하다고 느낀다. 이러한 한국인의 이상에 대한 갈증과 욕구는 극단주의적 이데올로기, 순혈주의, 정통성을 지향하는 성향으로 표현되어 여러 가지 긍정적 · 부정적 영향을 주어 왔다. '선진국'은 한국인에게 하나의 영원한 이상을 대변해 온 것이다.

페스트라이쉬 박사도 어쩌면 이 독특한 선진국 의식이 "더 열심히 일하도록 독려하는 민족적 주문일 수도 있고 더 위대한 것을 추구하는 노력을 멈추지 않게 만드는 영감을 제공할 수도 있음"을 인정한다. 그러나 "존재하지 않는 '선진국'을 만들어 놓고 그것과 경쟁하는" 것은 단기적으로는 유용할 수도 있으나 결국 중대한 모순과 문제점을 유발한다고 하였다. 그것은 한국이 국제사회가 선진국에 요구하는 책임까지 외면하는 논리구조가 생겨나기 때문이라는 것이다.

그런데 이 대목에서는 약간의 의문이 생겼다. '국제사회가 요구하는 선진국의 책임'이란 무엇인가. '국제사회'란 무엇이며 '국제사회의 요구'는 과연 '선진국'의 자격요건을 규정하는 타당한 기준이 될 수 있는 것인가. 또 하나, 한국인의 이상향으로서의 '선진국'이란 과연 무엇인가. 그것과 '국제사회'의 '선진국' 개념 사이에는 어떤 공통점과 차이점이 있는가 하는 의문이다. 이 문제가 해결되지 않고는 아무것도 이루어질 수 없다.

추측하기로 세계 모든 나라는 지구환경의 오염을 제거하고 전쟁과 기아와 질병의 위협에서 인류를 보호하며 평화로운 공존과 협동 속에서 인간의 가치를 존중하며 살기를 원할 것이고 '국제사회'는 그것을 위해 솔선해서 나눔을 실천하기를 요구할 것 같다. 그러한 조건이 한국인의 이상적인 선진국관에 포함되어 있지 않을 까닭이 없다. 벌써 우리는 국제사회의 일원으로 전 세계에서 나눔의 활동을 전개하고 있다. 그러나 우리는 선진국으로서 무엇을 해야 하는지에 대하여 확실하고도 철저한 철학적 성찰을 해왔는가. 그저 남이 하란다고 하고 체면상 해 오지는 않았는가.

페스트라이쉬(한국명, 이만열) 박사는 또한 한국인이 이렇게 자기를 비하하고 위축된 데는 주변의 강대국 사이에서 수난을 겪은 역사에서 생겨난 '새우 콤플렉스' 때문이라고 하였다.

이 때문에 국가발전 의지가 더욱 강력하게 작동되기도 했겠지만 자기 국가의 위상에 대해 현실과 달리 과도하게 부정적으로 인식하는 경향을 갖게 되었다고 했는데 일리가 있는 말이다. 나는 여기서 현재玄齋 심사정沈師正의 새우 그림이 생각났다. 그것은 도약을 준비하며 잔득 웅크린 자세를 하고 있는 새우였다. 발전하기 위해서는 수축해야 하는 자연의 지혜를 옛 도인道人들은 웅크린 새우의 자세에서 보고 이를 즐겨 그렸다. 그러니 새우 콤플렉스는 반드시 상처의 대명사가 아니고 한국인에게는 오래전부터 하나의 지혜로운 전략이기도 했던 것이다. 그것을 의식하느냐 의식하지 않느냐 하는 것은 별개의 문제이다.

페스트라이쉬 박사의 처방은 무엇이었던가. 과거에서 정체성을 찾으라는 것이다. 과거의 역사 속에 좋은 유산이 많이 있다. 그것을 하나씩 현대사회에 맞게 활용하라. 역사라 하면 정치권력의 지배/ 피지배만 생각하는 좁고 경직된 시각에서는 우리 역사 속의 보배로운 유산은 모두 구닥다리로 보일 것이다. 그러나 페스트라이쉬 박사는 우리의 역사 속에서 숨 쉬어 온 많은 유산(선비정신, 홍익인간 교육, 민주주의 전통, 다문화교류, 예학, 주자학, 옛 골목과 시장, 추석, 한국의 건축, 농촌, 한류, 한국학, 한국어, 한국의 기술유산, 유기농법, 참선과 명상법 등)을 재발견하고 세계에 널리 알리기를 촉구하고 있다. 전적으로 동감이다.

# 한국인의 잘난 점

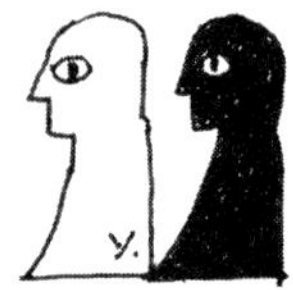

이제 나의 이야기로 돌아가고자 한다. 앞장에서 우리의 '못난 점'을 열거했으니 이제 좀 더 구체적으로 우리의 '잘난 점'을 들어보자.

## 정情 많은 한국인

앞에서 말한 대로 한국인은 정情이 많다. 이성적인 독일계, 북유럽계 문화권보다 이탈리아 스페인 등 라틴계 문화권의 사람들에 가깝다. 특히 한국인은 서양인에게 따뜻한 접대를 베푼다. 오래된 이인 환대(異人歡待: 낯선 사람을 기꺼이 대접함) 풍습의 하나인지도 모른다. 혈족집단이나 사회집단에서 오손도손 모여서 정담을 나누고 서로 위로하며 격려하는 것을 '끼리끼리 노는 병'이라고 하지 않는다. 한 집단 성원 간의 우애가 다른 집단을 배척하고 차별할 때 병이 된다. 이것은 공자가 말하는 화이부동和而不同하는—화목하되 야합하지 않는—군자의 도를 따르지 않고 동이불화同而不和하는 소인의 길을 택한 사람들이 집단을 사욕과 권력의 수단으로 이용한 경우이다. 그러나 그 경계는 뚜렷하지 않다.

가족집단의 우애는 인간의 원초적인 행동조건에서 나온다. C. G.융은 그러한 충동은 인간의 원초적인 충동과 행태로서 친족리비도 Verwandtshaftslibido라고 명명하였다. 인간은 본래 모든 사람을 한 가족처럼 보고자 하는 충동을 가지고 있다. 그러므로 이것을 거부하거나 무시하는 것은 자연스럽지 못하다. 다시 말해 비인간적인 행태이다. 그러나 너무 인정人情의 따뜻함에만 의지하다 보면 공적인 일에서 객관적인 판단이 흐려지고 그것은 배타적인 추악한 야합으로 변할 수 있다.

그런데 한국인의 정은 유독 서양인들이나 '아는 사람' 사이에서 만 유효한 것 같다. '모르는 사람'에 대해서는 낯가림을 하고, 우리보다 못사는 나라 사람들은 업신여기는 버릇이 있다. 그래도 일단 상대방과 친해져야겠다 싶으면 어떻게 해서든지 '모르는 사람'을 '아는 사람'으로 만드는 노력을 한다. 그러기 위해 학연, 지연, 혈연, 그 밖의 모든 정情으로 얽힌 인간관계를 총동원한다. 그러나 유감스럽게도 그렇게 해서 형성된 확대가족은 순수한 정으로 얽힌 가족집단이 아니다. 그래서 공공의 이익을 위한 도시 지역공동체로 발전하기 어렵다. '국민정서'라는 이름으로 자행되는 집단감정은 자칫 개인의 생각과 판단을 위협하는 폭군이 되기 쉽다. 감정으로 야합하는 집단이 되지 않으려면 개인의 의견과 이성의 가치가 존중되어야만 한다. 최소한 대집단보다 소집단의 의견에 귀 기울이는 정책이 필요하다. 반상회를 부활시킨다든가 도시 새마을 운동을 권하는 이유도 사집단이나 이념집단이 아닌, 공익을 위한 집단이 필요하기 때문이다.

### 머리 좋고 예술감각이 뛰어난 한국인

한국인은 머리가 영리하고 예술적 감각이 뛰어나다. 노래 못하는 사람이 없고 세계적인 음악인, 무용인들이 국제무대에서 뛰고 있다. 판소리, 탈춤, 전통춤 등 세계에 내놓을 만한 한국 특유의 전승예술, 규모는 작으나 아시아의 어느 나라에도 없는 자연스러운 아름다움을 지닌 석상石像, 고 건축, 청자와 백자를 생산한 나라이다. 예술은 산술적 완전성의 원리를 따르지 않는다. 한국예술은 특히 '빈 구석'을 선호했고 미완성의 아름다움을 즐겨 왔다. 그런 예술적 감각을 소유한 사람은 공학적 정확성에 약하다. 되는대로 적당히 하는 버릇이 나타날 수 있다. 과학적 사고를 보충하거나 예술을 이해하는 과학자의 도움으로 이 약점을 보완할 수 있다. 멋 부리고 모양내고 싶은 욕망은 선사시대 이후 표명되어 온 인간의 원초적인 미적 추구의 충동이기 때문에 그 자체를 허영이라든가 사치라고 폄하할 것은 아니니다. 다만 겉모습에 걸맞은 내용을 채우는 노력이 필요하다.

강강술래같이 손잡고 빙빙 도는 군무群舞가 없는 것은 아니지만 통일신라 시대에 처용이 아내를 범한 역귀疫鬼를 춤으로 물리친 시대부터 한국인은 홀로 춤을 추지 않았나 생각된다. 여럿이 어울려 춤을 추어도 홀로 추면서 어울린다. 남녀가 손잡고 춤추는 서유럽의 민속춤같은 것과는 다르다. 노래도 단조로운 합창을 하기는 했지만 독창을 더 즐기지 않았나 생각된다.

나는 스위스 취리히 역 광장에서 주말이면 알프스로 가는 기차를 기다리며 대여섯 사람들이 옹기종기 모여 삼부합창을 하던 광경을 잊을 수 없다. 우리나라에도 합창단이 많이 생기기는 했으나 합창이 독창만큼 보급되어 있지 않다. 지역공동체의 협동을 위해 지역마다 취주악대, 합창단, 그 밖의 민속춤의 보급이 국민 정서와 협동심 함양에 매우 유익할 것이라 생각한다.

## 솔직한 한국인

한국인은 아시아 국가 중에서 제일 솔직한 사람들이다. 감정을 있는 그대로 잘 표현하는 편이다. 그래서 서양인들이 한국인과 대화하는 것을 덜 어려워한다. 물론 서양인에 비하면 감정표현이 부족한 편이지만—. 때론 격한 감정도 서슴없이 표출한다. 그러나 대개 뒤끝이 없다. 감정을 너무 억압하면 병이 된다. 혹은 음성적인 원한의 감정, 복수심으로 변해서 인간관계에 금이 갈 수 있다. 그런 사람이 없는 것은 아니지만 한국인은 대체로 감정표현이 자유롭기 때문에 건강한 편이다. 그러나 무절제한 폭발적 격정은 섬세한 사람에게 상처를 주기 때문에 주의해야 한다. 앞에서 말한 대로 이것은 어릴 때부터 기氣를 너무 살려서 화를 조절하는 훈련을 받지 못한 것과 관계가 있다. 그러니 기氣를 살리되 조절하고 절제하는 법을 가르쳐야 한다고 말하는 것이다. 페스트라이쉬 박사가 추천한 전통적 예학禮學의 현대적 개선과 적용이 도움을 줄 것이다.

## '노동기피증'은 기성세대의 책임이다

청소년들이 손에 물 묻히고 흙 묻히는, 그리고 몸을 움직이는 일을 게

을리한다면 그 책임은 어른에게 있다. 경험의 부족에서 나온 것이다. 머리 쓰는 지적인 교육만 강조한 교육정책과 기성세대의 청소년에 대한 과잉보호 탓이기도 하다. 청소년에게 몸을 움직이게 하고 사회생활을 통해서 노동의 결과에 대한 기쁨을 맛보게 하고 모든 학생에게 체육과 음악, 기타 예술활동을 개방하여 자라나는 청소년이 몸과 가슴과 머리로 마음껏 기량을 발휘하게 하면 학교폭력은 현저히 줄어들 것이고 공부 또한 잘될 것이다.

### 빠르고 부지런한 한국인

한국인은 부지런하다. 그리고 빠르다. 신속하게 일을 처리하는 것은 병이 아니다. 너무 조급해서 일을 그르치는 것이 문제다. 빠르고도 정확하게 일 처리하는 것이 불가능한 것이 아니다. '빨리빨리'병은 군사정부 시대에 근대화 과정에서 생겼다. 이는 일의 능률을 높이는 데 이바지하였으나 전시행정이라는 부작용을 낳았다. 백년 앞을 바라보는 계획을 가지고 하나씩 하나씩 착실히 수행해 나가는 침착한 마음이 필요하다. 심사숙고, 인내력, 꾸준함은 우리의 조상이 남겨준 귀중한 유산이었다.

### '나'를 주장하는 한국인

'나 먼저 병'은 역시 해방 이후의 한국인 습성이다. 나보다 남을 배려하고 겸양의 미덕을 존중하던 전통적 가치관에 눌렸던 '나'가 반동적으로 무의식에서 올라와서 빚어지는 행태이다. 의식의 일방성에 대한 무의식의 과보상이라고 설명된다. 어쩌면 이것은 필요한 병이다. 아직도 '나'를 주장하지 못하는 사람이 많다. 그러나 때로는 '나 먼저'에 '당신 먼저'의 자세를 추가해야 한다. '나'와 '너'의 균형 있는 대화를 위하여—.

## 개성이 강한 한국인

한국인은 개성이 강하다. 각자 자기의 의견이 뚜렷하다. 대만, 일본, 한국 세 나라의 학자들이 모여서 어떤 행정적인 일을 의논하게 되면 일본 학자는 회의에서 개인 의견을 말하지 않는다. "생각해 봅시다" 하고는 따로 모여서 의논한 결과를 대표가 나중에 말한다. 한국 학자는 그 자리에서 각자가 다 자기 의견을 마음대로 표명한다. 비록 사전에 통일된 의견을 준비했다고 하더라도 그것에 개의치 않는다. 그래서 그 자리에서 한국 사람끼리 토론을 벌이게 된다. 대만 학자는 그 중간 정도이다. 장점은 개성적 창의성이며 단점은 독선과 아집, 경직된 완고함이다. '의견이 분분하면 다수의 의견을 좇는다'는 민주주의적 다수가결주의는 아직 한국인에게는 받아들이기 어렵다. 여야가 표결 전에 미리 만나서 안건에 관해 절충하느라고 많은 시간을 허비하는 것을 보면서 저럴 바에는 국민이 무엇 때문에 다수당에게 표를 몰아주었는가 묻게 된다. 제도는 민주주의지만 사람의 마음은 대화의 자세가 아닌 독단주의니 쉽게 합의하기 어려운 것은 당연하다.

## 세계를 생각하는 한국인

한국인은 항상 동양을 생각하고 세계를 걱정한다. 한국인의 문제의식은 언제나 한반도의 경계를 넘는다. 나라가 작아서 그런가? 일본 제국주의의 괴수 이등박문을 저격한 안중근은 '동양평화'를 강조했다. 한일협정 때 한국 외무장관은 동양평화와 나아가 세계평화를 위해 필요한 협정이라고 하였는데 일본 외무상은 "귀국과 아국은……"이렇게 운을 뗐다. 일본인은 일차적으로 일본을 생각하고 모든 외래의 문화를 일본화한다. 미국인도 미국을 먼저 생각하고 모든 이질적 문화를 미국화한다. 중국인은 항상 중국인으로 의식한다. 그런데 한국인은 한국인인 동시에 동양인으로 의식하고 세계인으로 자처하며 세계 위에 좌정하는 유일 절대의 이상을 추구한다. 모든 것이 한국에 오면 순수해지고 정수로서 보존된다. 중국에서 없어진 궁중음악을 들으려면 한국의 아악을 들으면 된다. 대승불교의 정수는 원효에 의해서 주조되었다. 융합의 원리는 신흥종교의 모습으로 사회적 위기에 처한 한반도에 출현하였다. 동학, 통일교 등의 출현은 그 하나의 징조이다. 작은 시골 변방의 열등감의 과보상이라는 사람도 있다. 그러나 나는 그렇게 생각하지 않는다. 한국은 분단된 한국의 문제를 해결함으로써 세계평화에 이바지할 수 있다. 세계의 문제가 이 작은 한반도 안에 압축된 채 노출되었고 그 해결을 우리에게 촉구하고 있다.

## 한국인의 신앙심

한국인은 특히 강한 종교적 심성을 소유하고 있다. 밤중에 서울 시내를 보면 붉은 네온 십자가가 수없이 보인다. 신도들이 가득 찬 교회와 성당, 그렇게 많은 복자, 성인을 배출한 가톨릭과 기독교 순교자의 나라, 신부를 수출하는 나라, 텅 빈 유럽의 성당에 비해서 너무나 대조적이다. 불교는 어떤가. 심신수련으로 바뀐 도교는 어떠하며, 연면히 흐르는 조상숭배의 풍습, 성묘, 제사, 추석 축제로 이어지는 유교의 전통은 어떤가. 그리고 문화재의 지위로 격상된 무교巫教는 어떤가. 일부 극단론자들이 있기는 하지만 이들 종교들은 모두 사이좋게 지내면서 현재 모든 연령층에서 삶의 위로와 활력을 주고 있다. 종교적 심성이란 '어떤 초월적 존재, 혹은 힘, 다른 말로 신성한 힘, 누미노제Numinose를 지닌 어떤 것에 대하여 성실하게 관조하는 자세'—C. G. 융—를 말한다. 비단 어느 특정 종파에 속하지 않더라도 한국인은 초월자에 대한 경외의 마음을 지니고 있다는 점에서 종교적이다. 종교심성은 인간의 원초적 조건이다. 융은 심지어 '종교적 본능'이라고까지 말했다. 그런 의미에서 한국인의 종교성은 높이 평가할 만하다. 이것은 한국인의 이상주의와도 결부된다. 그러나 여기에도 그림자가 있다. 돈과 세속적 권력과의 결탁, 기복종교, 종단의 대형화 · 기업화 그리고 광신으로의 변질이다. '덮어놓고 믿는 믿음'에서 '생각하는 믿음'으로의 변화를 위한 기성 교회나 교단의 각성도 필요하지만 결국은 개인 개인의 깨우침에 달렸다.

나는 예전에 한국인의 모성 콤플렉스를 말한 일이 있다. 그 긍정적 측면은 무의식에 대한 무한한 관심과 경외, 그 부정적 측면은 무의식에 대한 무조건의 유아적 의존이다. 유아적 의존은 그것이 이루어지지 못할 때 원망과 원한을 낳는다. 누구를 탓하고 싶은 마음이다. 이것은 극복해야 할 과제이다. 그러나 긍정적 요소는 창조적 직관, 창의적 상상, 실천을 낳는다.

## 대극 융합을 향한 그리움

세계의 모든 민족이 그러한 것처럼 한국인도 심리적 대극성을 나타낸다. 한 사람 속에, 혹은 한 집단 속에. 이상주의자만 있는 것이 아니고 실용주의자도 있다. 고려 말의 충신, 정몽주의 '일편단심一片丹心'이 있는가 하면 조선왕조 건국에 이바지한 이방원의 '이런들 어떠하며 저런들 어떠하리'의 심성이 있다. 그리고 정통 유교에 대립하는 실학파가 있다. 남과 북의 대립이 있고 여당과 야당, 우와 좌의 대립, 노와 사의 대립이 있다. 우리나라에서는 이를 중재할 중간자의 힘이 약한 것 같다. 그러나 그것이 조직화될 조짐이다. 한국에서 이 대극 간 대립은 특히 첨예한 양상을 띠는 것 같다. 이것이 한국인의 근본주의, 순수주의, 이상주의와 어떤 관계가 있는지는 잘 살펴보아야겠다. 자기의 생각과 의견이 신성불가침의 것이라고 믿지 않는다면 어떻게 '너 죽고 나 죽자', 또는 '전부 아니면 없다All or Nothing'라 하겠는가.

대극 갈등은 필연적으로 합일에의 욕구를 불러일으킨다. 한국인은 지금 그것을 이렇게 저렇게 실험하고 있다. 그것은 반드시 정치적 전략만으로 해결되는 것이 아니다. 무의식의 원형적 콤플렉스들이 어떻게 활성화되고 어떻게 배열되는가에 따라 이루어진다. 한국인은 이 원리를 알고 있다. 대극융합과 대극합일은 샤머니즘의 엑스터시를 통해서 이루어질 것이라 기대한다. 끊어진 하늘과 땅이 하나가 되는데 최고의 감정이 일어나지 않을 수 없다. 그러나 그러한 망아경에 이르기 위해서는 피나는 시련을 극복하는 이니시에이션의 고행을 겪지 않으면 안 된다는 사실을 바로 샤머니즘이 우리에게 가르쳐주고 있다.

이렇게 볼 때 한국인의 '병', '못난 점'은 인격이 보다 성숙한 방향으로 변환할 수 있도록 도와주는 하나의 지렛대, 발판, 아니 이니시에이션의 고통 그 자체라고 볼 수 있다. 인간의 마음은 대극으로 구성되어 있고 대극합일의 힘은 각 개인의 마음속, 즉 무의식에 있다. 우리는 각자 자신의 무의식의 내면을 들여다보고 자신의 마음속의 대극을 먼저 인식할 수 있어야 한다. 그것은 곧 개인 개인의 자각, 개인의 분리된 마음을 하나로 통합하는 작업이다. 개인 개인의 자기인식 없이 집단의 변화를 기대할 수 없다.

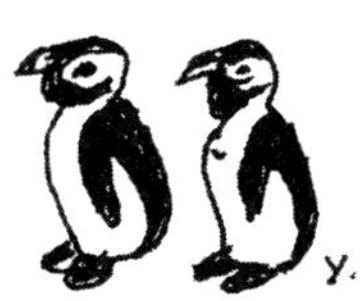

# 세월호의 비극과 교훈

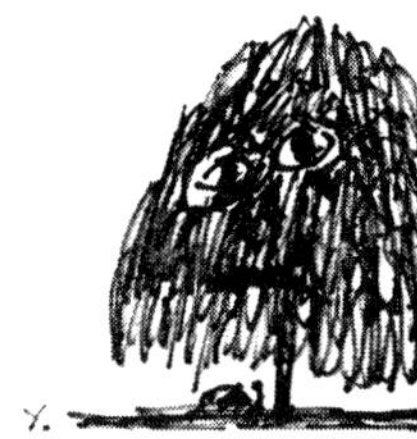

페스트라이쉬(이만열) 교수가 '한국인만 모르는 선진 대한민국'의 이미지를 제시하여 우리의 기氣를 시원하게 되살려준 지 일 년도 못되어 세월호 침몰사건이 터졌다.

2014년 4월 16일. 이날을 우리는 잊을 수 없고 잊어서도 안 된다.

바다 위에 비스듬히 누웠다가 완전히 거꾸로 뒤집혀 선체가 가라앉기까지의 40여 분, 도망가는 선장과 기관원들의 모습과 도무지 적극적인 구조활동이라고 볼 수 없는 무력한 해경의 모습이 담긴 영상이 전 세계로 방영되었다. 우리는 또 다시 선진국과는 거리가 먼 미개한 치부를 온 천하에 드러냈으며 얼굴을 들 수 없이 부끄러웠고 앞길이 창창한 200명의 고등학생들을 빤히 보면서 구해내지 못한 것을 가슴 찢어지게 한스러워했다.

화물 과적, 평형수의 고의적 방류, 선실 증축, 운전 미숙, 감독 소홀, 선장을 비롯한 일부 승무원의 직무유기, 해경의 구난 지연과 미숙, 이 모든 것에 직간접적으로 영향을 준 끼리끼리 노는 민관 마피아조직의 부패, 그리고 그 뒤에 드러난 예술과 종교의 탈을 쓴 신흥종단의 '큰 손' 등 세월호 침몰이 단순한 해난사고가 아닌 인재임이 드러나자 유가족은 물론 온 국민이 분노하고 슬퍼하고 안타까워했다.

재난은 인간의 모든 원초적 감정을 폭발시켰다. 당연히 '누구 탓이다' 하는 절규와 분노가 터져나왔다. 구조과정이 너무나 더뎠던 것이다. 사고 현장인 진도 팽목항과 고등학교 2학년의 태반을 잃은 안산시는 슬픔과 분노와 안타까움에 휩싸였다. 이 판에 얄팍한 술수와 철없는 악의적 댓글 등 파렴치한 인간군상이 없었던 건 아니다. 이 기회에 자신의 존재가치를 알리고 이권을 얻으려는 사람들도 있었다고 한다. 그러나 학생들을 돕다가 희생된 선생님들, 승무원, 급우들, 전국에서 모인 잠수부들, 자원봉사자들, 생업을 버린 채 구조에 나선 섬사람들, 모두 희망적인 인간 행태를 보였다. 그리하여 온 국민의 분위기는 차츰 '미안하다, 미안하다'는 감정의 큰 흐름 속에 흡수되어 갔다.

이 엄청난 재난에 처하여 대한신경정신의학회는 학회 차원에서 재난정신의학의 전문대책을 마련하고 피해자를 돕기 위해 신속히 행동했으며 또한 200여 소아청소년 정신건강의학과 의사들이 많은 봉사자들과 함께 헌신적인 상담 및 치료활동을 전개했다.

당시 한국융연구원에서 분석가 전문수련을 받고 있던 몇몇 정신과 의사들이 단원고 생존 학생과 유가족, 교사들을 돕기 위해 연구원의 교육과정으로 예정되었던 개인지도를 당분간 받을 수 없게 되었다고 알려 왔다. 그리고 보내 온 편지에는 "여러 선생님들과 일하다 보니 융학파 수련자들이 고통의 의미와 스스로 치유되는 능력을 고려하고 치료자 자신의 내면을 살피는 태도가 조금 남다르다는 것을 느꼈다"는 내용과 "저희를 그렇게 될 수 있도록 지도해주셔서 감사드린다"는 내용이 적혀 있었다. 나는 그 말을 듣고 기뻤다. 가르친 보람이 있구나 생각했다. 한국융연구원 교육에서는 자주 '고통의 의미'와 '정신치료자는 함께 체험하는 자Miterlebender'라는 말과 인간에 내재하는 '치유의 힘'을 강조해왔다. 나는 곧 다음과 같은 회신을 보냈다.

"참 잘하셨습니다. 우리가 도울 수 있는 것이면 무엇이든 도와야 하지요. 학생들이 슈퍼바이저라고 생각하세요. 아무도, 전문가 어른들도 겪어 보지 않은 엄청난 일을 겪은 아이들입니다. 오늘의 고통과 죽은 아이들의 영혼을 위로하는 길은 살아남은 사람들이 죽은 아이들의 몫까지 열심히 살아내는 것입니다. 고통을 의미 있는 것으로 변환시켜야 합니다. 죽음을 슬퍼하기만 하고 원망하고 분노하다가 모두 다 잊어 버리고 똑같은 재난을 되풀이 하도록 내버려 두기에는 (사라진) 꽃다운 목숨이 너무 많습니다. 아이들이 용기를 갖고 살아갈 수 있도록, 이 기회에 자신과 사회를 위해서 무엇이든 유익한 일을 할 수 있는 사람이 되도록 도와주세요."

그것은 나의 진심이었다. 다만 이런 말조차도 살아남은 사람에게 너무 큰 짐을 지우는 말이 되진 않을지 우려되었다. 살아남은 자에게는 살아남은 것이 죄짓는 느낌일 수도 있다. 그러나 살아남은 것 그 자체는 잘못이 아니라는 것을, 죽은 사람도 급우가 살아남아 주어서 잘됐다고 생각하고 있을 것임을 전달해 주었으면 했다. 또한 '속죄한다'고 굳이 남의 몫까지 살아 주지 않아도 된다, 자기의 길을 열심히 가면 된다고—.

일반적으로 죽음은 살아남은 자들의 목숨을 위협한다. 민간신앙에 의하면 죽은 자의 혼령은 혼자 쓸쓸히 저승에 가기 싫어서 살아남은 자들을 저승길로 함께 데려가려 한다. 심리학적으로 죽음은 주변 사람을 우울과 심지어 자살로 유도한다. 그러므로 애도 기간이 너무 길면 정신건강에 해롭다. 이제는 살아남은 자들도 슬픔을 딛고 일어서서 평상적인 학창생활의 즐거움과 보람을 누릴 수 있어야 한다.

나는 세월호의 비극이 어느 날 우연히 일어난 사건이라 보지 않는다. 이미 작은 '세월호 사건'들이 수십 년 동안 거듭되었다. 서울시 와우아파트 붕괴, 삼풍백화점 붕괴, 성수대교 붕괴, 씨랜드 어린이숙소 화재, 대구 지하철 화재, 경주 창고 붕괴로 인한 대학생 참사, 요양원 화재, 크고 작은 산업체의 독극물 피해, 공사장의 가스폭발 등 교통사고와 자살은 말할 것도 없다. 재난의 경고음은 그때마다 울렸고 잠시 매스컴 등에서 떠들다가 잊어버리고 병폐는 매번 고쳐지지 않은 채 누적되고 고질화되어 아무도 그것이 병인지조차 인지하지 못할 정도가 되었다. 오늘의 어느 정파, 어느 정권, 어느 개인에게만 책임을 지울 일이 아니다. 해방 후의 역대 정권이 미루어 둔 병폐가 기묘하게 얽히고설켜서 4월 16일 모든 악조건이 결합하여 엄청난 참사를 일으킨 것이다. 그렇다고 현 집권세력의 책임이 면제되는 것은 물론 아니다. 다만 세월호의 비극에는 한국 사회의 온갖 문제가 압축되어 있기 때문에 이번에야말로 우리는 이 문제를 직시하고 철저하게 비극의 실체를 알아내서 과거처럼 다시 적당히 얼버무려서 잊어버리지 말고 하나씩 고쳐 나가고 점검해야 한다.

이 작업을 정부나 국회에만 맡겨서는 안 될 것이다. 일본 원전사고 때 정부가 아닌 민간의 전문가들이 객관적으로 면밀하게 조사하여 백서를 낸 사례를 참고하자. 이 문제는 살아 있는 우리 모두의 몫이라고 생각해야 한다. 4월 16일은 희생자들의 넋을 위로할 뿐 아니라 재난을 일으킨 인간의 병폐와 부패, '관행'이 얼마나 시정되었는지, 재난의 인식과 대처능력이 얼마나 향상되었는지를 온 국민이 점검하는 날로 기억되어야 한다.

앞으로 많은 세부적인 원인이 밝혀지겠지만 나는 지금까지 드러난 사실과 전문가들의 의견을 종합해 볼 때 세월호 비극의 문제는 두 가지 요인과 직결된다고 보았다. 하나는 '의식'의 문제이고, 다른 하나는 '무지'無知의 문제다. 선주나 선장이나 일부 선원들은 '인간이 생명을 가진 존재'라는 '의식'을 갖고 있지 않은 것처럼 행동했다. 이들에게 남의 생명은 화물보다 하찮은 것이거나 궤짝보다 못하다. 학생의 생명은 값이 매겨진 머릿수에 불과했다. 물론 이런 생명불감증이 세월호에만 국한된다고 볼 수는 없다.

큰 교통수단을 이끄는 운전자들이 자신에게 수많은 생명이 맡겨져 있고 이 소중한 생명을 나르고 있다는 의식, 나의 일순간의 실수나 의식상태가 그 생명들의 안전을 좌우한다는 책임의식을 얼마나 가지고 있을까? 사람들은 생명을 다루는 건 의사를 비롯한 의료인이라고 생각한다. 그러나 사실 거의 모든 사람이 인간생명의 안전에 관여하고 있다. 고층건물, 지하철 설계자와 시공자, 감리업체, 원전, 고속철 기계공급자, 농부, 식품업자, 검사와 법관과 변호사, 경찰들, 그리고 펜 하나로 사람을 죽일 수 있는 막강한 책임과 권력을 가진 대중매체의 기자—. 이 사회의 모든 사람들이 돈과 물질을 인간의 정신적 가치와 생명보다 중히 여긴다면 어떻게 되겠는가? 세월호의 비극은 그런 집단적 생명불감증의 결과였다. 우리가 이 사실을 깨우치지 않는다면 제2, 제3의 세월호가 내일도 모레도 다른 모습으로 계속 이어질 것이다.

'무지'無知는 또 하나의 용서받을 수 없는 죄악이다. 인간 존재에 대한 '의식'이 없는데 무지하기까지 하다면 그 결과는 뻔하다. 내가 말하는 '무지'는 '자연에 대한 무지', 간단히 말해 자연과학적 지식의 결여이다. 배에 선실을 덧붙여 균형이 깨졌는데도 검사에 통과시키고 과적하면 배가 침몰한다고 경고해도 이제껏 되는대로 적당히 해도 별 탈이 없었다고 대수롭지 않게 여기고 '관행대로' 하다가 사고를 냈다. 요행을 바라는 마음과 관행에 의지하는 마음에 덧붙여 기계와 자연의 법칙에 대한 '무지'가 결합하여 치유되기 어려운 안전불감증이라는 병이 된 것이다.

자연은 자기를 멋대로 지배하려는 인간의 오만을 오랫동안 묵인하지 않는다. 자연은 때론 잔인하게 인간의 무지를 응징한다. 그런데 한국인은 자연을 자애로운 어머니처럼 의지하고 있다. 해일이나 지진, 화산 폭발 같은 자연재난이 적은 탓인지 그렇게 과학기술이 발달되었어도 재난의 성질과 대책에 관한 전문지식이 부족한 듯하다. 해경이 보여준 어설픈 초기 대응의 이면에는 물론 다른 요인도 있었겠지만 조난활동에 관한 '무지'도 간여하지 않았나 짐작된다. 이런 큰 여객선이 전복되었을 때 어떻게 해야 하는지 전혀 몰랐고 훈련도 되어 있지 않았다고 본다. 할 줄 모르면 다른 것을 가지고 트집잡는 법이다. 한두 해경이 선실 안으로 밧줄을 타고 오르다가 떨어져서 포기하는 장면을 본 일이 있는데 이것은 체력과 훈련 부족의 문제다. 방법을 알고 신체적으로 잘 단련되어 있다면 용기는 절로 생기는 법이다.

세월호의 비극에서 배우고 실천해야 할 것은 첫째, '의식개혁'이고 둘째, 과학적 지식과 기술을 기르고 재난대처방법을 몸에 익히는 일이다. '의식개혁'은 재난에 대한 경각심뿐 아니라 인간 생명의 존중, 나와 다른 인격의 존중, 정신적 가치에 대한 존중, 개성 존중, 타인에 대한 배려, 생명을 다루는 자의 책임의식 등 사회공동체에서 인간의 기본적인 윤리적 자세를 갖추는 일이다. 체면, 형식, 권위자의 눈치 살피기 등 이권이 생명의 가치보다 무겁다면 아무리 지식과 기술을 많이 가지고 있어도 소용이 없다.

'의식개혁과 무지의 해소'를 가능하게 하기 위해 가장 중요한 것은 첫째도 둘째도 셋째도 '교육'이다. 교과서를 암기하고 시험 치는 식의 교육이 아니라 토론과 체험을 통하여 머리로 알고 깊이 생각하며 손에 익숙하도록 하고 가슴으로 느끼는 '앎'이자 '의식'을 갖추게 하는 교육이라야 한다. 법률과 제도 등 정책의 역할은 이 두 가지 목표가 달성될 수 있는 조건을 만들어 주는 데 있다. 밖의 자연뿐 아니라 우리의 몸도 자연이다. 몸에 대한 지식과 훈련, 재난에 임하여 대피하는 법, 기본적인 응급처치법을 할 수 있어야 한다. 개성의 자유를 크게 제약하지 않으면서 사회공동체를 위한 협동과 책임과 희생의 높은 정신적 가치를 스스로 맛보게 하는 윤리교육이라야 한다.

또 한 가지 세월호 비극에서 배워야 할 점의 하나는 그릇된 영웅주의의 모방을 조심하라는 것이다. 물에 빠진 사람을 건지려다 함께 빠져 죽는 것은 살신성인殺身成仁이 아니다. 재난을 당한 사람을 돕고자 할 때 사람은 곧잘 영웅심을 발휘하게 된다. 그것은 나쁜 것이 아니지만 영웅심은 자칫 자신의 신체의 한계와 마음의 준비상태를 미쳐 확인할 수 없게 만들어 자기 능력의 한계를 넘어서는 행동을 하도록 만들기 쉽다. 분석심리학에서는 이 경우 자아가 집단적 무의식의 영웅원형에 사로 잡혀서 팽창Inflation된 상태에 있다고 한다. 그런 상태로 위기 개입을 하게 되면 처음에는 모든 것이 훌륭하게 이루어지지만 결국은 스스로 지쳐서 자신의 목숨을 해치게 된다. 성숙한 사람은 남을 돕기 전에 자기 자신의 몸과 마음을 먼저 살핀다.

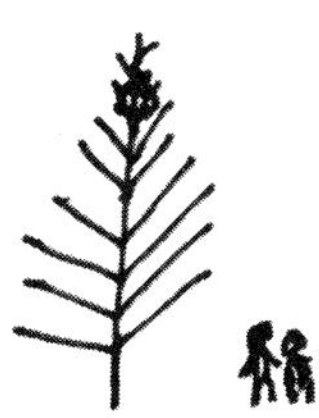

# 내일을 위하여

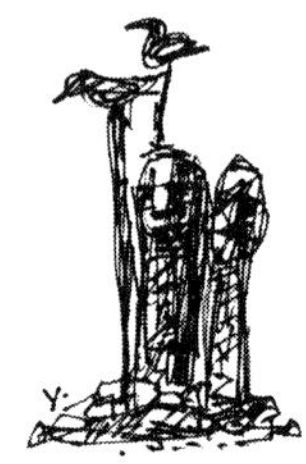

한국인의 무한한 정情은 세월호 희생자들과 슬픔을 나누고 이들을 돕고자 하는 전 국민적 호응에서 긍정적 성과를 거두고 있다. 그러나 정에 치우쳐 객관적 진실과 이성적 통찰력이 마비될 정도에 이르면 정情의 순기능은 역기능이 된다. 이성과 감성이 균형을 갖출 때 우리는 사물을 옳게 판단할 수 있다.

이 세상에는 다양한 사람들이 다양한 심리적 조건 속에서 살고 있다. 이성적인 사람, 즉 사고형, 정으로 사는 사람, 감정형, 직관형과 감각형 그리고 크게 나누어 외향형과 내향형, 같은 한국인이라도 모두 사용하는 주된 기능이 다르다. 따라서 사물을 볼 때 다르게 파악하고 행동양식도 다르다.(이부영, 2014, 『분석심리학 이야기』, 집문당 참조)

C. G. 융의 심리학적 유형론에 의하면 모든 사람은 각기 다른 주 기능(또는 우월기능)을 가지고 있는 동시에 그 반대극에 열등기능을 가지고 있다. 사고형이 열등한 감정기능을, 감정형이 열등한 사고기능을 가지고

있듯이—. 그러므로 '잘난 사람', '못난 사람'이 따로 있는 것이 아니라 모든 사람이 '잘난 면'과 '못난 면'을 가지고 있다. '못난 면'을 발달시키려면 자기의 뒤떨어진 기능이 무엇인지를 알아야 한다. 우월기능을 가지고 있으면서 그 사실을 모르고 있는 경우라면 우월기능부터 활성화시켜야 한다. 그러므로 전인교육은 누구에게나 똑같이 실시하는 획일적 교육이라기보다 개인 개인에 따라 다르게 접근하는 개성교육이어야 한다. 그러기 위해서는 학교교육에서 대형, 대량, 획일을 지양하고 우수한 교사를 중심으로 한 소수집단 교육이 바람직하다. 교육자는 충분한 윤리의식을 갖추고 현대적인 정신건강 지식과 심리상담학적 소양과 자세를 기본적으로 갖추도록 교육되어야 한다. 교육자의 교육이 매우 중요하다는 것이다. 또한 그렇게 교육된 교사에 대해 물심양면의 충분한 대우를 보장해야 한다.

열등한 기능을 발달시켜도 우월기능에는 미치지 못한다. 그러므로 개체가 지닌 전체정신을 실현하고 성숙한 사람이 된다고 해서 열등한 면은 하나도 없는, 모든 면에서 완벽한 사람이 되는 것은 아니다. 그런 사람은 세상에 없다. 그래서 융학파에서는 정신의 '완전성'이라는 말보다 '원만성'이라는 말을 쓴다. 성숙한 사람은 완전무결한 사람이라기보다 자신의 모자람을 깨닫고 이를 개선하고자 노력하는 사람이다. '깨달음'이란 심리학적으로 자신의 무의식에 대한 '의식성'과 다름없다. 의식성은 자기 자신의 내면의 통찰이다. 자신의 무의식 속의 게으름과 무책임, 사욕을 못 본 채 남의 잘못을 규탄하는 경우, 그는 자신의 마음을 보지 못하는 장님과 같은 상태에 있는 것이다.

심리학적으로 '병'이란 '무의식성', 즉 맹목성이다. 또한 사회집단이 만들고 개인에게 요구하는 도덕규범(페르조나Persona), '완벽한 인격자' 이미지와 지나치게 동일시하면 오히려 자신의 무의식에 억업된 불완전하고 열등한 내용을 보지 못하게 되고 장차 신경증적 해리의 온상을 마련하게 된다. 그러므로 윤리의식의 강화를 목적으로 한 교육에서는 도덕규범의 맹목적 순종을 강요하기보다는 도덕적 행동규범이 무엇이며, 왜 필요하며, 그것이 공동체 생활에 어떤 의의가 있는지 또 인간 본성에 얼마나 부합되는지 스스로 고민하고 사색하며 남과 토론도 하면서 실제 삶 속에서 체험해 나가는 교육이라야 한다.

대승불교에서는 모든 사람 속에 부처가 있다고 한다. 융의 분석심리학에서는 모든 사람의 무의식에는 그 사람으로 하여금 전체정신을 실현하게 하는 핵심적인 조절자가 있다고 본다. 그것을 자기Selbst라고 부른다.

거듭되는 재난과 민족적 갈등 속에서 한국인의 무의식 속의 '자기'는 끊임없이 작동하며 각 개인의 의식에 의미 있는 시사를 건네주고 있을 것이다. 그것은 오직 개인 개인이 스스로 의식하며 실천하기를 촉구하고 있다. 집단적 무의식의 원형이 배정되고 활성화되면 '자기'원형의 메시지는 집단적인 사건의 형태로 눈에 띄게 나타난다. 그런데 '자기'는 때때로 창조적 변환이 나오기 전에 먼저 어두운 파괴적인 그림자를 던지는 수가 있다. 한국인이 역사적으로 겪어 온 숱한 재난이 아마도 그러한 것이었을지 모른다. 밖에서 일어난 사건의 파장이 너무 강하고 광범위한 집단에 영향을 미치기 때문에 사람들은 강력한 지도자가 집단적 조치로 단번에 문제를 해결해 주기를 기대한다. 자기원형상을 지도자

혹은 구제자에게 집단적으로 투사하고 의지하는 현상이 생길 수 있다. 물론 집단적으로, 정책적으로 해결할 수 있는 부분도 많다. 그러나 개인 개인의 자각이 뒤따르지 않는 한 어떤 정책이나 제도의 변화로도 그 실효를 거두기 어려울 것이다.

융의 수제자 마리 루이제 폰 프란츠는 '자기'는 뜻을 같이하는 작은 집단(10~50명)을 형성하는 경향이 있다고 한 일이 있다. 자기인식을 지향하는 작은 집단이 개인의 성숙에 긍정적인 영향을 줄 수 있는 가능성을 말한 것이다. 그러나 그녀 역시 융이 강조해 온 대로 집단의 구성요소인 개인 개인의 의식화를 강조하고 있다. 문제의 근원은 남이 아닌 '나'와 '너'에 있다. 먼저 나 자신부터 살피자. 각자가 자기의 자리에서 앞에 말한 한국인의 모든 잘난 점 못난 점의 근원을 살피고 자기의 본성에 맞는 삶을 살도록 노력하는 것, 그것이 사회발전에 기여하는 일이다. 일찍이 가톨릭교단에서 제창되었던 '내 탓이오' 운동은 오늘도 내일에도 문제해결에 가장 효과적인 사회운동이 될 수 있다고 믿는다.

개인의 변화가 사회 전체에 영향을 미치려면 많은 시간이 걸릴 것이라는 우려가 있다. 그러나 집단의 힘으로 변화된 인간 의식은 집단에 의해 쉽게 무너진다. 개인 개인의 자기 인식과 의식화야말로 가장 확실한 집단적 변화를 보장한다. 물론 앞에서도 말한 대로 정책과 제도 개선을 통해서 개인 개인이 각자의 본성을 남김없이 발휘하면서 사회공동체의 일원으로 협동할 수 있는 외부적 조건을 마련해 주는 것은 매우 유익한 일이다.

우리에게는 우리가 긴급히 풀어야 할 과제가 있고 서구의 이른바 선진국에는 또 그들 나름의 과제가 있다. 서구의 질서와 이성과 합리성이 지배하는 사회 속에 각종 불안한 증후가 정서의 불안정으로 드러나 가정의 파괴, 알코올 · 약물중독, 폭력 등으로 나타나고 있다. 정신적으로 서구인은 아시아의 전통을 그리워하고 있다. 그런데 정작 아시아는 경제발전에 열중한 나머지 동방의 지혜로운 전통사상을 들여다볼 겨를이 없다. 그것은 무엇이었던가. 노장老莊의 세계, 대승불교의 세계, 유학사상의 전통이다. 소외된 사람에 대한 사랑의 봉사라는 면에서 커다란 힘을 발휘해 온 한국 기독교의 사회적 기여를 논외로 한다면 말이다.

전통사상은 현대에서 새롭게 해석되고 현대 한국인의 삶 속에서 실천되어야 한다. 진보적인 유교사상은 자라나는 청소년의 기본적인 사회의식과 태도를 확립시키는 데 매우 유익한 행동규범을 제공하고 있다.

이 난국에는 유능한 경제학자도 필요하지만 종교인이 발 벗고 나서야 한다. 어떻게 사는 것이 옳게 사는 것인가를 배우고 사색하고 고민하고 서로 이야기를 나누지 않으면서 돈만 많이 번다면 무엇이 되겠는가? 현대사회의 문제는 돈만을 추구한 데서 온 것이다. 정신적인 것의 가치를 제지리에 돌려놓는 것, 다른 말로 영성의 회복은 현대사회의 핵심적인 과제이다. 그러나 누가 그 일을 할 것인가? 이미 권력과 금력, 물질주의의 시녀로 전락한 대형 교회와 종단에 의해서일까? 아니다. 그것을 행하는 것은 결국 자신을 살피고 '깨달음'을 얻고자 지향하는 한 사람, 한 사람이다.

# 색 인

ㄱ

가병식假病識, pseudo-insight 169
가상假相 22
가성假性 치매pseudo-dementia 182
가족 223, 244
가족의 감정폭발과 병의 재발 270
가족의 역사 91
가족의 치료 90
가족집단의 우애 347
간질 84
갈등 26
감정 26, 144
감정기능 99
감정상실성 정신병질자 199
감정의 둔마鈍痲 232
갑상선 기능저하증 183
갑상선기능항진증 143
강박신경증 환자 122
강박장애(증) 95, 124
개방병동 262
개성Individuality 38, 351
개성 상실병 317
개성화Individuation 38
개인적 무의식 245
개인적인 콤플렉스 245
개인 정신요법 113
갱년기 우울(증) 211, 213
거듭나기 98
거짓말쟁이 199
거품 329, 330
건강Health 19, 20
건강과학Health Science 42
결혼 61, 177
경계신호 120
고대 그리스의학 75
고대 중국의 의서 75
고소공포증 121
고칼슘혈증 183
고통 24, 67, 144, 219
고통과(의) 의미 93, 96, 357
고통으로부터 도피 224
고혈압 143
공업화 242
공포 53, 118, 119, 122
공포성 불안장애 118
공포장애의 치료 121
공포증 120
공황 112, 118
공황발작 113
공황장애 111, 112
과대망상 203

과대망상형 165
과민상태 115
과학적 사고 325
과학적 지식 362
관계 266
관계關係망상 161, 230
관행 360, 361
광신적 정신병질자 199
광장공포증agoraphobia 118
광조증狂躁症, agitation 204
교육 29, 39, 40, 101, 307
교육분석 155, 156
구운몽九雲夢 54
구원 217
군자君子 310
권세욕구성權勢欲求性 정신병질자 199
권위주의 267
그리스 신화 316
그 사람 전체 86
급성 스트레스 반응 114, 116
급성 우울 223
급성 조현병(정신분열병) 158
기氣 349
기계 89
기관지천식 143
기독교 56
기분 218
기분부전증Dysthymia 202
기분순환증Cyclothymia 202
기분장애 78, 201
기술 297
기술문명 296
기억력 181
기업체 308
기회 23
긴장형 232
깨달음(통찰=insight) 22, 169
꾀병[詐病]malingering 105
꿈 21, 146, 150, 161, 245

ㄴ

'나 먼저'병 310
남성 138
남성과 여성 65, 139
낮 병원 259~261
'내 탓이오' 운동 367
내향기內向期 211
'너 죽고 나 죽자'병 311
노동 305
노동기피증 304
노르에피네프린 204
노망老妄 179
노이로제Neurose(신경증) 23, 30, 93, 94, 97, 128, 153
노이로제(신경증)의 치료 124
노이로제의 의미 97
노이로제의 증상 94
노이로제의 치료 125
노이로제 환자 24, 120
노인 181
노장老莊의 세계 368
논어論語 102
농촌 345
뇌 20, 79, 133, 134, 183, 238, 239
뇌영상검사 133
뇌 영상촬영법 26
누미노제Numinose 33, 353
니코틴 중독 255

ㄷ
다문화교류 345
단극 반복성 우울증 204
단기 기억력 181
단순형 232
담배 255
당뇨병 143
대극 갈등 354
대극 융합(합일) 66, 68, 354
대승불교 366, 368
대중매체 223, 289
대한신경정신의학회 357
도박 195
도박자 익명 클럽(Gamblers Anonymous Club: GAC) 197
독물망상 230
독일 306
돈 103, 110, 197
동성애 191
동의보감東醫寶鑑 177, 50
두드러기 143
두통 132~134
뜻 210

ㄹ
라즈니쉬 22
렘(REM)수면 146
류머티스성 관절염 143
리튬 206, 207
리하르트 빌헬름Richard Wilhelm 36

ㅁ
마리 루이제 폰 프란츠M. L. von Franz 367
마약중독자 39
마음 25, 26
마음에서 온 몸의 병 27
마음의 병 94
마음의 진찰 73
만성 정신병 환자 262, 271
망상妄想 160, 162, 164, 185, 203, 230, 231
망상장애 78, 163, 166
망상지각 230
망아경(忘我境, 엑스터시) 194
맥스웰 존스Maxwell Jones 266
모성 의존 309
모성 콤플렉스 309, 353
모자관계 29
목숨 217, 218
목적 97, 109
몸 108, 217, 221
무위자연無爲自然 323
무의식 37, 111, 162
무의식성 366
무의식의 내용 246
무의식의 의식화 작업 38
무의식적 갈등 132
무의식적인 감정 137
무의식적인 동기 121
'무지'無知 360
문명국의 조건 288
문명의 척도 288
문화 321
문화권 139, 245
문화 배경 266
문화변동Culture change 35, 241
문화와 정신건강 34
문화적 요인 241
문화적응과정acculturation process 35
물리요법 150
물리적 환경 264

물질남용 78
물질에 대한 관계 325
미국인 352
미국정신의학회의 분류(DSM) 75
미래 298
미소 215
미신 162
민간요법 174
민주주의 267, 345

ㅂ

반사적 인간反射的 人間 293
반사회적 성격 199
밝음과 어둠 68
배 129
범죄사건 292
베이트슨G. Bateson 243
병 366
병식病識 167, 168
병원의 물리적 환경 264
병자patient 43
병적 도박 179, 195~197
병적인 불안 97
보도 태도 223
보살핌 187
보약 254
복수 224
복통腹痛 130
본능 56, 62
본성 29, 367
부담(스트레스) 26
부모 101, 242, 243
부모의 자녀교육 30
부작용 251
부정不貞망상 162
분석 155, 156
분석가 155, 156
분석수련 156
분석심리학 37, 67, 155
분석적 정신치료 121
불감증 62
불면증 145, 147
불신不信 327
불안 94, 108~112, 118, 122, 185, 197, 204
불안과 공황 113
불안의 원인 109
불안장애 95, 108~112
불안장애 환자 108
빈곤貧困망상 162
빛요법 209
'빨리빨리'병 313, 350

ㅅ

사고 26
사고광보思考廣報 162
사고성향 27
사람person 43, 90, 266
사랑 45, 46, 139, 178
사랑은 창조행위 66
사랑의 교육 63, 65
4월 16일 359
사회공포증 118, 119
사회규범 212
사회복귀 296
사회복지 288, 295
사회성 도박 196
사회적 재활 257
삶 20, 208
삶의 과제 112
삶의 양식 120

삶의 의미 60
삼류 신문 292
상상임신 140
상실(감) 110, 210
상업주의 291, 319
색정광色情狂형 166
생명 217, 289, 360
생명체 23, 225
생물학적 요인 204, 236
석전경우石田耕牛 321
선과 악 57
선녀仙女 55
선비정신 345
선진국 342
섭식장애 140
성性 63
성격장애 30, 179, 198, 200
성공우울증 204
성관계 136, 191
성교 137
성교육 63
성숙한 마음 22
성숙한 인격 22, 75
성욕설性慾說 60
성인식(화)成人式(化) 97, 194
성충동 56
세계 몰락감 244
세계보건기구분류(ICD) 10, 75, 84
세로토닌 204
세월호의 비극과 교훈 356
소아청소년 정신건강의학 357
소아 · 청소년 행태 및 정서장애 79
속죄 224
수련修練 154
수면과 꿈 146
숙명 53
순혈주의 343
술 147, 190, 216
슈나이더K. Schneider 199
스마일 문화微笑文化 214, 215
스위스 39, 158, 215, 268, 306, 313, 348
스위스인 333
스위스 친구 332
스트레스 35, 112, 116, 185, 204, 242, 257, 282, 284
스트레스 장애 117
슬픔 215
습관성 125
시어머니 103
시험 98, 99
신경 84
신경과 83
신경 매독 183
신경성 소화불량 131
신경성 식욕부진증 140, 142
신경성 폭식증 142
신경성 피부염 143
신경전달물질 204, 239
신경증Neurosis 79, 84, 93, 124, 172, 175
신경증성 · 스트레스 관련성 장애 78
신경증적 장애(노이로제) 36, 94, 105
신경학적 검사 133
신성혼神聖婚, Hieros Gamos 66
신화 68, 218
실존분석학 60, 155
심리 · 사회 · 문화적 요인 240
심리 · 사회요법과 재활 258
심리학적 발달장애 79
심사정沈師正 345
심인성 두통 131, 132, 135

심인성 성기능 장애 136
심인성 신체질환 27
심층심리학 34, 120
심층적인 치료 113
심혼心魂, Seele 282

ㅇ

아노미성 자살 224
아니마 66
아니마 · 아니무스 67
아이 102
IMF 사태 302, 329, 334
알츠하이머 183
알츠하이머형 치매 183
알코올 147, 193
알코올과 약 254
알코올 의존 194
알코올중독 188
알코올중독의 치료 189
알코올중독자 190, 196
알코올중독자 익명 클럽(Alcholics Anonymous Club: AAClub) 190
앓음(das Leiden) 284
암야의 고행 210
애정망상 162
약 126, 257
약물남용과 의존 192, 193, 194
약물치료 121, 151, 186, 205
양극성 기분장애(조울정신병) 78, 94, 202, 204, 206, 207, 230
양심 169
양자방출단층촬영(PET) 26
어른 102
어린이 101
어머니 101, 138, 140, 141, 190
여성의 생리와 심리 138
역경 329
연상의 해이 231
열등한 기능 365
영웅, 작은 317
영웅, 큰 317
영웅심리 316
영웅 모방 362
영적 안녕spiritual wellbeing 34
예방 219, 280
예술요법사 223
예학 345
옛 골목과 시장 345
외상 후성 스트레스 장애 114, 116
외향기外向期 211
외화내빈병外華內貧病 302
요나의 암야행(暗夜行) 210
우울 23, 130, 185
우울, 가장된 204
우울기 203, 207
우울성 망상 203
우울성 장애 220
우울성 혼미 204
우울정신병 212
우울증 78, 150, 206, 207, 209~211
우울증상 203
우울증 환자 212
우울증의 심리역동心理力動 213
원망 326, 327
원초적인 감정 122
원초적인 행동 조건 245
원한 326
원형原型, Archetype 53
원형상 245
원형적인 꿈 246

원형 체험 245
원형圓形탈모증 143
원혼怨魂 49, 218
위기의 대처 222
위선 98
유교적 전통 55
유기농법 345
유아적인 근친유대 309
유일절대唯一絶對주의 46
유전병 237
유학사상 368
윤리교육 362
융 C.G. 33
융학파의 분석 155
응급 상담팀 116
응급처치법 222
의미 128
의미 있는 고통 24
의미충족 60
의부증 48, 163
의식 111
의식개혁 362
'의식'의 문제 360
의지상실성 정신병질자 199
의처증 48, 163
의타적(依他的) 자살 224
이기적 자살 224
이방원 354
이중구속double-bind 243
인간 329
인간 본성 67, 366
인간의 성장 29
인간의 전인격 99
인격 및 행태장애 78
인격성숙 22
인생 145, 211
인생에 대한 자세 209
인생의 과도기 96
일류병 306, 307, 316
일몰증후군Sundowner Syndrome 185
일본문화 318
일본인 352
일심일체一心一體 68
임상심리 116
입원의 기준 276
잉그마르 베르히만 53

ㅈ

자기Selbst 37, 367
자기공명영상법(MRI) 26, 89
자기 실현 38, 67
자기 원형 37
자기원형상 367
자기 인식 39, 367
자네Pierre Janet 94
자살 216, 217, 219, 290
자살 관념의 전염성 223
자살 기도 219, 221, 233
자살 동기의 분류 224
자살위험(도) 213, 220, 222, 225
자살한 사람 221
자아Ego 37
자연 330, 361
자연과학적 지식 361
자연스러움 31
자유민주주의 국가 319
자유연상自由聯想 153
자율신경계(반응) 115, 116
작업소 260
작업치료사 223

장腸 130
장기 기억 181
장애disorder 77, 93
장애자를 보는 눈 285
재난 357, 359
재난대처방법 362
재난정신의학 357
재발 172
재활시설 259
재활요법 176
저승 218
적응장애 79
전기충격요법 173, 205, 213
전부 아니면 없다All or Nothing 354
전통문화(사상) 41, 368
전환轉換, conversion 104
전환장애(히스테리성) 134
절망 218
정情 346, 347, 364
정상인 73, 74
정서적 건강Emotional Health 20
정신精神, Psyche, Spirit, Geist 20, 87
정신건강Mental Health 19, 31, 43
정신건강교육 40, 262
정신건강의학과 80, 116, 274
정신건강의학 교육 34
정신건강의학의 과제 43
정신과 80
정신과 환자 21
정신과 환자에 대한 편견 295
정신내면(무의식) 244
정신병Psychoses 30, 75, 79, 93, 94, 112, 176, 241, 245
정신병과 결혼 176
정신병실 265
정신병의 치료 171
정신병 환자 172
정신보건 19
정신보건센터 262
정신분석 29
정신분석요법 106, 154
정신분석적 정신요법 156
정신분열스펙트럼 및 기타 정신병적 장애 232
정신분열증Schizophrenia(조현병) 78, 226
정신사회재활 295
정신생리성 장애 129, 131, 143, 152
정신신경증Psychoneurosis 93 ('신경증'을 보라)
정신신체적psychosomatic 26
정신요법(심리요법) 121, 125, 144, 149, 150, 153, 154(156)
정신요법의 대상 151
정신요법의 방법 151
정신요법의 수련 153
정신요법(정신치료) 전문가 117, 151
정신의 뿌리 218
정신의학Psychiatry 42
정신장애Mental Disorder 22
정신적 스트레스 241
정신지체 78
정신질환 75, 79, 170, 280
정신질환 분류체계 80
정신질환의 원인 30
정신치료자 151
정신치료, 철저한 117
정통성 343
제복 266
조기 발견 176
조기 치료 176
조발성 치매早發性 癡呆,

dementia praecox 226
조종망상 162, 230
조증 203, 206
조현병調絃病(정신분열증) 94, 119, 141, 162, 169, 177, 220, 226~229, 232, 234, 236, 244, 247, 249, 287
조현병 환자 233, 246
조현병성(정신분열양) 인격장애 232
조현병의 심리적 치료 257
조현병의 약물치료 248
조현병의 재활 258
조현병 환자의 심리 · 사회적 치료와 재활 257
조현병 환자의 지능 227
조현병 후 우울증 233
종교 31, 297
종교인 34, 368
종교적 본능 353
종교적 인간homo religiosus 34
종합진찰 20
죄악망상 162
주간 보살핌 센터 188
주간재활센터 260
주간 클리닉(낮 병원) 259
주자학 345
죽음 180, 359
중국인 352
중독 179
지도분석 156
지언고론至言高論 150
지역감정 320
지역공동체 정신보건 261, 262
지연성 운동부전 251
질투심 45
집단의 규범 55
집단적 무의식 245
집단적 무의식의 원형(상) 245, 366

**ㅊ**

참선과 명상법 345
창조 29
창조신화 331
창조적 변환 225, 366
창조적 충동 36
청소년 41, 63
청소년 교육 294
체면 106
추석 345
추적망상追跡妄想 161
치료감호병원 170
치료공동체Therapeutic community 266, 267
치료자 24, 154, 155
치매 179~182, 185
치매의 진단, 치료 186
치유의 힘 36
친구 223
친족리비도Verwandtshaftslibido 347

**ㅋ**

컴퓨터단층촬영(CT) 89
크레펠린Kraepelin, E. 226
큰 우울증(Major Depression) 202, 203

**ㅌ**

탈감작법脫感作法 121
퇴원 뒤의 치료 173, 176, 269
투사投射 162

**ㅍ**

팽창Inflation 363

페스트라이쉬(한국명, 이만열) 345, 356
폐쇄병동 275
프랑클V. E. Frankl 60, 98
프로이트S. Freud 29, 59, 155
피해망상 119, 167, 233

ㅎ

하인로트Heinroth 26
학교교육 99
학파 152, 156
한국 342
한국 기독교 368
한국어 345
한국의 건축 345
한국의 기술유산 345
한국인 328, 331, 343, 346, 348, 351, 352
한국인의 딜레마 331
한국인의 성격 301
한국인의 신앙심 352
한국인의 종교성 353
한국정신사회재활협회 286
한국학 345
한류 345
한약 175
함께 체험하는 자Miterlebender 358
항불안제 117, 121, 125, 223
항抗우울제 82, 117, 125, 206, 213, 223
항정신병약 248~250, 252, 255
항조증 약제 205
해리성(전환) 장애 103, 105
해체형 232
행동요법 121
향토문화 322
혈관성 치매 184
형제간의 맞겨룸sibling rivalry 49
형태부전공포증 120
홍익인간 교육 345
화 130
화이부동和而不同 310
환각Hallucination 158, 203, 229, 231
환경 29
환경요법 255, 263, 264
환상적 허언증幻想的虛言症 199
환자 24
환자 가족 모임 273
환자와의 대화 272
환자 의식 25
환청幻聽 167
환청의 명령 233
후천성 면역결핍증 183, 191
흑백판단증 314
히스테리(해리성 장애) 60, 105
히스테리성 성격 107